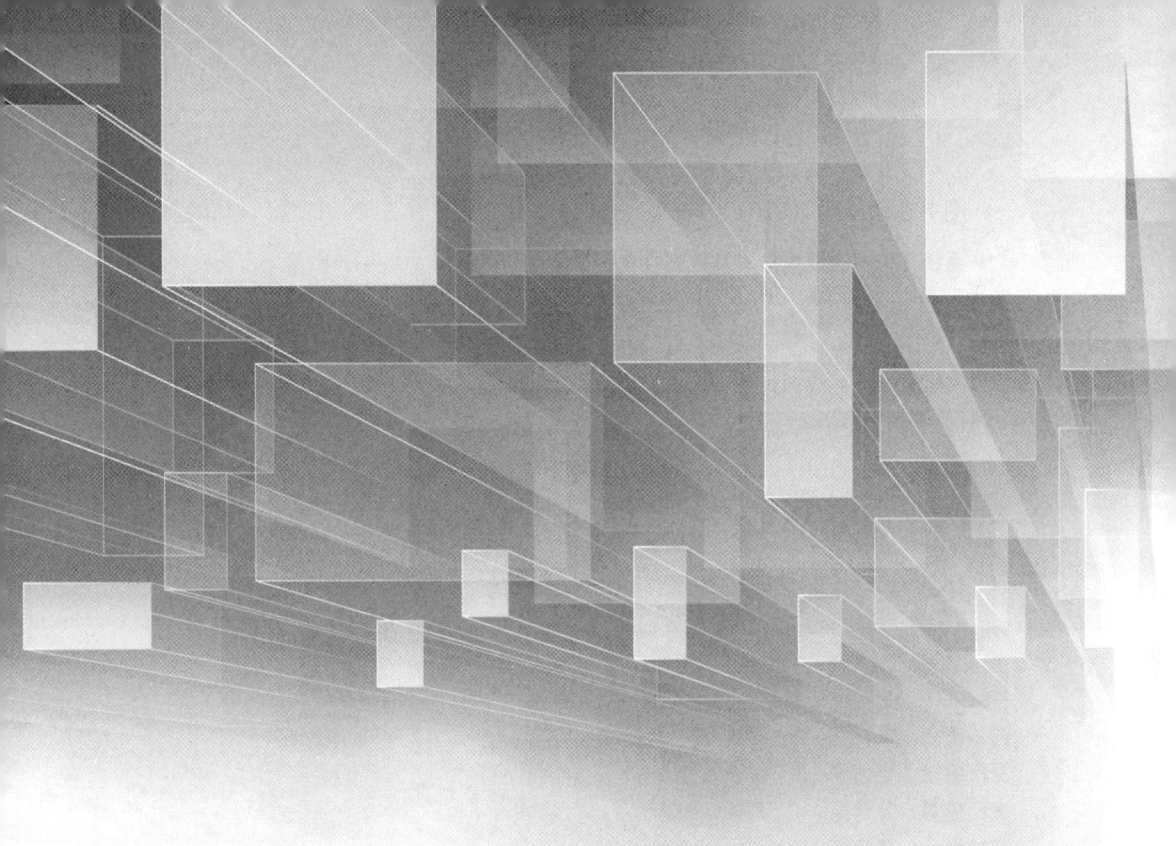

系统评价中的
证据检索及代表性案例分析

主　编◎鞠　媛　徐　平
副主编◎张　宇　余平静　邓婷芸

四川大学出版社
SICHUAN UNIVERSITY PRESS

图书在版编目（CIP）数据

系统评价中的证据检索及代表性案例分析 / 鞠媛，徐平主编 . -- 成都：四川大学出版社，2025.5.
ISBN 978-7-5690-7728-5

Ⅰ．R-058

中国国家版本馆 CIP 数据核字第 2025BT9730 号

书　　名：	系统评价中的证据检索及代表性案例分析
	Xitong Pingjia zhong de Zhengju Jiansuo ji Daibiaoxing Anli Fenxi
主　　编：	鞠　媛　徐　平

选题策划：	梁　平　杨　果　李　梅
责任编辑：	梁　平
责任校对：	叶晗雨
装帧设计：	裴菊红
责任印制：	李金兰

出版发行：	四川大学出版社有限责任公司
	地址：成都市一环路南一段 24 号（610065）
	电话：（028）85408311（发行部）、85400276（总编室）
	电子邮箱：scupress@vip.163.com
	网址：https://press.scu.edu.cn
印前制作：	四川胜翔数码印务设计有限公司
印刷装订：	四川五洲彩印有限责任公司

成品尺寸：	170 mm×240 mm
印　　张：	18.75
字　　数：	353 千字

版　　次：	2025 年 5 月　第 1 版
印　　次：	2025 年 5 月　第 1 次印刷
定　　价：	78.00 元

本社图书如有印装质量问题，请联系发行部调换

版权所有 ◆ 侵权必究

扫码获取数字资源

四川大学出版社
微信公众号

前　　言

循证医学（evidence-based medicine，EBM）意为遵循证据的医学，又称为实证医学，在重视医生个人临床经验的基础上，需要考虑患者的个人意愿，并且特别强调利用现有的最佳临床研究证据来为患者制定治疗方案。系统评价（systematic review）作为循证医学中最高级别的证据类型，是被广泛应用的一种证据合成方法，需要对一定范围内的资源进行彻底、客观和可重复的检索，以尽可能多地确定符合纳入标准的研究，并对符合纳入标准的研究进行严格的证据质量评价和定性/定量合成，以比较、评估和综合证据来评估干预效果。目前，每年发表的系统评价数量快速上升，2021—2024年系统评价的年发文量均保持在60000篇以上，在临床医学、公共卫生、护理学、中药学等学科领域迅速发展。

构建专业的检索策略，以最大限度地识别和检索针对一个或多个具体问题的所有研究证据是系统评价中关键的一步。本书旨在为系统评价作者提供检索策略的制定方法。

本书共分为四章：第一章对循证医学及系统评价进行了概述；第二章到第三章介绍了文献检索的基本原理、系统评价常用的数据库及检索方法；第四章主要为案例分析，详细呈现了检索策略的制定方法。

四川大学图书馆鞠媛承担了第一章，第二章，第四章第一、五节的编写工作；四川大学图书馆张宇承担了第三章第一节第一、二、四小节，第四章第四、七节的编写工作；四川大学图书馆余平静承担了第三章第一节第三、五小节，第三章第二节第一小节，第四章第二、三节的编写工作；四川大学华西第二医院邓婷芸承担了第三章第二节第二、三小节的编写工作；四川大学图书馆鲍永庆承担了第四章第六节的编写工作。

衷心感谢本书所有编者及其团队的辛勤付出！

相信本书会对读者检索策略的制定有所裨益。由于时间和个人水平所限，书中难免会有不妥之处，恳请广大读者不吝批评并提出宝贵意见，以便今后改正。

徐　平

目 录

第一章　概　述	1
第一节　循证医学概述	1
第二节　系统评价概述	12
第三节　Cochrane 系统评价概述	22
第二章　系统评价证据检索常用数据库	39
第一节　文献检索基础	39
第二节　非原始研究类证据相关数据库	48
第三章　原始研究证据检索常用数据库	59
第一节　英文数据库	59
第二节　中文数据库	145
第四章　代表性证据检索案例分析	193
第一节　补充维生素 D 与死亡率关系的系统评价	193
第二节　维生素 D 补充对预防糖尿病前期患者发展为 2 型糖尿病的影响	211
第三节　皮质类固醇治疗与成年脓毒症患者预后的关系	228
第四节　晚间与清晨给药方案治疗高血压的比较	243
第五节　血清肌酐/血清胱抑素 C 的比值诊断肌少症的系统评价	258
第六节　肌少症筛查工具的准确性	266
第七节　肌少症预测头颈癌术后并发症	275

第一章 概 述

第一节 循证医学概述

一、循证医学的概念与意义

循证医学（evidence-based medicine，EBM）意为遵循证据的医学，又称为实证医学，其概念在1992年被正式提出，定义为"the integration of best research evidence with clinical expertise and patient values"。循证医学研究一般包含五个基本步骤：①提出临床问题：结合临床实践中的难点和重点提出想要解决的临床问题。②获取最佳证据：针对所提出的临床问题，在相关的数据库资源中检索出所有相关的临床研究证据。③评价证据：分析所收集到的临床研究证据，并通过制定好的纳入标准筛选出最佳的研究证据。④应用证据：将筛选出的最佳研究证据与临床专业知识、患者的个人意愿相结合，并对数据进行分析与整合。⑤后效评估：对相关临床问题的实施效果进行评价。

与注重医生个人临床实践经验的传统医学相比，循证医学在重视医生个人临床经验的基础上，需要考虑患者的个人意愿，并且特别强调利用现有的最佳临床研究证据来为患者制定治疗方案。它提示临床医生在治疗患者时不能只依据自己的临床经验和主观意识，而应该更多地寻求已有的、客观的和科学的研究证据，并将这些证据作为制定治疗方案的依据。同时，临床医生在治疗过程中还应积极收集临床证据，并对所收集的证据进行客观和科学的评估，再结合自身的专业知识和经验，将所总结的最佳证据又应用到临床实践中去，为患者提供最佳的治疗方案。此外，循证医学在建立标准的临床治疗方案、临床实践指南和卫生保健制度中，依据现有的临床研究证据来确定推荐意见，并且综合考虑患者个人价值取向、现实的医疗环境等因素。

二、循证医学的重要模型与方法

(一) 构建临床问题的 PICOS 模型

构建科学问题是获得高质量循证结果的关键步骤。Richardson 等于 1995 年提出用于构建治疗领域问题的 PICO 模型：①P（Population/Problem）：研究对象，需要研究的患特定疾病的患者或与研究对象相关的问题。②I（Intervention/Exposure）：干预措施，所采取的干预措施或暴露因素。③C（Comparison）：对照组，对照措施或者可用于做对比的干预措施。④O（Outcome）：结局，与结局指标相关的问题。PICO 被广泛应用于医学研究领域，并被扩展到治疗领域外的其他医学领域及其他学科。同时，针对不同领域和学科问题的特点，PICO 模型也被进一步扩展为新的模型。如为了明确疾病所处的阶段，提出了 PICOT 模型，在 PICO 模型的基础上增加了 T（Time），即疾病的进程。为了提升数据库的检索功能，提出了 PICOTT 模型，在 PICO 模型的基础上增加了 T（Type of question being asked，研究问题的类型）和 T（Type of study design，研究设计的类型）。为了构建定性研究的问题，Cooke 等在 PICO 模型的基础上构建了针对定性研究问题的 SPIDER 模型：S（Sample），即样本量；P（Phenomenon of interest），即感兴趣的现象；D（Design），即研究设计；E（Evaluation），即评估；R（Research type），即研究类型。目前，循证医学中常用于构建临床问题是 PICOS 模型，其在 PICO 模型上增加元素 S（Study design），即研究设计类型，以便进一步确定研究中所纳入的研究类型，从而限制不相关研究的数量。

从概念上看 PICOS 模型似乎是复杂的，其实在科学问题研究中 PICOS 模型的应用非常普遍，我们可以利用 PICOS 模型来构建临床问题研究的框架和思路，不断完善研究内容。下面以这篇 "Effects of Vitamin D Supplementation on Prevention of Type 2 Diabetes in Patients With Prediabetes: A Systematic Review and Meta-Analysis" 的系统评价文章为例，来讲述如何应用 PICOS 模型来达到研究目的。

这篇文章的研究目的：评估补充维生素 D 能否降低糖尿病前期人群患 2 型糖尿病（T2DM）的风险（见图 1-1）。

PURPOSE
To assess whether vitamin D supplementation reduces the risk of T2DM in people with prediabetes.

图 1-1 系统评价文章的研究目的

P 研究对象：糖尿病前期的成年患者（年龄≥18 岁）。糖尿病前期定义为空腹血糖受损［世界卫生组织（WHO）标准为 6.1~6.9 mmol/L，美国糖尿病协会标准为 5.6~6.9 mmol/L］、糖耐受量受损（口服葡萄糖耐量试验中 2 小时血糖 7.8~11.0 mmol/L），或者糖化血红蛋白（HbA$_{1c}$）升高（美国糖尿病协会标准为 39~47 mmol/mol，美国国家卫生和医疗质量优化研究所标准为 42~47 mmol/mol）（见图 1-2）。

Inclusion Criteria
1) Population: adults (age ≥18 years) with prediabetes. Prediabetes was defined as impaired fasting glucose (World Health Organization [WHO] criteria [18], 6.1–6.9 mmol/L, or the American Diabetes Association definition [19], 5.6–6.9 mmol/L), impaired glucose tolerance (2-h plasma glucose 7.8–11.0 mmol/L during an oral glucose tolerance test) (18), or raised glycosylated hemoglobin (HbA$_{1c}$) (American Diabetes Association criteria [19], 39–47 mmol/mol, or National Institute for Health and Care Excellence criteria [20], 42–47 mmol/mol).

图 1-2 系统评价文章的纳入标准

I 干预措施：补充维生素 D，不论类型、剂量、持续时间或给药途径（见图 1-3）。

2) Intervention: vitamin D supplements, regardless of the type, dose, duration, or route of administration.

图 1-3 系统评价文章的干预措施

C 对照组：安慰剂（见图 1-4）。

3) Comparison intervention: placebo. Trials with multiple interventions (e.g., co-administered vitamin D and calcium) were eligible if the study groups differed only by the use of vitamin D.

图 1-4 系统评价文章的对照组

O 结局指标：主要结果为新发 T2DM，次要结果为糖尿病前期转为正常（见图 1-5）。

> 4) Outcome(s): the primary outcome was new-onset T2DM. Secondary outcome was reversion of prediabetes to normal.

图 1-5　系统评价文章的结局指标

S 研究设计类型：随机对照研究（包括半随机对照试验和群组随机对照试验）（见图 1-6）。

> 5) Randomized controlled trial (including both quasi-randomized and cluster-randomized trials).

图 1-6　系统评价文章的研究设计类型

（二）证据检索的"6S"证据金字塔模型

要实现将高质量的研究证据运用到临床决策中，首先要学会如何去获取研究证据。如果只依靠检索技术来获取研究证据，并进一步区分所收集证据的质量高低，需要耗费检索者大量的时间和精力，也会导致重复的证据评估工作。因此，研究者创建了许多便于获取高质量研究证据的实用资源，他们筛选和收集高质量的研究证据，并且定期更新以便于医生检索。为了进一步方便使用这些已经被评估质量的资源，Brian Haynes 教授在 2001 年建立了"4S"证据模型，将研究证据分为四个层级：最底层为 Studies（研究），向上依次为 Syntheses（综述，如 Cochrane 系统评价）、Synopses（摘要，如循证医学期刊发表的对原始研究和系统评价的简要描述）和 Systems（系统，根据患者的个人特征自动链接最佳研究证据的系统，如计算机决策系统）。为了增强模型中各层研究证据与临床决策间的相关性，他在 2006 年将该模型扩展为"5S"模型。"5S"模型在 Synopses 和 Systems 层级中增加了 Summaries（总结），指通过整合较低层次的最佳研究证据，以制定包含所有治疗方案的临床实践指南等。之后，为了进一步区分摘要，他在 2009 年提出了"6S"证据金字塔模型。"6S"模型将 Synopses of Studies（研究摘要）置于金字塔模型中的第二层，而将 Synopses of Syntheses（综述摘要）置于系统评价上的第四层（见图 1-7）。

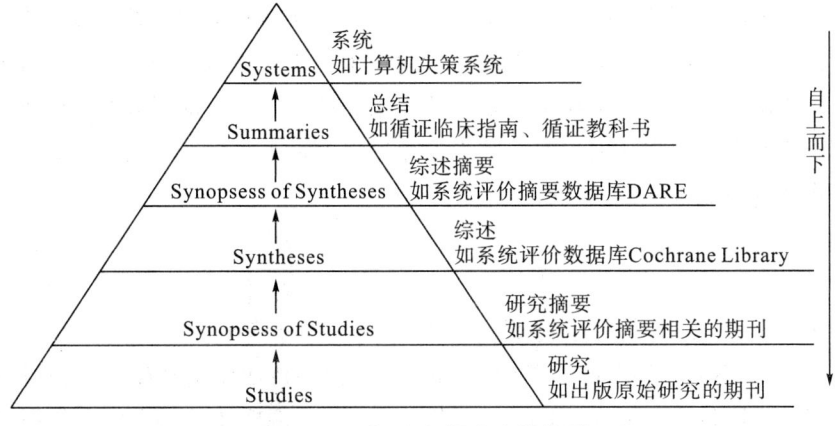

```
         系统
Systems  如计算机决策系统
   ↑        总结
Summaries   如循证临床指南、循证教科书
      ↑          综述摘要
Synopsess of Syntheses  如系统评价摘要数据库DARE
         ↑          综述
      Syntheses     如系统评价数据库Cochrane Library
            ↑           研究摘要
      Synopsess of Studies  如系统评价摘要相关的期刊
                ↑        研究
            Studies      如出版原始研究的期刊
```

图1-7 "6S"证据金字塔模型

（三）评价研究质量的证据分级

研究证据是循证医学的核心内容，贯穿循证医学的整个决策过程，包括研究证据的开发、评价、应用以及在诊疗决策中的执行和反馈。研究证据包含基础研究证据、临床研究证据和群体研究证据。基础研究证据包括体外实验、细胞实验、动物实验等不以人为研究对象的研究结果，可为临床研究提供理论基础和依据。临床研究证据根据研究方法的不同可以分为原始研究证据和二次研究证据。其中，原始研究证据为研究者直接从研究对象中收集得到的原始数据以及通过统计分析后获得的结果，包括病例报告（case report）、病例对照试验（case-control study）、队列研究（cohort study）、横断面研究（cross-sectional study）和随机对照试验（randomized controlled trial，RCT）等。二次研究证据为通过收集、分析、整合已发表的原始研究数据后所得到的综合结论，包括系统评价（systemic review）、Meta分析（Meta-analysis）、临床实践指南（clinical practice guideline）等。群体研究证据是在特定研究人群中进行研究的结果，从整体上了解特定人群中疾病发生发展和健康状况的趋势、关联、影响因素等普遍情况。

研究证据的数量庞大且种类繁杂，不同研究的证据质量也良莠不齐，这导致临床工作者和临床诊疗政策的制定者难以快速地从庞杂的信息中直接获取真实有效且高质量的研究证据。早在20世纪60年代，美国的两位社会科学家Campbell和Stanley就提出了证据分级的理论，将RCT定为最高等级的证据。1979年，加拿大定期健康体检工作组（Canadian Task Force Periodic Health Examination，CTFPHE）首次提出了用于评价医学研究的证据分级系统。此后，来自不同国家的国际组织制定和推出了多个证据质量和推荐强度标准。这些研究证据分级和推荐强度标准能够帮助临床工作者快速遴选和分辨出高质量的研究证据，从而高效地做出最合适的临床决策。同时，证据分级能够推动临床实践从客观的研究证据出发，减少诊疗过程中临床医生的个人偏见，推动临床研究理论与临床实践的结合。

1. 证据金字塔

证据金字塔由美国纽约州立大学医学中心（Medical Center of State university of New York）于2001年提出，该模型首次将动物研究和体外研究纳入证据分级系统，形成了从系统评价或Meta分析到体外研究的九级分类系统（见图1-8）。证据金字塔的分级方式简洁明了、形象直观，得到广泛传播。证据金字塔从下往上排序，不同研究设计得到的证据质量越来越高。首先，体外研究和动物研究的结果只能间接地提示干预措施在人体上可能出现的作用；向上一级的专家意见、理论研究则来源于对基础研究经验和临床信息的综合判断，对干预措施的判断可能具有较强的主观性；病例报告则是结合专家意见和具体病例的分析，能更客观地反映干预措施的效果，但也可能与患者个体的特征相关；因此，向上一级的病例系列更能反映干预措施在群体中的效果；更上一级的病例对照研究则通过对比分析"有效应的组"和"无效应的组"来判断干预措施与效应之间的相关性；队列研究则将时间因素考虑进来，通过对干预组和未干预组进行随访，来对比分析效应是否由干预措施引起；再上一层级的RCT则进一步控制了其他干扰因素，保证干预组和未干预组只有干预措施一个变量，更加明确干预措施与效应之间的相关；高质量的RCT成本周期长，而系统评价和Meta分析则可以分析不同RCT的结果，得到更高等级的证据。值得注意的是，系统评价和Meta分析可以纳入和分析不同层级研究设计的结果，其质量也取决于所纳入的研究类型，其证据质量并不都是处于最高层级的。

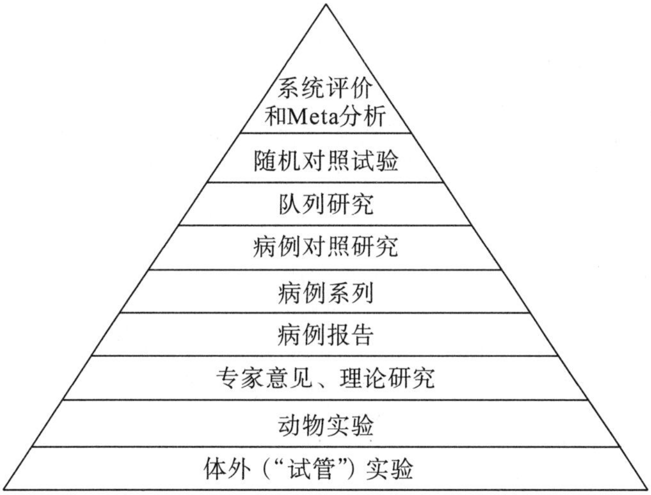

图 1-8　证据金字塔

（金字塔从顶到底）：系统评价和Meta分析；随机对照试验；队列研究；病例对照研究；病例系列；病例报告；专家意见、理论研究；动物实验；体外（"试管"）实验

2. 英国牛津循证医学中心证据分级

英国牛津循证医学中心（Oxford Centre for Evidence-based Medicine，OCEBM）证据分级和推荐标准于2001年提出，也被称为"牛津标准"，是当前权威标准之一，被全球大多数循证实践中心采纳。OCEBM证据分级首次针对疾病的治疗、预防、病因、诊断、鉴别诊断、疗效、预后、经济学和决策分析等多个方面分别提出证据分级标准，并且将前三个等级的证据类别进行了细分，如将同质RCT的系统评价、单个RCT和全或无的特定病例系列都归为最高级别的证据等级。但同时，该标准也存在过于复杂和深奥的缺点，不便于临床医生、研究人员或患者的理解和使用。OCEBM证据等级系统在2011年推出了更为简洁的版本，不再对前三个等级的证据类别的内容进行细分，将临床研究问题分为7类，证据分为5级（见表1-1）。更新后的OCEBM证据等级系统与临床问题的相关性更加紧密，有利于临床医生在使用过程中更加快速、方便地找到最佳研究证据。

表 1-1　2011版英国牛津循证医学中心证据分级标准

问题	等级1	等级2	等级3	等级4	等级5
这个问题有多普遍？	在疾病或事件发生当地和当时进行随机抽样调查（或人口普查）	对事件发生当地的随机抽样调查的系统评价	事件发生当地的非随机抽样	病例系列	无

续表

问题	等级1	等级2	等级3	等级4	等级5
这种诊断或检测测试准确吗？（诊断）	对采用同一参考标准和盲法的横断面研究的系统评价	采用同一参考标准和盲法的单一横断面研究	非连续性研究，或未采用同一参考标准的研究	病例对照研究，或低质量的无独立参考标准的研究	机理研究
如果不施加治疗会发生什么？（预后）	对起始队列研究的系统评价	起始队列研究	队列研究或RCT中的对照组	病例系列，病例对照研究，或低质量的预后队列研究	无
这种干预有好处吗？（治疗）	对随机试验的系统评价或N-of-1试验	随机试验或效果显著的观察性研究	非随机对照的队列研究或随访研究	病例系列，病例对照研究，或历史对照研究	机理研究
常见的危害是什么？（治疗危害）	对随机试验的系统评价，对巢式病例对照研究的系统评价，针对被研究患者的N-of-1试验，或效果显著的观察性研究	单个随机试验或效果显著的观察性研究	非随机对照队列或随访研究（上市后监督）的样本量足以排除常见的危害，随访时间足以确定长期危害	病例系列，病例对照或历史对照研究	机理研究
有哪些罕见的危害？（治疗危害）	对随机试验或N-of-1试验的系统评价	随机试验或效果显著的观察性研究			
这种早期诊断测试值得吗？（筛选）	对随机试验的系统评价	随机试验	非随机对照的队列研究或随访研究	病例系列，病例对照或历史对照研究	机理研究

3. GRADE 证据分级

2004 年正式推出的 GRADE（Grades of Recommendations Assessment, Development and Evaluation）是证据质量分级和推荐强度分级的国际权威的证据分级体系之一，也是我国医学研究领域所广泛使用的证据分级标准。GRADE 对证据质量的评估不仅仅关注研究设计类型，还综合考虑了研究局限性、不精确性、不一致性、间接性和偏倚风险等多个因素对质量的影响，适用于系统评价、临床实践指南和卫生技术评估的分级。GRADE 将证据质量定义为能够把握疗效评估正确性的程度，并将研究证据分为高级、中级、低级、极低级四个等级（见表 1-2）。此外，GRADE 中研究证据质量与推荐强度并不是一一对应的,其将证据推荐强度定义为能够确信推荐意见利大于弊的程度,简化为强和弱两个等级,并分别从患者、临床医生和政策制定者的角度来解释推荐意见的含义(见表1-3)。

表1-2 GRADE证据质量分级

证据等级	具体描述	研究类型	表达符号
高级	非常确信真实的效应值接近效应估算值	RCT 质量升高二级的观察性研究	⊕⊕⊕⊕/A
中级	对效应估算值有中等程度的信心:真实值可能接近估算值,但二者之间具有不相同的可能性	质量降低一级的RCT 质量升高一级的观察性研究	⊕⊕⊕○/B
低级	对估算值的确信程度有限:真实值与估算值不同的可能性很大	质量降低二级的RCT 质量升高一级的观察性研究	⊕⊕○○/C
极低级	对效应估算值几乎没有信心:真实值与估算值不同的可能性很大	质量降低三级的RCT 质量降低一级的观察性研究 系列病例观察 个案报道	⊕○○○/D

表1-3 GRADE证据推荐强度分级

推荐等级	具体描述	含义
支持或反对使用某疗法的强推荐	干预措施明显利大于弊或弊大于利	患者:几乎所有患者均会接受所推荐的方案;若患者未接受推荐,需给出说明 临床医生:应对几乎所有患者都推荐该方案;若临床医生未给予推荐,应给予说明 政策制定者:该方案一般会直接被采纳到政策制定中
支持或反对使用某疗法的弱推荐	干预措施的利弊不确定或无论质量高低的证据均显示利弊相当	患者:多数患者均会接受所推荐的方案,但也有患者可能因为偏好和价值观而不采用 临床医生:应帮助患者根据其偏好和价值观做出决定 政策制定者:政策制定时需要充分讨论,并且需要更多利益相关者的参与

(四)应用证据的证据合成方法

证据合成又称为"证据综合",指将来自各种来源和学科的信息汇集在一

系统评价中的证据检索及代表性**案例分析**

起,为特定问题的决策提供信息的过程。常见的证据合成方法包括系统评价(Systematic Review)、叙述性文献综述(Literature Review 或 Narrative Review)、概括性评价(Scoping Review)或证据图(Evidence Map)、快速评价(Rapid Review)、系统评价再评价(Overviews of systematic reviews)、Meta 分析(Meta-analysis)等。

(1) 系统评价是医学领域最经典的证据合成方法,是通过全面和透明地收集某一具体问题的现有证据,并对符合纳入标准的研究进行严格的证据质量评价和定性/定量合成,以比较、评估和综合证据来评估干预效果的文献综合方法。系统评价具有非常明确的研究过程,在方法学上具有透明性、系统性和良好的可重复性,但其研究周期相对较长,适用于一般情况下医疗干预的有效性和安全性问题。

(2) 叙述性文献综述是对特定主题的概念描述,指的是叙事者根据其目的或兴趣针对特定主题收集相关文献,并结合叙事者自身观点和经验对文献进行的分析和有见地的描述。文献综述可以提供科学研究或临床实践相关的特定主题领域或学科的专家观点,也能够以更加综合的方式呈现研究证据,并且可以将某些不符合纳入标准的研究进行分析。叙述性文献综述具有范围广泛、不需要遵循既定的方案和标准化方法的特点。

(3) 概括性评价或证据图通过系统和全面地收集、筛选和分类现有的研究证据,以快速了解特定主题领域的核心概念和现有研究的活动程度、范围、性质特征和不足之处等,以便总结目前的研究成果,发现现有文献中的研究空白,并确定后续进行全面系统评价的价值、潜在范围和成本。概括性评价和证据图需要使用严格和透明的方法来检索和分析主题相关的所有文献,具有关注主题领域的范围宽泛、不局限于研究设计和方法的特点,适用于探索性研究问题。

(4) 快速评价是通过简化或省略系统评价方法学中的某些步骤,以高效利用资源的方式对特定问题的现有研究证据进行总结和评价,以在短时间内产生证据,从而加速系统评价的过程。快速评价具有加速证据合成过程、简化方法学步骤、高效整合资源的特征,但其有引入偏倚的风险,适用于需要快速决策的问题、新兴研究主题和既往评价的更新等。

(5) 系统评价再评价又称为伞形评价(Umbrella review),是将针对特定主题的所有系统评价和 Meta 分析进行再次分析和评估的研究方法,如针对临床问题的干预措施、诊断测试、人口因素、经济支出以及预后。系统评价再评价需要遵循明确且系统的方法,其纳入的研究对象包括系统评价和 Meta 分析、最新的单个研究等一次研究和二次研究证据，能够解决多项系统评价结果或结论不完全一致的问题，提供最全面概括的高质量证据。系统评价再评价适用于有竞争干预措施需要考虑的疗效评估、暴露的流行病学关联等。

（6）Meta 分析又称为元分析和荟萃分析，是对特定研究问题的多个研究结果进行合成及定量分析的统计方法。Meta 分析作为一个高质量的数据统计工具，在定量系统评价中具有重要的作用，使用 Meta 分析也需要遵循特定的报告规范，主要包括通过提取的数据计算不同独立研究的效应大小、检测不同试验的异质性、分析敏感性等。系统评价中常用的 Meta 分析主要是对研究数据中的效应值进行合并，最终得出综合效应量。根据研究方法的不同，Meta 分析还可以分为单组率 Meta 分析、Meta 的回归分析、累积 Meta 分析和间接比较 Meta 分析等。单组率 Meta 分析可用于无对照组的实验数据分析，得到的主要是描述性的结果，如用于分析某类疾病的发生率、治愈率、死亡率等。Meta 的回归分析适用于研究数量大于 10 的分析，能够扩大对亚组的分析结果，并且探索研究中心异质性的来源。累积 Meta 分析则可以用于实验数据会随时间发生变化的研究，对之前的 Meta 分析结果进行更新。间接比较 Meta 分析可用于分析某一临床问题的多种干预措施，当这些干预措施没有直接的对照试验结果时，可通过间接比较 Meta 分析寻找最佳的干预措施。网状 Meta 分析是间接比较 Meta 分析的一种，称为混合治疗比较 Meta 分析。其可以合并不同干预措施直接比较和间接比较的结果，在不同干预措施间形成网络状的关联，从而将干预措施进行综合排序。

在应用研究证据的过程中，可供选择的证据合成方法越来越多，不同方法之间存在相似特征，我们可以根据研究目的来选择最合适的证据合成方法（见图 1-9）。

图 1-9 证据合成方法的选择方式

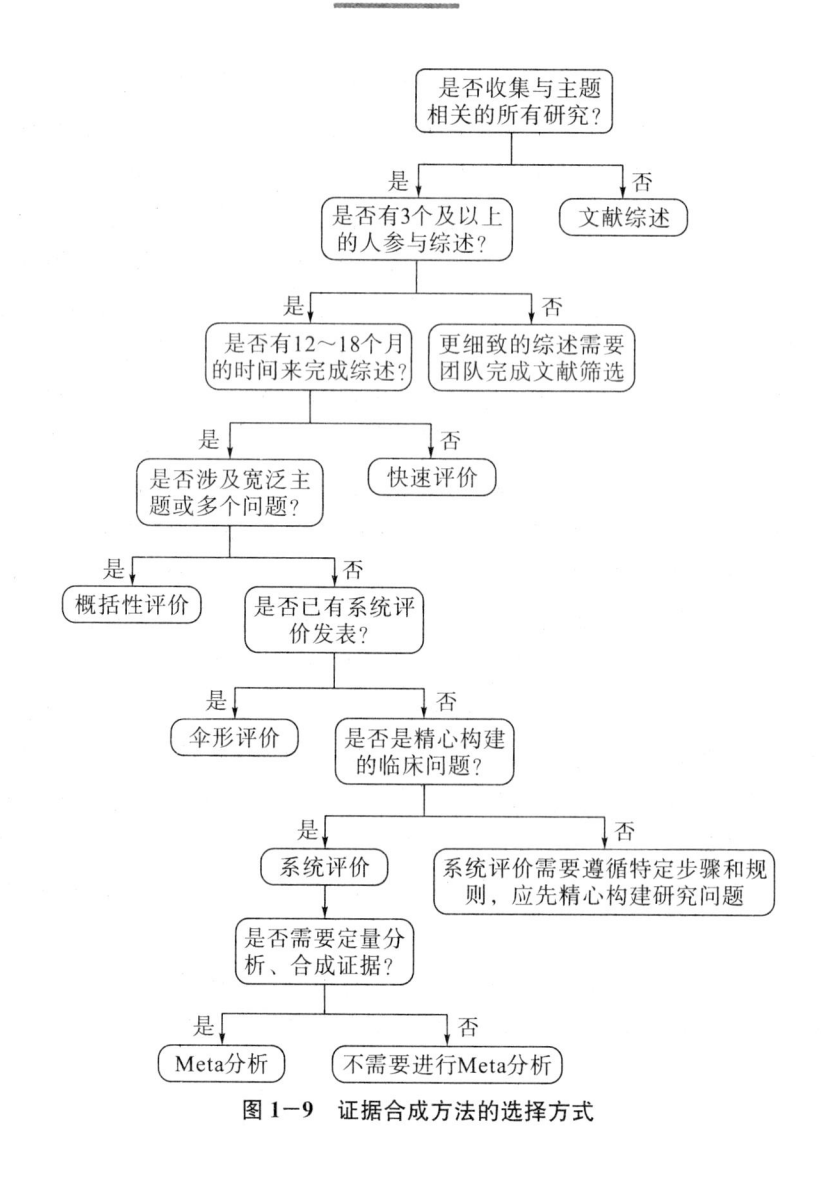

第二节 系统评价概述

一、系统评价的概念与意义

系统评价（systemic review）又称为系统综述，是循证医学证据的重要来源之一，也是最具代表性的证据合成方法。在第 6 版《流行病学词典》中系评价被定义为"A review of the scientific evidence which applies strategies that limit bias in the assembly, critical appraisal, and synthesis of all relevant studies on the specific topic",即"运用减少偏倚的策略来严格评价和综合针对某一个具体问题的所有相关研究"。作为一种文献二次研究方法,系统综述是在检索、分析、整理和整合原始文献的基础上进行的,其研究过程具有以下特点:①有明确的评价目的;②需要构建专业的检索策略在不同的数据库中进行检索,以最大限度地识别和检索针对一个或多个具体问题的所有研究证据;③需要采用明确的、尽量减少偏倚的策略来制定纳入排除标准,筛选出合格的研究证据;④需要对纳入研究的特点和方法学进行质量分析,同时给出排除文献的理由;⑤需要对所收集的研究证据进行数据处理或统计学分析。

系统评价的作用在于其可以收集和整合某一特定临床问题的多种研究证据(主要为 RCT 的结果),增加分析样本的含量,从而得出更为可靠的结论,解决不同原始研究可能会得出不同结论的问题,为临床医疗的实践者、公共卫生的研究人员、临床指南和政策决策的制定者等各层次的决策者提供科学依据。同时,系统评价可以避免临床问题的重复研究,将多个临床试验的结果通过定量方法进行合成,避免耗时耗力的大规模 RCT 的重复进行,及时地将有效的干预措施应用到临床实践中。经过不断的发展,系统评价已经逐渐被世界各国的研究人员应用,研究人员也在逐渐重视依据系统评价的研究结论来制定疾病治疗指南、医疗决策和卫生政策等。目前,每年发表的系统评价数量快速上升,系统评价在临床医学、公共卫生、护理学、中药学等学科领域迅速发展。此外,全世界许多国家的研究人员都加入了 Cochrane 协作网,通过全球合作制定高质量的 Cochrane 系统评价以提供可靠的研究证据,为全球卫生决策提供参考。

二、系统评价的起源与发展

系统评价作为循证医学中最高级别的证据类型,是被广泛应用的一种证据合成方法,其概念起源于研究合成(research synthesis)。早在 1753 年,外科医生 James Lind 就认识到可以通过研究合成的方法从个体研究中识别、提取和评价结果,从而减少研究中的偏倚。同在 17 世纪,西方天文学家发现通过整合单个研究的数据可以提高观测结果的准确性和可靠性。1904 年,著名的统计学家 Karl Pearson 将能够减少研究不确定性的数据整合方法(Meta 分析)应用于医学中。他将不同样本量的关于血清接种对伤寒预防的研究数据进行合并,通过计算多项无法形成明确结论的相关系数整合得到"平均相关性"。随后在 1916—1932 年，研究合成方法被应用于教育心理学、物理学和农业等领域。

1972 年，英国著名的流行病学家及内科医生 Archie Cochrane 提出干预措施应建立在经过严格评价的、随机对照试验汇总分析的基础上，为系统评价发展的必要性奠定了理论基础。之后，Archie Cochrane 在有关于孕期和围产期卫生保健研究综合文献汇编中首次提出了系统评价的术语，并提出应按照专业或者亚专业来定期收集所有相关的随机对照试验，利用系统评价并随着新的试验结果的出现不断更新来为临床实践提供科学可靠的结论。1974—1985 年，Archie Cochrane 及其研究团队收集了 3500 多项临床对照研究，并发表了超过 600 篇系统评价。

从 1978 年起，英国产科医生 Iain Chalmers 以产科为试点，开始关于围产期医学的对照试验的汇编，并开发了牛津围产期试验数据库（后发展为 The Cochrane Pregnancy and Childbirth Database）。1992 年，Iain Chalmers 在英国卫生服务中心的资助下正式成立英国 Cochrane 中心，并于 1993 年正式成立国际 Cochrane 协作网。Cochrane 协作网作为一个由健康和社会保障从业人员、研究人员、患者权益倡导者等多方合作组成的全球协作网络，其使命是通过提供高质量的、密切相关的和可获得的系统评价或者其他综合研究证据，来促进基于循证的决策制定。经过 30 多年的发展，Cochrane 协作网已有来自 130 个国家的 11000 个成员参与，Cochrane library 共发表了 8800 余篇综述、2400 余篇研究方案以及部分社论和副刊。为了进一步推动系统评价在其他领域的应用，美国宾夕法尼亚大学在 2000 年正式成立了 Campbell 协作网，收录了关于老龄化、商业管理、残疾、教育、社会福利和国际发展等多个社会科学领域的系统评价 200 余篇。

三、系统评价研究现状

截至 2024 年 4 月 10 日，当以"systematic review"和"Meta－analysis"作为检索词在 PubMed 数据库中进行检索时，相关文献数量已经达到 509082 篇。从时间分布（见图 1-10）上可以看出，1980—1987 年系统评价的发文量位于个位数和十位数间，在 1988 年发文量超 100 篇。1997 年年发表系统评价量就超过 1000 篇，往后发文量逐年上涨，在 2010 年的年发文量超过 10000 篇，随后仅用 3 年的时间年发文量突破 20000 篇（2013 年）。2021—2023 年系统评价的年发文量均保持在 60000 篇以上，2022 年的发文量最高（65382 篇）。

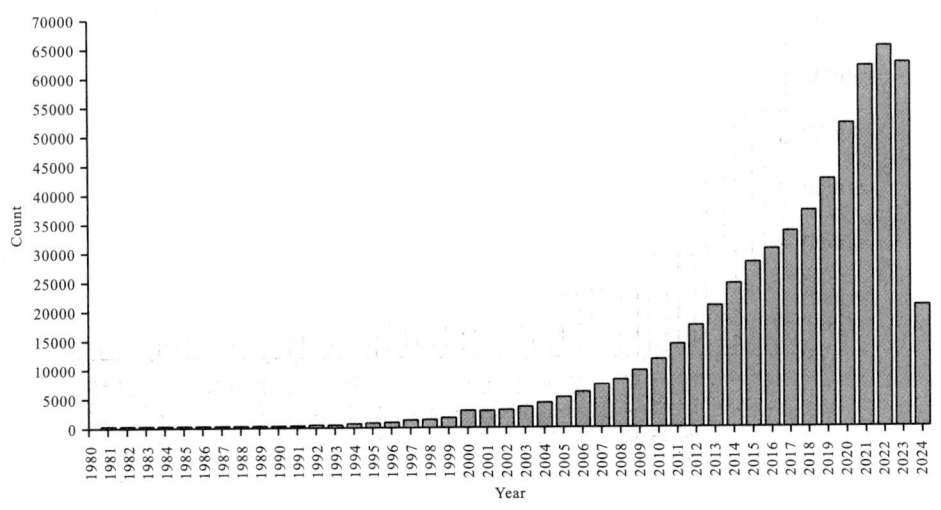

图 1-10 PubMed 数据库收录的系统评价论文的时间分布

同样以"systematic review"和"Meta-analysis"作为检索词在 Web of Science 核心合集数据库中进行检索，相关文献数量可达到 439775 篇。分析这些文献的地域分布（见图 1-11）可以发现，欧洲国家发表系统评价论文的数量最多，有 15 个欧洲国家排在发文量前 25 位的国家内；其次为北美洲和亚洲国家；而非洲国家发文最少。从国家层面来看，美国发表系统评价的数量最多（106199 篇），随后依次为中国（85920 篇）、英国（64710 篇）、澳大利亚（36365 篇）和加拿大（35709 篇），前 5 个国家发表系统评价的总和超过全球发表总量的 70%。从系统评价所刊载的期刊的来看，系统评价发文量前 5 位的期刊为 Cochrane Database of Systematic Reviews、Plos One、Medicine、BMJ Open 和 Value in Health，这些期刊 2022 年的影响因子分别为 8.4、3.7、1.6、2.9 和 4.5。

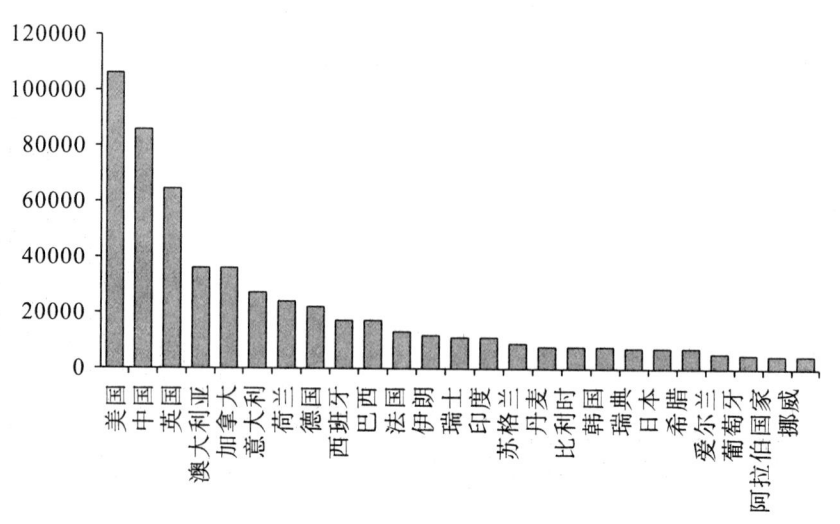

图 1-11　Web of Science 核心合集收录的系统评价论文数量排前 25 位的国家

截至 2024 年 4 月 10 日，以"系统评价""系统性综述""系统综述"和"Meta 分析"为检索词在中国知网 CNKI 总库中检索中文文献时，可检索到相关期刊论文 11439 篇。从时间分布（见图 1-12）上可以看出，20 世纪 90 年代就有系统评价相关的中文文献发表，且发表的期刊论文量逐年上升。2015 年的系统评价论文量最高（达 822 篇），并在随后的 7 年保持年发表期刊论文数量 700 余篇。这充分说明系统评价方法在我国医学研究中得到了广泛的应用，并取得了丰硕的科研成果。国内发表系统评价期刊论文数量前 5 位的机构为四川大学华西医院（687 篇）、兰州大学（366 篇）、北京中医药大学（361 篇）、天津中医药大学（333 篇）和山东中医药大学（211 篇）。同时，发表系统评价论文数量前 5 位的作者为杨克虎（兰州大学循证医学中心）、田金徽（兰州大学循证医学中心）、吴泰相（四川大学华西医院中国循证医学中心）、徐珽（四川大学华西医院临床药学部）和李幼平（四川大学华西医院中国循证医学中心）。国内接收系统评价论文数量前 5 位的期刊包括《中国循证医学杂志》《中国药房》《中国医院用药评价与分析》《中国中药杂志》和《中国胸心血管外科临床杂志》。

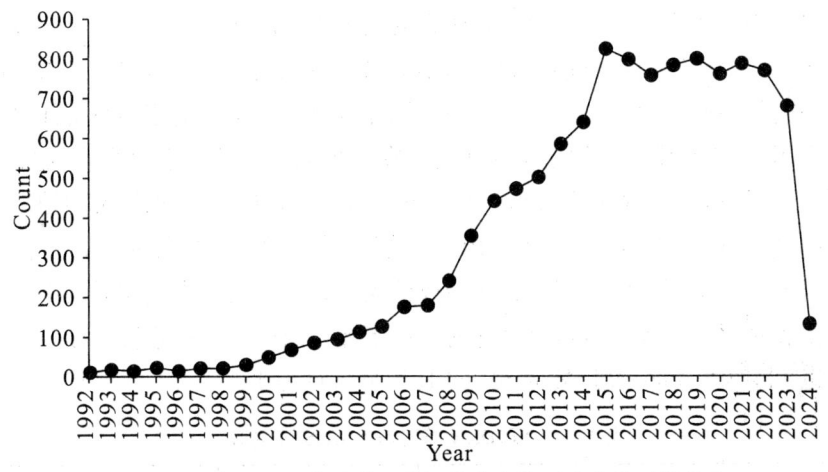

图1-12 中国知网收录的系统评价中文期刊论文的时间分布

四、系统评价的分类

根据所研究问题的类型不同,系统评价可以分为基础研究的系统评价、临床干预措施的系统评价、预后的系统评价、公共卫生领域的系统评价、政策研究的系统评价、经济学研究的系统评价、伦理研究的系统评价、教育研究的系统评价等。Cochrane协作网主要依据所研究问题的类型,将出版的Cochrane系统评价划分为五种类型,包括干预措施的系统评价、诊断检测准确性的系统评价、预后作用的系统评价、系统评价再评价和方法学的系统评价。方法学的系统评价主要是评估在不同研究过程中所使用的方法,如在随机试验中比较不同策略对调研回复率的影响,为后续评估方法的使用提供了证据基础。

根据所纳入的原始研究类型划分为随机对照试验的系统评价、非随机对照试验的系统评价、干预试验的系统评价、诊断性试验的系统评价、观察性研究的系统评价和系统评价的再评价等。

根据研究过程中是否采用统计分析方法,系统评价还可以分为定性系统评价(Qualitative Systematic Reviews)和定量系统评价(Quantitative Systematic Reviews)。定性系统评价在检索相关文献后主要纳入定性研究的结果,并对所收集的结果进行评价和分析得出结论。定量系统评价则强调纳入定量研究的结果,对所收集到的研究数据进行整合和统计分析(Meta分析),最后得出客观、科学的研究结论。

五、系统评价的制作过程

系统评价的制作过程一般包含以下几个步骤:

(1) 构建研究问题。确定需要研究的相关临床问题前,应充分考虑该问题的临床价值,研究范围不能设置得太宽,并通过数据库检索和在 Cochrane 协作网中进行注册,以确定没有相同的系统评价研究。干预措施的系统评价研究通常采用 PICOS 模型来构建研究问题,在提出问题时主要明确研究对象 P 的范围、干预措施 I 的界定与特性、对照组 C 的选择与定义、拟评价的结局指标 O 和拟纳入的研究类型 S。但是 PICOS 模型并不适用于定性系统评价,因为定性研究结果主要来源于观察、体验或访谈等方式,其样本量相对较小,没有干预组和对照组,也没有可以量化的结局指标。因此,定性系统评价的问题构建可以采用由 Cooke 等扩展的 SPIDER 模型(见表 1-4)。

表 1-4 SPIDER 模型与 PICOS 模型对比

PICOS	SPIDER	特点
P-研究对象	S-样本量	定性研究的参与者以个体为主,参与群体较少,以"样本"描述更合适
I-干预措施	PI-感兴趣的现象	定性研究的目的在于了解参与者行为、感受或经历等
C-对照	D-研究设计	定性研究采用观察、访谈等方法,确定研究设计类型可以增加定性研究检索的准确性
O-结局指标	E-评估	定性研究的结果包含无法量化的不可观察或主观的内容,采用"评估"更合适
S-研究类型	R-研究类型	定性研究、定量研究或混合方法的研究都可检索

(2) 确定纳入与排除标准。系统评价与叙述性综述的主要区别在于系统评价需要根据临床问题在研究开始前就制定严格的排除和纳入标准,该标准主要以 PICOS 为框架来建立。其中,研究对象的纳入主要以疾病诊断的标准或者患者人群的范围为界定,如世界卫生组织标准、相关疾病协会的标准或患者的年龄、性别、地区等。干预措施需要根据研究目的来限定,提前考虑干预措施的特征以及变化状态,如给药剂量、给药方式和给药间隔等。此外,还应考虑原始研究中只有部分干预措施或多种干预措施被叠加的情况等。对照组的纳入标准也需要根据研究目的来设置,如评价干预措施的效果时对照组限定为安慰剂或标准治疗方案,比较两组干预措施的安全性或有效性时应注意两种措施其他特征(如频率、强度等)的一致。结局指标通常不被设定为纳入标准,因为干预措施在临床上可以有多种形式的结果(如生存率、不良反应发生率等),将结局指标设定纳入标准可能会排除掉具有重要结果的研究。结局指标的限定

需要尽可能地考虑一系列可能的指标,因此需要临床医生、专家、患者等相关利益者共同参与制定。研究类型的纳入不能只从研究证据等级方面去考虑,而应该从解决临床问题出发来纳入能够回答临床问题的原始研究类型。

(3) 文献检索。应全面、系统、无偏倚地检索与系统评价相关的所有文献,为了查全和查准文献,应充分考虑数据库的选择、数据库的检索规则、检索词的确定和检索式的制定。选择数据库时需要考虑其收录文献的学科领域、地域范围等因素,如 PubMed 数据库主要侧重于收集北美地区的生物医学文摘,Embase 数据库收集了欧洲地区的药物相关文摘,Lilacs 数据库则以拉丁美洲和加勒比地区的科技文献为主。一般而言,检索干预措施的外文文献时主要选择 PubMed/MEDLINE、Embase、Cochrane Central Register of Controlled Trials (CENTRAL) 数据库。检索中文数据库时一般选择中国生物医学文献数据库 (CBM)、中国知网 CNKI 和万方数据等权威数据库。此外,针对专科领域的系统评价研究还可以增加专业数据库的检索,如护理学文献摘要数据库 CINAHL (Cumulative Index to Nursing and Allied Health Literature)、心理学文摘数据库 PsycINFO (psychology and psychiatry)。此外,还可以通过一些临床注册网站来检索未发表的临床研究,如世界卫生组织国际临床试验注册平台 (International Clinical Trials Registry Platform, ICTRP)。当检索结果较少时,还可以加入一些引文数据库来追溯文献,或者使用 Google Scholar 搜索引擎来扩大检索范围。确定需要检索的数据库后,应根据研究问题提取出检索词。检索词通常来源于临床问题的疾病、干预措施或对照措施,研究类型可依据检索结果或数据库特点来决定是否将其作为检索词,结局指标一般不作为检索词。检索词确定后应先确定相关术语的主题词和款目词,并尽量收集检索词的同义词、近义词、缩写或词的不同形式等。最后,利用通配符(如 */?)和布尔逻辑运算符(如 AND/OR/NOT)构建检索式,根据不同数据库的检索规则制定相应的检索式,并在合适的字段中进行检索。

(4) 文献筛选。在多个数据库中检索获得相关文献后,需要利用有些数据库自带的文献管理功能或文献管理软件(如 EndNote)对文献进行合并和去重,然后再根据课题研究所制定的排除纳入标准对文献进行筛选。筛选过程一般分为两步,首先根据文献的题目和摘要排除与研究主题明显不相关的文献,然后再通过阅读全文判断文献的研究内容是否符合纳入标准。

(5) 纳入文献的质量评价。纳入文献的质量直接决定了系统评价结论的真实性和可靠性,因此评估纳入文献的质量并剔除低质量文献是非常重要的步骤。文献质量的评价一般包含内在真实性、外在真实性和影响实验结果因素的分析。内在真实性是指文献中的研究结果接近真实值的程度，外在真实性则是文献中的研究结果能否应用于研究对象以外的人群。内在真实性的评估是文献质量评价的重要内容，主要用于分析文献中的实验结果是否存在偏倚及其原因，包括选择性偏倚（RCT 在研究对象分组时可能造成组间差异）、实施偏倚（除干预措施外，在试验组和对照组间还存在其他措施的不同）、随访偏倚（试验组或对照组因失访人员不同导致系统差异）和测量偏倚（试验组和对照组的测量方法不同而造成的系统差异）。针对不同的研究设计类型，可供选择的质量评价工具也不同，如 RCT 的质量评估工具包括 Cochrane 风险偏倚评估工具（最常用）、Delphi 清单、PEDro 量表、Chalmers 量表等；观察性研究的质量评估工具包括纽卡斯尔－渥太华（NOS）量表（最常用）、AHRQ 评价标准、STREGA 声明等；诊断性研究的质量评估工具包括 QUADAS 工具、CASP 清单等；动物实验研究的质量评估工具包括 STAIR 清单、ARRIV 指南等；定性研究推荐使用质量框架工具，如 JBI QARI 定性研究质量清单、EPPI－Center 质量清单等。

（6）数据提取。在完成纳入文献的评估后，就需要提取纳入研究的相关信息，以便后续用于系统评价的分析。数据提取过程中应先明确需要提取的信息范围并制定数据提取表。数据提取表主要包括资料提取相关信息（如资料提取者信息、资料提取时间、与合作资料提取者提取的信息是否一致）、纳入研究的基本信息（如纳入文献编号、题目、期刊名、年份、页码等）、纳入研究的要素（PICOS 模型，如研究对象的性别、年龄、人数等，干预措施中药物的名称、剂量、给药频率和方式等，不同变量类型的完整结局指标）、研究方法（如随机分组方法、隐藏分组方法、盲法设定、研究期限等）、偏倚风险评估结果和其他内容（如原始研究的关键结论、混杂因素等）。数据提取表设计的内容较多，一开始设计的表格不一定能完全满足要求，因此需要先通过对少量文献进行数据预提取并根据遇到的不足对提取表进行完善。纳入文献的数据提取完成后，还应对不确定的数据进行核查和修改，对两名数据提取者有分歧的信息应谨慎评判。当纳入文献为定性研究时，其数据多以描述性的文字呈现，因此则需要建立理论框架（如研究问题、样本量、样本特征、环境、研究方法、主题分类等）来避免数据提取者遗漏重要信息，也便于将提取的信息合并为特定主题的分析。

（7）数据分析。系统评价中可对收集的数据进行定性分析和定量分析。定性分析适用于纳入研究之间存在较大的异质性（如临床差异、统计学差异等），无法对收集的数据进行数据合成。当原始研究异质性在可接受范围内时，则可以采用恰当的统计分析方法（如 Meta 分析）对收集的数据进行合并与统计分析。当纳入的研究为定性研究时，所收集的数据主要关于个人行为和经验，因此可采用主题综合法、批判地解释性整合（CIS）等方法对原始研究主题进行整合，从而提出新的构思。

（8）结果解释。对系统评价结果的解释应注意客观地考虑评价工作中的局限性，并充分考虑纳入研究质量、语言限制、评价值的变异性以及研究对象所处环境对结果的可能影响。此外，还应客观地说明系统评价证据的强度、系统评价结果在不同环境下的适用性以及系统评价结果对临床实践的指导价值等。

（9）系统评价更新。系统评价完成后，还可以继续收集相关研究的新证据，从而对纳入文献进行更新并进行新的数据合并，以给出最新的研究结果与结论。

六、系统评价的质量评估

高质量的系统评价是临床上制定诊疗决策的重要依据。现实中，针对同一个临床问题可能会存在不同结论的系统评价，这为临床医生和医疗政策制定者应用系统评价结果带来极大的不便。存在方法缺陷和研究证据不充分的系统评价带来的是可信度低的研究结果，也会使其丧失临床应用价值，并导致研究资源的巨大浪费。因此，评估系统评价的质量也是非常重要的。对系统评价的真实性评价贯穿了系统评价制作的每一个流程，包括：①提出的临床问题是否清晰、明确；②在研究计划制订时是否恰当地制定了论文的纳入排除标准；③在文献检索时是否恰当地使用了检索策略；④在收集文献时是否明确、恰当地收集了所有的研究证据；⑤在筛选文献时是否恰当地制定了纳入研究的质量评价标准；⑥在评价纳入文献质量时是否由两位以上的人员背靠背完成；⑦是否纳入 RCT 进行系统评价；⑧数据提取时是否采用恰当的措施来减少误差；⑨数据合并时是否采用了适当的方法；⑩不同单项研究的结果是否相似；⑪是否根据所报道的资料提出了推荐意见；⑫是否恰当地提出了后续研究方向的建议。

系统评价质量评估包含两类工具：一类是方法学质量评估工具（如 AMSTAR、OQAQ 和 SQAC 量表），另一类是报告质量评估工具［如 QUOROM 声明（后更新为 PRISMA 量表）］。AMSTAR 是应用最为广泛的系统评价方法学质量评估工具，2007 年由荷兰阿姆斯特丹自由大学和加拿大渥太华大学的循证医学家发布，并于 2017 年修订，更新为 AMSTAR 2 版本。AMSTAR 量表基于 OQAQ 中的 10 个条目和 SQAC 中的 24 个条目，增加了文种偏倚、发表偏倚和灰色文献条目，最终共包含 11 个条目。AMSTAR 2 在此基础上进行修改和扩展，增加为 16 个条目，每个条目分别用"是（Y）""部分是（PY）"和"否（N）"来描述。

2009 年发布的 PRISMA（Preferred Reporting Items for Systematic Reviews and Meta Analyses）声明能够帮助用户改进系统评价的撰写和报告，是国际上公认的评价系统评价报告质量规范，在医学和公共卫生领域中被广泛使用。PRISMA 由 29 个条目组成，并且包括一个绘制了系统评价检索、初筛、纳入和整合四个步骤的流程图。PRISMA 主要适用于基于 RCT 证据制作的系统评价，也适用于其他研究类型系统评价的基础规范，对干预措施评价的系统评价尤其适用。随着偏倚评估方式、术语和数据分享方式的变化，Page 等对 PRISMA 2009 进行了修改和更新，在 *BMJ* 期刊上推出了 PRISMA 2020 版本。PRISMA 2020 对系统评价报告中的标题、摘要、背景、方法、结果、讨论和其他信息 7 个部分都进行了规范，共分为 42 个条目，每个条目分别采用"是（Y）""部分是（PY）""否（N）"和"不适应（NA）"来描述。在系统评价的制作过程中，应该以 PRISMA 2020 为参照标准，严格执行报告规范，从而制作出高质量的具有临床价值的系统评价。

第三节　Cochrane 系统评价概述

一、Cochrane Library 简介

Cochrane Library 建立于 1996 年，起源于医学统计学家 Archie Cochrane 呼吁建立一个全面的医学研究数据库，汇集所有的临床试验结果，以便医生和决策者能够更好地了解各种治疗方法的效果和安全性。Cochrane Library 包含 6 个数据库：Cochrane Database of Systematic Reviews（CDSR）、Cochrane Central Register of Controlled Trials（CENTRAL）、Cochrane Methodology Register（CMR）、Database of Abstracts of Reviews of Effects（DARE）、NHS Economic Evaluation Database（EED）和 Health Technology Assessment Database（HTA）。

CDSR 数据库是 Cochrane Library 中最重要和最广泛使用的数据库之一，它包含了大量的系统评价和 Meta 分析，这些系统评价都经过严格的方法学设

计和审查，以确保提供最可靠的医学证据。CDSR 中的系统评价涵盖了各种医学主题，包括临床医学、公共卫生、卫生服务管理等，覆盖了从疾病预防到治疗和康复的各个方面。

CENTRAL 数据库是 Cochrane Library 中的一个重要数据库，也是全球最全面和最可靠的随机对照试验注册中心之一。CENTRAL 收集和汇总了已发布和未发布的 RCT，包括针对各种健康状况和治疗干预的研究，从药物疗法到非药物干预，涵盖了临床医学的各个领域，用户可以在 CENTRAL 中检索到最新的 RCT。

CMR 是专门收录关于系统评价方法学的数据库，收集了关于系统评价方法学、临床试验设计、偏倚检测、数据分析等方面的文献，为用户提供最新的方法学信息和研究成果。

DARE 是专注于收集系统评价的摘要和评价的数据库，库中的摘要和评价由专家团队进行筛选和汇总，确保提供的信息准确、全面和可信。搜索 DARE 中的系统评价摘要和评价可以快速了解各种医学主题的系统评价的研究方法、主要结果和结论，从而更好地理解和评价已有的研究成果。

EED 数据库主要收集与医疗和卫生经济评估相关的文献，包括已发表的医疗和卫生经济评估研究的摘要和评价，为医疗保健决策者、研究人员和政策制定者提供了重要的经济评估信息。检索 EED 数据库可以获取到最新的医疗和卫生经济评估研究的结果和结论，了解不同干预措施的成本与效益关系，从而让用户做出更加明智的医疗决策和政策制定。

HTA 专门收录与卫生技术评估相关的文献，包括已发表的卫生技术评估研究的摘要和评价。这些评价涵盖了各种医疗技术、医疗设备、医疗程序和卫生服务的评估，包括其临床效果、成本效益、社会效益等方面。检索 HTA 数据库可以获取到最新的卫生技术评估研究的结果和结论，了解不同医疗技术的临床效果、成本效益以及与患者生活质量相关的信息。

二、Cochrane 系统评价的制作流程

Cochrane 系统评价是 Cochrane Library 的成员在 Cochrane 手册的指导下，由相应 Cochrane 评价小组编辑部提供指导和帮助来完成的系统评价。Cochrane 系统评价的制作过程和最终结果都发表在 Cochrane Library 中，每期约发表 400 篇。根据临床学科及方法学的不同，已经成立了 52 个 Cochrane 评价小组来帮助作者完成 Cochrane 系统评价的制作和出版，目前仍有 32 个 Cochrane 评价小组处于活跃状态，包括急性呼吸道传染病组、乳腺癌组、急

诊和重症监护组等。

　　Cochrane 系统评价的整个制作过程由来自全球各地的 Cochrane 协作组的成员参与，通过协同合作来共同完成设计周密的相关研究。此外，Cochrane 系统评价的整个过程都需要遵循严格的步骤，从注册标题、书写计划书到完成报告的每一步都需要经过相关的 Cochrane 评价小组和同行专家的评审。因此，Cochrane 系统评价具有较高的质量，是国际上公认的最高级别的证据，为临床医生的治疗决策制定和临床治疗指南的制定提供具有参考价值的证据。Cochrane 系统评价的制作过程具体如下：

　　（1）确定题目和组建研究团队。系统评价的题目主要来源于临床实践中遇到的问题，包括疾病干预措施的利弊、疾病治疗方案的不确定性等重要临床问题。在确定系统评价的题目前，作者应该对所要分析的临床问题进行系统且全面的文献检索，从而梳理出针对即将研究的临床问题是否存在已发表或正在进行的系统评价。如有已发表的系统评价，则作者可以考虑对已有的系统评价进行质量提高或者进一步更新；如还未有相关系统评价，则作者可以针对该题目进行详细分析和研究。首先，作者应该明确研究问题所涉及的 PICOS，以便于后续研究方案和检索策略的制定。之后，作者需要在 Cochrane Library 上填写题目注册表格，简单描述初步的标题、所研究问题的研究背景、问题描述、纳入标准和研究意义等，并且在注册表格中填写已组建好的研究团队信息等。注册表格提交后，Cochrane 编辑部会审核题目的临床相关性、可行性等，并根据研究团队成员的前期基础等来判断该团队是否具有完成 Cochrane 系统评价的能力。研究团队成员应包含临床专家、检索专家、方法学专家等至少 2 人。

　　（2）制订计划书并通过多个同行专家评审。计划书的撰写需要参考 Cochrane 手册的指导以及研究问题所属的 Cochrane 评价小组的相关标准规定，并按照固定的模块完成各个部分内容的撰写。计划书的内容包括系统评价的题目、研究背景、研究目的、文献检索策略及方法、纳入排除标准、文献质量评价方法、数据收集方法等。计划书草案的制定最好在题目注册后的 3 个月内完成，计划书提交后会经过 Cochrane 评价小组编辑和同行专家的评审，作者需根据评审意见修改后发表计划书。一般而言，作者需要先确定计划书的内容再进行文献的收集和数据分析，以此避免作者根据原始文献的结果来改变题目，从而减少系统评价的偏倚。如果需要在进行系统评价的过程中更改题目，则需要向 Cochrane 评价小组说明更改的原因和动机，并修改相应的文献检索及收集方法。

　　（3）检索文献。为了减少系统评价的出版偏倚和语言偏倚，作者需按照计划书中制定好的检索策略，在多个相关的数据库中进行检索，以系统、全面地收集与研究问题相关的所有文献资料。除了已发表的文献资料外，系统评价还应收集未正式发表的及多语种的相关资料等，如学术报告、会议论文等。Cochrane Library 收集了文献资料中的 RCT 数据，并建立了 CENTRAL 数据库，以便于作者快速、全面地检索与研究问题相关的 RCT 数据。

（4）选择文献。文献的纳入排除标准主要从构成研究问题的研究对象类型、研究的干预措施、研究结果的类型和研究的设计方案这几个方面来确定。文献的选择应根据计划书中所制定的纳入排除标准，来筛选出与所研究问题相关的文献。文献筛选过程应由至少 2 名人员背靠背进行独立筛选，首先可以根据文献的标题和摘要筛选掉明显与所研究问题无关的文献，随后对可能纳入的文献进行全文阅读以最终确定纳入文献，最后通过一定的标准对阅读全文后无法确定的文献或筛选人员意见相悖的文献进行进一步的选择。

（5）评价文献质量。对于在上一个步骤中入选的文献，需要进一步采用循证医学或流行病学中评价文献质量的原则和方法，对文献中单个试验的设计、实施和分析过程进行评估，从而减少系统评价过程中的偏倚和随机误差等，同时也便于在后续的敏感性分析及 Meta 分析过程中对文献赋予不同的权重。Cochrane Library 并未规定需要使用统一的质量评价量表，而是由团队成员或 Cochrane 评价小组根据所研究的问题选择适宜的量表，选择的量表应该包含对文献质量有重要影响的因素，如 RCT 的质量、随机分组方案的质量、组间差异是否明显、是否采用双盲法、是否对失访对象有恰当的处理方法等。

（6）收集数据。Cochrane 系统评价需要将所收集的数据资料和文献质量评价信息等录入系统评价管理软件 RevMan，再进行收集数据的分析和报告。系统评价中需要收集的数据主要包括三个部分：①一般资料，主要包含题目、评价者信息、原始文献的来源及编号、录入日期等。②原始研究的信息，主要包含原始研究的质量、研究对象的特征、研究地点、原始研究方法的质量、干预措施的具体内容、减少偏倚的方法等。③原始研究的结果，主要包含随访时长、失访人员情况、不同情况的发生率等。

（7）分析资料和报告结果。对于前期所收集的数据，可以依据具体情况选择定性分析或定量分析。定性分析主要是通过描述的方法，将所收集数据进行汇总，包括研究对象、干预措施、研究方法、研究结果和研究质量等，并通过分析比较各个方面的内容来解释研究结果。定量分析需要先通过定性分析来决定是否可以进行数据合成。定量分析不仅包括 Meta 分析，还有同质性检验和敏感性分析。同质性检验是对不同原始研究结果间的差异进行分析，如检验出原始研究结果间具有显著性差异，则需要解释差异出现的原因并考虑后续能否对研究结果进行合成。检验不同研究间同质性的方法主要可以通过比较不同研究中的效应值和可信区间，或者进行同质性检验（C2 检验）。敏感性分析主要通过改变影响结果的重要因素来分析研究结果的稳定性和强度，包括改变纳入标准、统计方法和效应值的选择等。

（8）解释系统评价的结果。在报告系统评价的讨论和结论部分，需要基于前期的数据分析结果来解释系统评价。解释系统评价的内容包括系统评价的论证强度、系统评价的推广应用价值、分析干预措施的利弊和经济性以及系统评价在临床医疗中的意义。

（9）Cochrane 系统评价更新。Cochrane 系统评价发表后，作者需要每两年收集一次新的原始研究文献，并重新进行分析和评价，以及时在系统评价中纳入新发表的原始研究证据，给出最新的系统评价结果。

三、Cochrane 系统评价的注册流程

首先，需要进入 Cochrane 协作网的主页（https://www.cochranelibrary.com/），然后点击右上角的"Sign In"登录。如果之前没有注册过 Cochrane 协作网的账号，则可以进一步点击下方的"Register"，通过邮箱注册账号。点击上方栏目中的"About"下拉菜单，选择"Information for authors"的链接，在这个页面中可以看到作者需要关注的利益冲突政策以及发表 Cochrane 系统评价的简要流程（见图 1-13）。

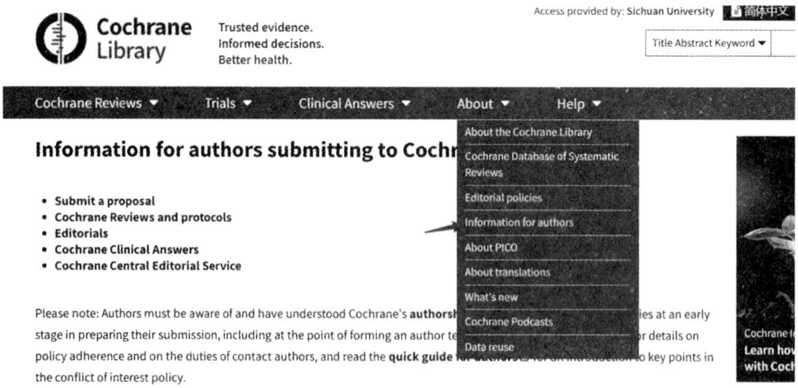

图 1-13　Cochrane 协作网注册过程的页面（1）

接下来，点击"Submit a proposal"模块中的"Editorial Manager"，进入 Cochrane 编辑服务的编辑管理页面。进入编辑管理页面后，需要点击下方的

"Register Now"进行账号注册，进入新的页面后点击右侧的"SIGN UP NOW"，用邮箱注册账号，并且通过邮箱激活后进行登录。登录到编辑管理页面后，点击"Submit New Manuscript"，开始注册系统评价的题目（见图1-14）。

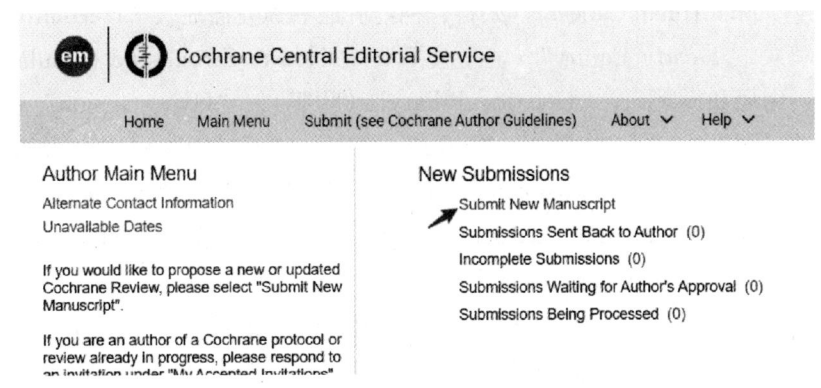

图1-14　Cochrane协作网注册过程的页面（2）

注册开始时，需要先选择拟提交题目的类型，主要分为干预措施的系统评价（治疗、疫苗、设备、预防措施、程序、政策的有效性或安全性）、诊断测试准确性的系统评价（诊断方法、设备、标尺的准确性）、方法论的系统评价（设计、实施、报告、使用研究方法的探索或验证）、伞形评价、预后的系统评价（个体生病或健康状况的描述或预测）、定性系统评价、快速系统评价（精简或省略了特定方法的系统评价）、其他类型的系统评价（特殊情况下考虑的系统评价形式）。选择好系统评价的类型后，点击"Proceed"，可以选择连接作者的ORCID或者跳过进入标题填写。

新注册的系统评价直接跳过文件上传页面，点击下方的"Proceed"进入"General Information"页面，选择所要提交的系统评价所属的Cochrane系统评价小组（见图1-15），包括"Acute Respiratory Infections"（急性呼吸道传染病）、"Airways"（呼吸道）、"Anaesthesia"（麻醉）、"Back and Neck"（背部和颈部）、"Bone, Joint and Muscle Trauma"（骨骼、关节和肌肉外伤）、"Breast Cancer"（乳腺癌）、"Childhood Cancer"（儿童癌症）、"Colorectal"（结直肠癌）、"Common Mental Disorders"（常见心理障碍）、"Consumers and Communication"（消费者与传播）、"Cystic Fibrosis"（囊性纤维化）、"Dementia and Cognitive Improvement"（痴呆与认知改善）、"Developmental, Psychosocial and Learning Problems"（发育，社会心理与学习障碍）、"Drugs and Alcohol"（毒品和酒精）、"Effective Practice and Organisation of Care"（有效实践与组织保健）、"Emergency and Critical Care"（急诊和重症监护）、

"ENT"（耳鼻喉科）、"Epilepsy"（癫痫）、"Eyes and Vision"（眼睛与视力）、"Fertility Regulation"（节育）、"Global Ageing"（全球老龄化）、"Gut"（肠道）、"Gynaecology and Fertility"（妇产科）、"Gynaecological, Neuro-oncology and Orphan Cancer"（妇科、神经肿瘤和孤儿癌症）、"Haematology"（血液学）、"Health Equity"（卫生公平）、"Heart, Stroke and Circulation"（心脏，中风和循环）、"Hepato-Biliary"（肝胆）、"Hypertension"（高血压）、"Incontinence"（失禁）、"Infectious Diseases"（传染病）、"Injuries"（伤害）、"Kidney and Transplant"（肾脏与移植）、"Lung Cancer"（肺癌）、"Metabolic and Endocrine Disorders"（代谢与内分泌失调）、"Methodology"（方法论）、"Movement Disorders"（活动障碍）、"Multiple Sclerosis and Rare Diseases of the CNS"（中枢神经系统的多发性硬化和罕见病）、"Musculoskeletal"（骨骼肌系统）、"Neonatal"（新生儿）、"Neuromuscular"（神经肌肉群）、"Nutrition and Physical Activity"（营养和身体活动）、"Oral Health"（口腔健康）、"Pain, Palliative and Supportive Care"（疼痛、姑息疗法和支持治疗）、"Pregnancy and Childbirth"（怀孕和分娩）、"Person-Centred Care, Public Health and Health Systems"（以人为本的护理，公共卫生和卫生系统）、"Schizophrenia"（精神分裂症）、"Sexual and Reproductive Health"（性与生殖健康）、"Skin"（皮肤）、"STI"（性传播感染）、"Stroke"（中风）、"Tobacco Addiction"（吸烟成瘾）、"Urology"（泌尿外科）、"Vascular"（血管）、"Work and Health and Social Security"（工作、健康和社会保障）、"Wounds"（伤口）。

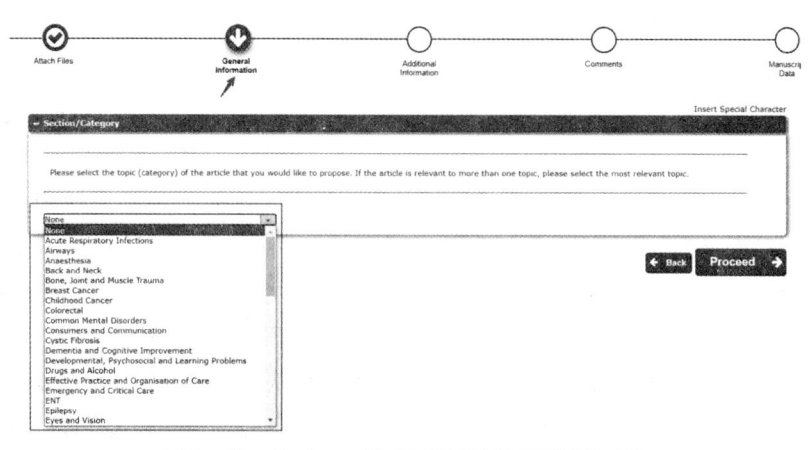

图1-15 Cochrane协作网注册过程的页面（3）

点击"Proceed"进入下一步，按要求填写系统评价的背景、意义、

PICO、资金资助等相关信息，并最终填入题目和作者信息等，点击"Submit"完成注册。

四、RevMan 5.3 的使用方法简介

RevMan 软件是由 Cochrane Library 开发的，用于系统评价制作、保存和分析的软件，可为用户提供 Meta 分析、研究方案撰写和全文撰写等功能。RevMan 中可供选择的系统评价分析类型有干预性系统评价（Intervention review）、诊断性系统评价（Diagnostic test accuracy review）、方法学系统评价（Methodology review）和系统评价再评价（Overview of reviews），其他类型的系统评价可以通过选择 Flexible review 的方式进行。本小节以干预性系统评价为例，介绍 RevMan 5.3 的统计分析和结果呈现过程。

（一）文献导入

打开软件后点击"File-New"来新建一个文件，在弹出的向导窗口中点击"Next"，并根据向导窗口的内容依次选择系统评价类型（Intervention review）和填写干预组与对照组标题的信息，最后 Stage 选择"Full review"后点击"Finish"完成新文件的创建。这里需要注意的是，Stage 选择 Protocol 时不能使用软件的统计分析功能，适用于只制作质量评估图和流程图。点击完成后可以进入软件的窗口，分为上方菜单栏、左方导航栏和右方展示栏（见图1-16）。

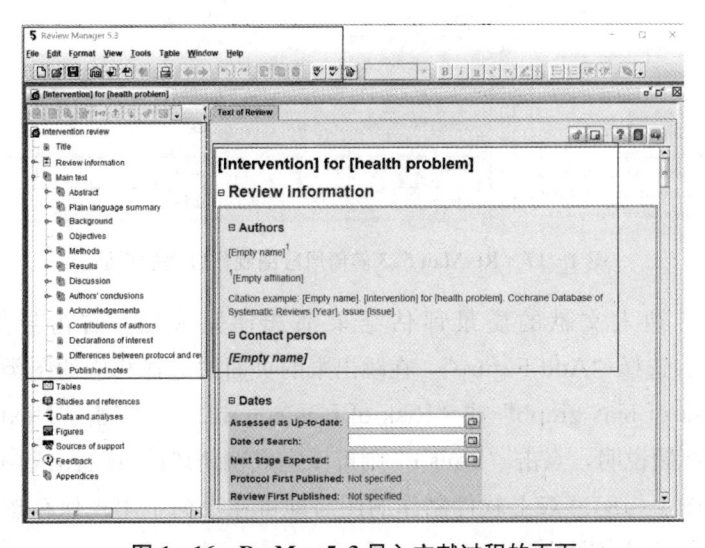

图 1-16 RevMan 5.3 导入文献过程的页面

导入文献时需要在左侧导航栏中选择"Studies and references"下方的"References to studies",在"Included studies"上点击右键,选择"Add Study"。在弹出的页面中按照例子手动输入添加文献的作者和年份,即可完成该篇文献的添加。其他纳入文献可以通过在添加文献向导窗口中选择"Add another study in the same section"继续添加,也可以通过上述方式继续右击后点击"Add Study"添加,一般系统评价要求至少纳入10篇研究。当两篇文献的作者和年份相同时,可以通过在年份后添加a、b进行区分。

(二)偏倚风险图制作

在纳入文献全部添加完成后,点击导航栏中"Tables"下方的"Characteristics of included studies",此时会列出上述步骤中添加的文献,选中其中一篇文献后选择"Risk of bias table",右方展示栏中则会出现Cochrane的偏倚风险评价条目(见图1-17)。在表格中每一个条目的"Authors' judgement"栏的下拉菜单中选择"Low risk""Unclear risk"或"High risk"的评估结果。当选择"Unclear risk"时需要在右侧空白栏中输入判断理由,如不清楚判断的理由也需要输入相应内容,否则无法显示质量评估图。

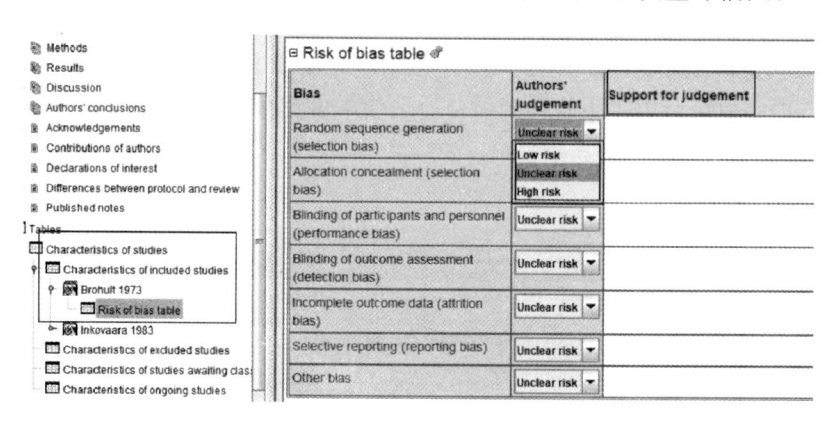

图1-17 RevMan 5.3偏倚风险图制作过程的页面

将所有纳入文献的质量评估结果都选择完成后,右击导航栏中的"Figures",选择"Add Figure",在跳出来的页面中选择相应的图类型,可以选择"Risk of bias graph"或"Risk of bias summary"。点击"Next"可以填写表格的标题说明,点击"Finish"则可以完成偏倚风险评价图或偏倚风险汇总图(见图1-18)。双击软件制作的图后即可在页面中出现保存按钮,点击该按钮后即可保存图片。

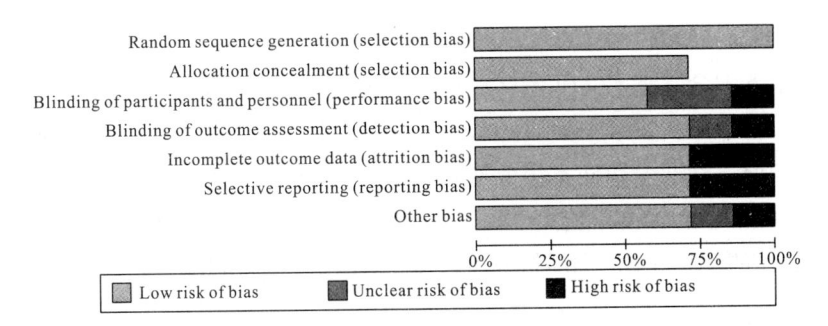

图 1-18　RevMan 5.3 制作的偏倚风险评价图

（三）连续型变量分析

当需要对文献中的数据进行统计分析时，则需要选择左侧导航栏的"Data and analysis"，右击后点击"Add Comparison"，在弹出的窗口中输入比较的名称，并点击"Finish"完成分析任务的建立。

1. 添加结局指标

在"Data and analysis"下看到新建的分析任务，右击任务名选择"Add Outcome"添加结局指标。在弹出的结局指标添加窗口中，可供选择的有二分类变量"Dichotomous"、连续型变量"Continuous"、期望方差"O-E and Variance"、通用逆方差"Generic Inverse Variance"和其他类型"Other Data"。此处选择连续型变量后点击"Next"（见图 1-19），根据向导页面内容输入结局指标名称、干预组与对照组名称、选择统计方法、分析模式、效果测量方式、置信区间等，点击"Finish"。

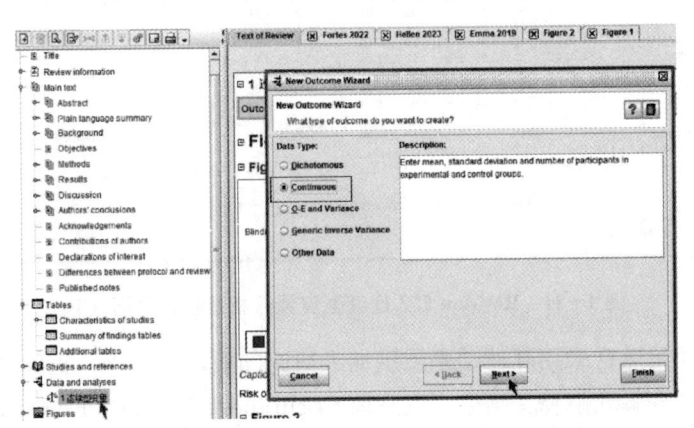

图 1-19　RevMan 5.3 连续型变量分析过程的页面（1）

在右侧的展示栏中选中"Total（95% CI）"，点击右上方绿色的加号，并在弹窗中选中全部纳入文献，点击"Finish"即可添加每一篇文献中结局指标的结果。之后，在窗口中添加从每一篇纳入文献中提取出的试验组和对照组结局指标均值、标准差和样本量。通过点击右上方的 MD 图标可以将效应值在平均差（MD）和标准均值差（SMD）间进行切换，FE 图标可以将分析模型在固定效应模型（FE）和随机效应模型（RE）间进行切换（见图 1-20）。

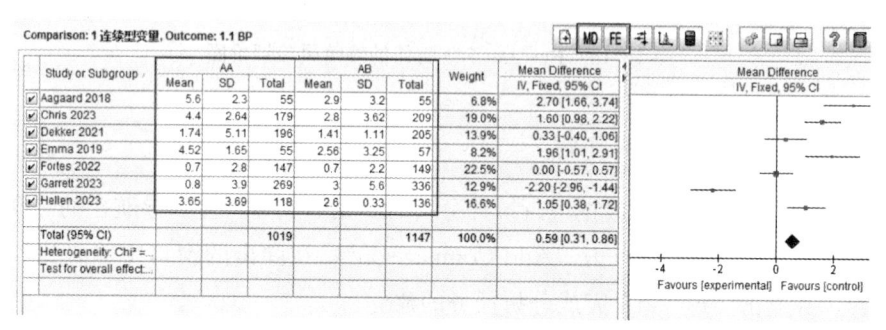

图 1-20　RevMan 5.3 连续型变量分析过程的页面（2）

2. 森林图制作

点击右侧的森林图图标即会在新的窗口中出现制作完成的森林图，点击下方保存按钮就可以将森林图保存为图片（见图 1-21）。

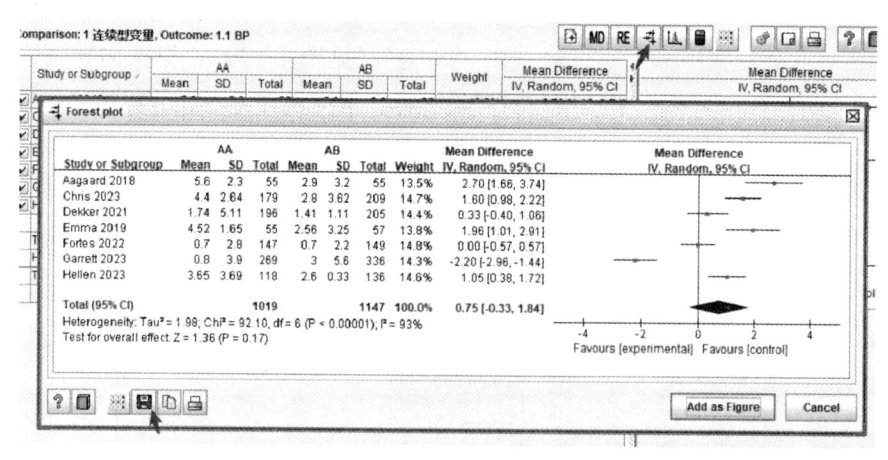

图 1-21　RevMan 5.3 连续型变量分析过程的页面（3）

系统评价通常采用森林图来展示纳入研究的数据和结果，正确解读森林图有助于作者理解和解释其结果。以一篇 Cochrane 系统评价（Edwards A G K, Hulbert-Williams N, Neal R D. Psychological interventions for women with metastatic breast cancer [J]. Cochrane Database of Systematic Reviews, 2008 (3): CD004253.) 中的结果为例分析森林图的组成和含义。

如图 1-22 所示，方框（1）展示的是纳入文献的第一作者和年代，也能表示纳入文献的篇数；方框（2）内主要表述试验组与对照组中文章研究的均数、标准差和总数；方框（3）代表每篇文章在综合分析时的影响力，统计方法与纳入文献数量不同会影响文章的权重；方框（4）代表采用的合并效应量（MD）、统计方法（IV 法）和随机效果（Random）模型；方框（5）代表在 95％置信区间；方框（6）表示统计学异质性检验结果；方框（7）表示合并效应量结果；方框（8）代表等效线，通过此线表示试验组和对照组无统计学差异；方框（9）代表合并结果以菱形表示，菱形的上下两端最宽处表示点估计值，左右两端最宽处表示可信区间；方框（10）代表单个研究的效应值，方块的大小表示研究的权重，横线表示研究的95％置信区间线。

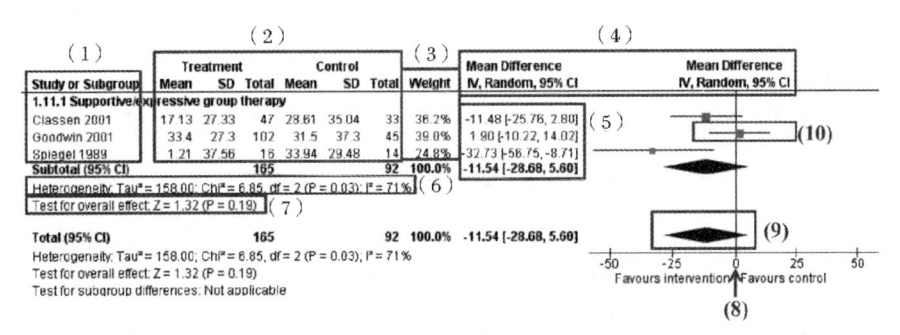

图 1-22 森林图的示例

3. 漏斗图制作

同时，点击上方的漏斗图图标即可在新的窗口中出现制作完成的漏斗图，同样可以将其保存为图片（见图 1-23）。需要注意的是，当纳入统计分析的研究超过 10 个时才建议制作漏斗图。

|系统评价中的证据检索及代表性 **案例分析**

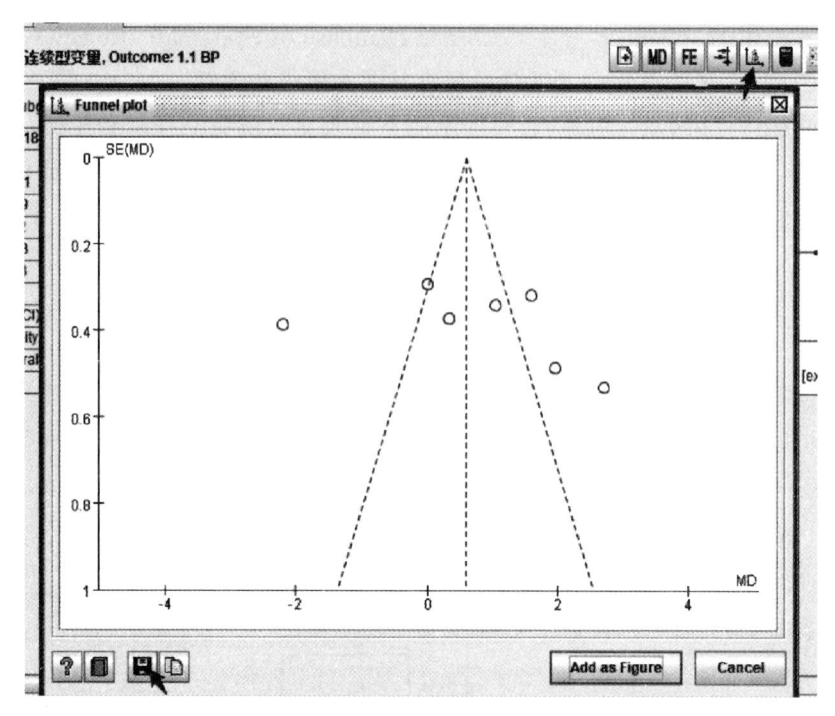

图1-23 RevMan 5.3 连续型变量分析过程的页面（4）

通过漏斗图可以直观地看到系统评价中是否存在偏倚和异质性，但偏于主观。RevMan制作的漏斗图中，小点代表的是纳入的研究，以效应量（OR、RR、MD、SMD等）作为横坐标，效应量对数值标准误（SE）的倒数为纵坐标，研究样本量越大误差越小，点的分布就会越靠上。两侧的虚线为漏斗图的置信区间，在分析模型为FE时才出现，在置信区间内的点说明其研究的异质性较小，若置信区间外分布的点较多，说明异质性较大。垂直于横轴的虚线表示合并的效应量，当不存在偏倚时，各研究的点应均匀分布在该虚线的两侧，当存在发表偏倚时，漏斗图中的点分布不均导致缺角出现。需要注意的是，当漏斗图出现缺角时，并不一定就是发表偏倚导致的，也可能是由选择性偏倚、语言偏倚等其他因素造成的。当需要对存在的偏倚进行量化检测时，则需要用到其他软件（如Stata）来检测漏斗图的对称性。

4. 亚组分析

当进行亚组分析时，需要与上述过程一样在"Data and analysis"下新建亚组分析任务和添加结局指标的任务。新建完成后右击添加的结局指标任务，选择"Add Subgroup"，根据弹出的向导按步骤添加结局指标的亚组（见图1-24），如血压分为三级高血压（140~159 mmHg，160~179 mmHg，≥180 mmHg）。

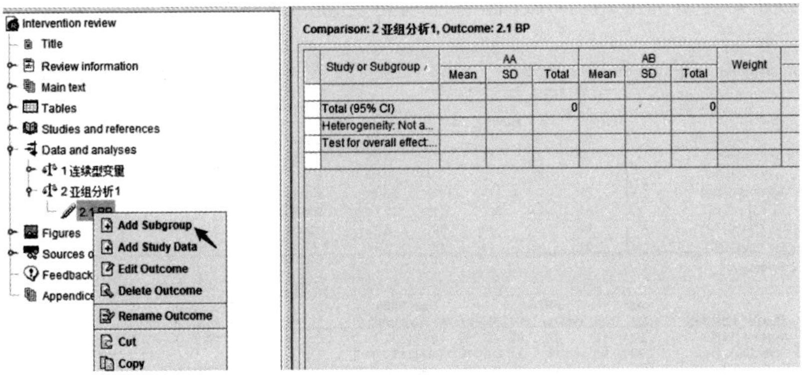

图1-24　RevMan 5.3连续型变量的亚组分析过程页面（1）

选择亚组的名称，点击右上方的加号，即可选择添加符合亚组的文献。之后，在窗口中填入从纳入文献中提取的试验组和对照组结局指标均值、标准差和样本量（见图1-25）。同样地，在右上方点击森林图图标和漏斗图图标即可制作森林图和漏斗图，并将其保存为图片。

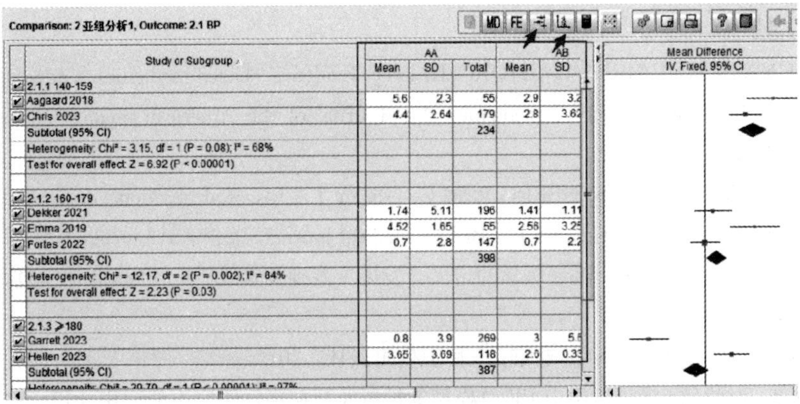

图1-25　RevMan 5.3连续型变量的亚组分析过程页面（2）

（四）二分类变量分析

二分类变量的分析过程与连续型变量的分析过程大体上是一致的，同样是在"Data and analysis"下新建二分类变量分析任务和添加结局指标的任务，在添加结局指标的向导中选择数据类型为"Dichotomous"。随后，在右侧展示栏中通过点击绿色的加号添加纳入文献，并在表格中输入相关结局指标（如发生率、死亡率、有效率等）、试验组和对照组的事件数和样本量。同样通过点击森林图和漏斗图图标即可制作和保存森林图和漏斗图（见图1－26）。此外，二分类变量的亚组分析过程与连续型变量的亚组分析过程也基本一致。

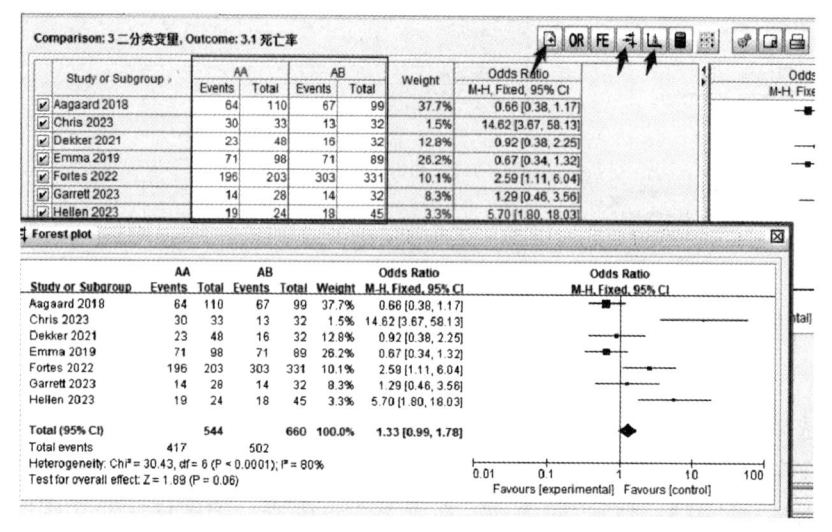

图1－26　RevMan 5.3 二分类变量分析过程的页面

参考文献

[1] GUYATT G, CAIRNS J, CHURCHILL D. Evidence-based medicine: a new approach to teaching the practice of medicine [J]. Journal of the American medical association, 1992, 268 (17): 2420.

[2] SACKETT D L, ROSENBERG W M C, GRAY J A M, et al. Evidence based medicine: what it is and what it isn't [J]. British medical journal, 1996, 312 (7023): 71-72.

[3] 何俐，屈云，李幼平. 循证医学的定义、发展、基础及实践 [J]. 中国临床康复，2003，7 (4): 540-541.

[4] 杨克虎. 循证医学 [M]. 北京：人民卫生出版社，2019.

[5] 孙皓，时景璞. 循证医学中PICO模型的扩展及其在定性研究中的应用 [J]. 中国循证医学杂志，2014，14 (5): 505-508.

[6] ROBINSON K A, SALDANHA I J, MCKOY N A. Development of a framework to identify research gaps from systematic reviews [J]. Journal of clinical epidemiology, 2011, 64 (12): 1325-1330.

[7] SCHARDT C, ADAMS M B, OWENS T, et al. Utilization of the PICO framework to improve searching PubMed for clinical questions [J]. BMC medical informatics and decision making, 2007, 7 (1): 16.

[8] COOKE A, SMITH D, BOOTH A. Beyond PICO: the SPIDER tool for qualitative evidence synthesis [J]. Qualitative health research, 2012, 22 (10): 1435-1443.

[9] ZHANG Y, TAN H, TANG J, et al. Effects of vitamin D supplementation on prevention of type 2 diabetes in patients with prediabetes: a systematic review and meta-analysis [J]. Diabetes care, 2020, 43 (7): 1650-1658.

[10] HAYNES B. Of studies, syntheses, synopses, summaries, and systems: the "5S" evolution of information services for evidence-based healthcare decisions [J]. Evidence-based nursing, 2007, 10 (1): 6-7.

[11] DICENSO A, BAYLEY L, HAYNES R B. Accessing pre-appraised evidence: fine-tuning the 5S model into a 6S model [J]. Evidence-based nursing, 2009, 12 (4): 99-101.

[12] MILLER C J, SMITH S N, PUGATCH M. Experimental and quasi-experimental designs in implementation research [J]. Psychiatry research, 2020, 283: 112452.

[13] 陈耀龙, 李幼平, 杜亮, 等. 医学研究中证据分级和推荐强度的演进 [J]. 中国循证医学杂志, 2008, 8 (2): 127-133.

[14] 陈薇, 方赛男, 刘建平, 等. 国际循证医学证据分级体系的发展与现状 [J]. 中国中西医结合杂志, 2017, 37 (12): 1413-1419.

[15] GUYATT G, OXMAN A D, AKL E A, et al. GRADE guidelines: 1. introduction—GRADE evidence profiles and summary of findings tables [J]. Journal of clinical epidemiology, 2011, 64 (4): 383-394.

[16] GRAHAM I D, LOGAN J, HARRISON M B, et al. Lost in knowledge translation: time for a map? [J]. Journal of continuing education in the health professions, 2006, 26 (1): 13-24.

[17] 陈耀龙, 孙雅佳, 罗旭飞, 等. 循证医学的核心方法与主要模型 [J]. 协和医学杂志, 2023, 14 (1): 1-8.

[18] SARKAR S, BHATIA G. Writing and appraising narrative reviews [J]. The journal of clinical and scientific research, 2021, 10 (3): 169-172.

[19] PHAR M T, RAJIC A, GREIH J D, et al. A scoping review of scoping reviews: advancing the approach and enhancing the consistency [J]. Research synthesis methods, 2014, 5 (4): 371-385.

[20] 李伦, 杨克虎, 田金徽, 等. 一种新的证据总结方法——证据图简介 [J]. 中国循证儿科杂志, 2011, 6 (3): 230-232.

[21] BELBASIS L, BELLOU V, IOANNIDIS J P A. Conducting umbrella reviews [J]. BMJ medicine, 2022, 1 (1): e000071.

[22] 翁鸿, 王颖, 李柄辉, 等. 系统评价与 Meta 分析的类型及制作步骤 [J]. 同济大学学报 (医学版), 2019, 40 (2): 248-253.

[23] 曾宪涛, 冷卫东, 郭毅, 等. Meta 分析系列之一: Meta 分析的类型 [J]. 中国循证心血管医学杂志, 2012, 4 (1): 3-5.

[24] 李幼平,刘雪梅. 系统评价的起源、发展和作用 [J]. 中国循证医学杂志, 2011, 11 (1): 2-6.

[25] VOLMINK J, SIEGFRIED N, ROBERTSON K, et al. Research synthesis and dissemination as a bridge to knowledge management: the cochrane collaboration [J]. Bulletin of the world health organization, 2004, 82 (10): 778-783.

[26] SIMPSON R J S, PEARSON K. Report on certain enteric fever inoculation statistics [J]. British medical journal, 1904, 2 (2288): 1243-1246.

[27] 李晨,张炬倩,蔡羽嘉,等. 以患者为本,探索临床干预的真实疗效——记 Iain Chalmers 的成长奋斗历程 [J]. 中国循证医学杂志, 2007, 7 (4): 321-325.

[28] CUMPSTON M, LI T J, PAGE M J, et al. Updated guidance for trusted systematic reviews: a new edition of the Cochrane Handbook for Systematic Reviews of Interventions [J]. Cochrane database of systematic reviews, 2019, 10 (10): ED000142.

[29] 孟玲慧,姬阆. 系统评价中研究筛选与资料提取具体策略及方法探讨 [J]. 医学新知, 2020, 30 (4): 272-278.

[30] 黄崇斐,拜争刚,吴淑婷,等. 定性系统评价的撰写方法介绍 [J]. 中国循证医学杂志, 2015, 15 (9): 1106-1111.

[31] SHEA B J, REEVES B C, WELLS G, et al. AMSTAR 2: a critical appraisal tool for systematic reviews that include randomised or non-randomised studies of healthcare interventions, or both [J]. British medical journal, 2017, 358: j4008.

[32] PAGE M J, MCKENZIE J E, BOSSUYT P M, et al. The PRISMA 2020 statement: an updated guideline for reporting systematic reviews [J]. Journal of clinical epidemiology, 2021, 134: 178-189.

[33] 方程,邓巍,樊景春,等. 系统评价与 Meta 分析的注册平台简介 [J]. 同济大学学报(医学版), 2019, 40 (3): 380-387.

第二章 系统评价证据检索常用数据库

第一节 文献检索基础

一、文献检索的定义与原理

文献检索是指利用信息检索系统从大规模文献库中找到符合用户需求的文献资源的过程。这些文献资源包括期刊论文、会议论文、学位论文、图书、报告等，涵盖了各个学科领域的研究成果和知识信息。最早的文献检索系统是基于纸质文献目录和索引的，用户需要通过查阅目录书籍或索引卡片来找到相关文献的位置信息。随着计算机技术的发展，电子化文献检索系统开始出现，如 MEDLINE 数据库。之后，互联网的普及和 Web 技术的发展使得文献检索系统可以通过网络进行访问和检索，如 Google 学术等。

文献检索的基本原理是建立一个信息检索系统，通过该系统将用户输入的检索请求与文献数据库中的文献进行匹配，然后检索并返回相关文献结果给用户。这个过程通常包括以下几个步骤：①文献资源建库：各种文献资源（如期刊论文、学术论文、图书、专利等）进行数字化处理，并建立一个文献数据库。②文献索引与标引：对数据库中的文献进行索引与标引，即根据文献的内容提取标题、关键词、主题词、作者、出版年份等信息，并建立相应的索引。这些索引可以帮助快速地定位和检索文献资源。③检索请求处理：当用户输入检索请求时，系统会对请求进行处理，例如分词、语法分析等，以便更好地理解用户的检索意图。④检索匹配与排序：系统根据用户的检索请求，利用建立的索引与标引信息，从文献数据库中匹配相关文献资源，并按照一定的算法对匹配结果进行排序，以便将最相关的文献结果呈现给用户。⑤结果呈现与反馈：将排序后的文献结果以列表、摘要、全文等形式呈现给用户，并提供相应的反馈机制，如用户反馈、点击率等，以不断优化检索结果的准确性和质量。

二、文献检索工具

文献检索工具是帮助研究者和学生获取各种学术文献信息的平台，包括图书馆目录、学术搜索引擎、数据库平台等。

图书馆目录是指图书馆为帮助读者更方便地查找馆藏资源而编制的书目目录。它是图书馆的重要组成部分，为读者提供了查找图书、期刊、报纸、电子资源等馆藏信息的重要途径。传统的图书馆目录通常以纸质形式存在，由图书馆工作人员根据馆藏资源编制而成。它们可能是书目卡片、目录册或电子目录等形式，为读者提供了按照作者、题名、主题等检索馆藏资源的入口。随着信息技术的发展，越来越多的图书馆采用电子目录来管理和展示馆藏资源。电子目录通常以数据库形式存在，提供了更便捷的检索功能和更全面的馆藏信息，如图书馆网站上的在线目录检索系统。

常见的学术搜索引擎包括 Google 学术、百度学术等。Google 学术是全球最大的学术搜索引擎之一，汇集了来自全球各地的学术文献资源，包括期刊文章、学术论文、图书、专利等。用户可以通过关键词检索、引文检索等方式快速找到所需文献，并根据被引用次数等指标评估文献的影响力。Google 学术还提供了个人文献库和邮件提醒等功能，帮助用户管理和跟踪学术文献。

数据库平台提供了广泛的学术文献资源和强大的检索功能，帮助用户获取最新的研究成果和学术信息，常用的文献检索数据库平台包括 PubMed、Web of Science、Scopus、IEEE Xplore、EI（Engineering Index）等。不同数据库平台收录了不同学科领域文献资源，例如：PubMed 涵盖了生物医学、生命科学等领域的期刊文章、研究报告、临床试验等文献资源，是医学研究者和临床医生获取最新科研成果和临床实践指南的重要平台；Web of Science 是综合性数据平台，涵盖了自然科学、社会科学、人文科学等领域的期刊文章、会议论文、专利等文献资源，具有强大的引文分析功能，可以帮助用户跟踪文献的引用情况和影响力；Scopus 涵盖了自然科学、工程技术、医学、社会科学等领域的期刊文章、会议论文、专利等文献资源，为用户提供了文献检索和引文分析功能；IEEE Xplore 涵盖了电子工程、计算机科学、信息技术等领域的期刊文章、会议论文、技术标准等文献资源，是电子工程和计算机科学领域的重要信息资源；EI 数据库涵盖了广泛的工程技术领域资源，包括电子工程、计算机科学、材料科学、化学工程、土木工程、机械工程等，是工程领域的重要文献检索数据库。

三、文献检索途径

检索工具为检索者提供不同的检索途径,包括按照文献外表特征(如书名、作者和序号)进行标记的检索工具和按照文献内容特征(如分类、主题和关键词)进行标记的检索工具。常用的文献检索途径包括:

(1)主题词检索:主题词是能够表达文献主要内容的规范化名词、词组或术语,如"cancer"和"tumor"可以检索到主题词"Neoplasms"。在文献录入检索系统前,通常会由专业人员根据文献的内容提取出反映文献主题的主题词或主题标签,并进行主题词标引。针对不同学科数据库有专门的主题词表,如教育学数据库 ERIC 有专门的主题词表"Thesaurus of ERIC Descriptors",美国国家医学图书馆编制的医学主题词表"Medical Subject Heading,MeSH",爱思唯尔(Elsevier)编制的生物医学和生命科学领域的主题词表 Emtree。主题词检索则是通过匹配含有相应主题词标引的文献来查找文献,这种方式减少了关键词检索中可能存在的语义模糊性和歧义性,可以提供更加准确和精确的检索结果。主题词检索能够更好地捕捉文献的主题特征,因此检索结果更具相关性,符合用户的检索需求。主题词检索通常涉及多个主题词的组合或层次化结构,能够覆盖更广泛的检索范围,提供更全面的文献检索服务。主题词通常是根据专业知识体系或学科分类体系进行选取和标引的,因此主题词检索更适合于专业领域的文献检索需求。需要注意的是,采用主题词检索时应先了解待检索的数据库所采用的标引方式,并采用对应的主题词表进行检索。

(2)关键词检索:关键词检索是最常用的文献检索途径之一,用户通过在文献检索系统中输入关键词或短语来查找相关的文献。关键词一般由作者本人提供,也可以从题目或者全文内容中抽取出能表达文献主要内容的词汇作为关键词。关键词检索不需要用户了解复杂的检索规则或使用专门的检索语言,只需输入与所需文献相关的关键词即可进行检索,操作简便快捷。用户可以根据自己的需求和兴趣选择任意的关键词进行检索,从而获得与之相关的文献,具有一定的灵活性。关键词检索适用于各个学科领域和各种类型的文献,包括期刊文章、学术论文、报纸报道、图书等,具有较广泛的适用性。由于关键词没有经过规范化处理,可能存在多义性或歧义性,导致检索结果可能不够精确,存在一定的语义模糊性,检索时需要考虑到与检索相关的同义词、近义词等。

(3)题名检索:题名检索也是常用的文献检索途径之一,通过输入文献的标题或书名(如书名、丛书名、并列书名、期刊名、论文题目等)来查找相关的文献。题名检索是针对文献标题进行检索,以标题中的词语或短语作为检索条件,在文献数据库中匹配这些标题,并将匹配到的文献结果呈现给用户。题名通常是文献内容的概括或提炼,能够较准确地反映文献的主题和内容,因此题名检索结果通常较为精确。

(4) 作者检索:作者检索也是常用的文献检索途径之一,通过输入文献的作者名字(包括个人作者、团体作者、专利权人、学术会议主办单位等)或作者名字的部分信息来查找相关的文献。作者检索能够精确地匹配含有指定作者名字的文献记录,是最便捷和准确的检索方式。但是作者名字可能存在拼写变体、同名异人等情况,因此在作者检索中可能会出现关联性的限制,需要用户根据具体情况进行筛选和调整。此外,通过作者检索还可以识别作者之间的合作关系,了解作者在某一领域的合作情况和研究团队的组成。对于某些学科领域或研究领域,特定作者可能具有较高的专业性和影响力,因此通过作者检索可以找到相关领域的研究文献。

(5) 文献序号检索:文献序号检索是一种查找特定文献的途径,通过在检索工具中根据文献所编的序号进行检索,常用的序号包括 ISBN 号、ISSN 号、DOI 号、WOS 入藏号和专利号等。文献序号通常是唯一的,因此可以确保检索到的文献是准确无误的目标文献,但是需要事先获得特定文献的序号信息,一般作为其他检索方法的补充。

(6) 分类检索:分类检索是在检索工具中利用分类号或分类名对文献的学科分类体系进行检索,主要用于检索某一学科领域的文献,如专利的 IPC 分类号。分类检索可以为用户提供结构化和有序的检索结果,易于找到特定学科领域相关的文献,但不同数据库的分类体系可能存在差异,导致同一篇文献可能被分配到不同的分类中,造成不同数据库中的检索结果会不一致。此外,文献的主题可能具有多样性和复杂性,一篇文献可能被同时分到不同学科领域中。

(7) 摘要检索:摘要检索是在文献的摘要中进行检索词匹配的一种途径。文献的摘要通常是对全文内容的简短概述,包含了文献的主要观点、方法、结果和结论等信息。通过摘要检索可以迅速了解文献的主要内容和观点,从而判断文献是否值得进一步查阅,节省文献阅读的时间。

(8) 全文检索:全文检索是一种搜索文献的全文内容来检索文献的途径。通过全文检索能够更全面地获取包含关键词或短语的所有相关文献,全文检索通常比摘要检索更具有灵活性和准确性,能够更好地满足检索需求,但是全文检索需要更多的计算资源和时间,检索到的大量文献也需要花费更多的时间和精力来筛选和过滤检索结果。

（9）引文检索：引文检索是通过文献的引用列表来检索相关文献的途径。通过查找某一篇文献被其他文献所引用的情况，可以找到与之相关的文献，进而找到与特定主题相关的最新研究成果，并探索相关研究领域的发展动态和研究趋势。但是，引文检索可能会漏掉一些未被引用的相关文献，导致检索结果的不完整性，需要结合其他检索方法来获取全面和准确的文献。

（10）相似文献检索：相似文献检索根据已知文献的内容、关键词、主题或其他特征，来查找与已知文献相似的其他文献的途径。相似文献检索可以帮助用户发现更多相关的研究成果，从而扩展研究视野或发现新的研究线索。但相似性检索的结果可能受到检索算法和模型的影响，不同的检索工具或数据库可能会产生不同的检索结果。此外，相似性检索可能无法涵盖文献的所有相关特征，有时可能会漏掉一些具有潜在相似性的文献，导致检索结果的不完整，需要结合其他检索方法来获取全面和准确的文献。

四、常用的检索运算符

当遇到的课题比较复杂，不能采用单独的关键词或主题词进行检索时，则需要构建复杂的检索式。检索式的构建过程中需要使用检索运算符来表达词与词间的逻辑关系，以及扩大或缩小检索词的检索范围等，使用户在数据库中执行更精确和高效的检索。目前，常用的检索运算符包括布尔算符、精确检索、位置算符、通配符、限制算符。

（一）布尔算符

布尔算符是通过使用逻辑"与""或"和"非"来帮助检索者缩小、扩展或排除文献检索的结果，从而提高文献检索的效率和准确性。

逻辑"与"一般用"AND"或"*"表示，用于检索结果中必须同时包含所有给定关键词的文献。两个检索词（A 和 B）如果用逻辑"与"组配（A AND B 或 A*B）检索的是检索词 A 和检索词 B 在检索字段中同时出现的文献。使用"AND"组配检索词可以增强检索的指向性，缩小检索结果的范围，从而使得检索结果更加准确且相关性更强。

逻辑"或"一般用"OR"或"+"表示，用于检索结果中应该包含任何给定关键词的文献。两个检索词（A 和 B）如果用逻辑"或"组配（A OR B 或 A+B）检索的是至少检索词 A 或检索词 B 中的一个出现在检索字段中的文献。使用"OR"组配检索词可以扩大检索范围，增加检索结果的数量，从而找到更多的相关文献，提高检索的查全率。

逻辑"非"一般用"NOT"或"－"表示，用于检索结果中不应该包含某个关键词的文献。两个检索词（A 和 B）如果用逻辑"非"组配（A NOT B 或 A－B）检索的是检索词 A 在检索字段中出现，同时检索词 B 不能出现在检索字段中出现的文献。使用"NOT"组配检索词可以排除不想要的结果，从而缩小检索范围，使结果更具针对性。

（二）精确检索

在数据库中进行检索时，检索系统中一般默认词与词之间的运算符是"AND"，即在输入短语（如 resistant bacteria）时，检索式等同于"resistant AND bacteria"。由于检索结果中的两个单词可能并没有组成短语，而是分布在不同的句子中，为了能够检索指定的关键词或短语以得到完全匹配的结果，需要使用引号（" "）来指示数据库执行精确匹配，如输入"resistant bacteria"进行精确检索就可以检索到包含整个短语"resistant bacteria"的文献。精确检索不会受到搜索工具的自动语义扩展或相关性算法的影响，可以提供更准确和相关性更高的搜索结果。

（三）位置算符

布尔算符"AND"只能表示两个检索词在同一检索字段中出现，但并不能限制两个检索词所处位置的先后和两个词相隔的距离，因此可能会导致两个词间并没有关联的结果出现，从而造成大量误检。位置算符则可以限定检索词 A 与检索词 B 间的特定位置关系，从而更加清晰地表达检索者的意思，进一步提高检索的查准率。位置算符常用的主要有"SAME""With，W""Near，N"和"ADJ"算符。

"SAME"算符表示所连接的检索词在同一个检索字段内，但不一定在相同的句子中。如"antibiotic SAME bacteria"表示的是在同一字段（如标题、摘要）中同时包含"antibiotic"和"bacteria"的文献。

"With"算符表示所连接的检索词按照顺序紧密连接，检索词出现在同一字段中，前后位置可以颠倒。"nW"则在"W"的基础上可以表示两个检索词之间最多能够间隔有 n 个词，如"antibiotic 2W bacteria"表示"antibiotic"和"bacteria"之间最多间隔有 2 个词，可以检索到包含"antibiotic bacteria""antibiotic resistant bacteria""antibiotic penicillin resistant bacteria""bacteria antibiotic""bacteria resistant antibiotic"等的结果。

"Near"算符表示所连接的检索词紧密相连，检索词出现在同一语句中，前后位置可以颠倒。"nN 或 Near/n"则在"Near"算符的基础上可以表示两个检索词之间最多能够间隔有 n 个词。如"antibiotic Near/2 bacteria"表示"antibiotic"和"bacteria"之间最多间隔有 2 个词，可以检索到包含"antibiotic bacteria""antibiotic resistant bacteria""antibiotic penicillin resistant bacteria""bacteria antibiotic""bacteria resistant antibiotic"等的结果。

"ADJ"算符表示所连接的检索词按照顺序紧密连接，检索词的前后位置不能颠倒。如"antibiotic ADJ/2 bacteria"表示"antibiotic"和"bacteria"之间最多间隔有 2 个词，可以检索到包含"antibiotic bacteria" "antibiotic resistant bacteria""antibiotic penicillin resistant bacteria"等的结果。

（四）通配符

在实际的检索过程中，通常会遇到词干相同且词义相近的检索词，也会有同一英文单词存在单复数形式、动名词形式或英美拼写不同等情况。因此，可以使用通配符来检索一系列可能的词或字符。常用的通配符主要有星号"*"和问号"?"。

通配符"*"表示可以代替零个、一个或多个字符，不限制被截断的字符数量。如"bacter*"可以表示"bacter""bacteri""bacteria""bacterin""bacterial""bacterium"等多个单词。检索系统中也会给出包含这些单词的所有结果。

通配符"?"可以代替一个字符，如"bactri?"可以表示"bactria""bacterin"等在该位置有一个字符的所有单词。也可在一个词中使用多个"?"进行有限截词，如"bacter??"可以表示 bacter 后可加上 2 个字符的单词，或者"?acter?"等。

在使用通配符进行截词检索时，可以在词的任何位置进行截断，如前方截断"?acteria"、后方截断"bacter*"或中截断"bac?eria"。

（五）限制算符

限制算符是通过字段代码来限制检索词出现的字段，从而提高检索的查准率。如检索式"PY=1992"表示将检索结果的时间限制在 1992 年。限制算符可以将检索词限制在与主题相关的文献内部特征的基本索引字段［如题目（TI)、摘要（AB）、作者关键词（AK）等］，也可以限制文献外表特征的辅助索引［如作者（AU）、地址（AD）、出版年（PY）等］。

不同数据库提供的检索运算符、可供检索的字段、字段标识以及字段标识的含义可能会有差别，因此在构建检索式时需要注意不同数据库表达方式的变化，使用数据库进行检索时也可以利用数据库提供的检索帮助来查看其可提供的检索字段及其含义。

五、文献检索的基本步骤

开始一个复杂课题的检索时，往往不能通过简单的几个检索词的组合就完成检索，需要我们按照一定的流程才能通过合适的检索式获得满意的检索结果。文献检索的过程一般包括六个基本步骤：分析检索需求、选择数据库、选择检索途径、构建检索式、调整检索策略和获得原始文献（见图 2-1）。

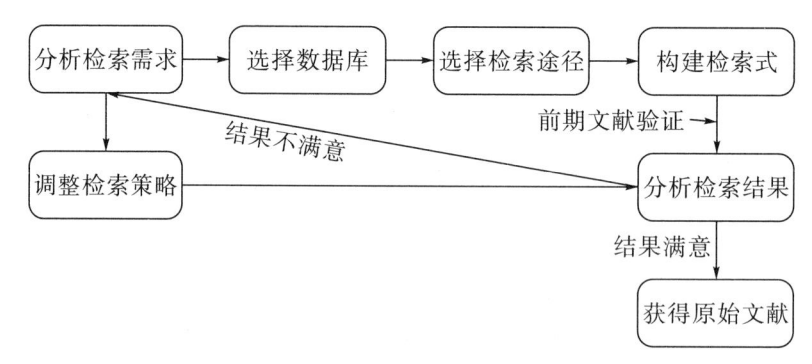

图 2-1　文献检索的基本步骤

（1）分析检索需求。在制定检索策略的前期，作者需要先确定好系统评价的题目和排除/纳入标准。分析检索需求时需要根据前期确定的检索课题的题目和排除/纳入标准，分析和明确课题检索范围的大小、课题研究涉及的学科性质、研究对象和文献类型等。如同样是研究维生素 D 对糖尿病前期患者预防 2 型糖尿病的作用，以下三个标题需要检索的文献范围和制定的检索式是不同的。标题 1 的检索式需要能够检索到所有糖尿病前期患者使用维生素 D 相关的文献，而标题 2 则将研究对象缩小为成年的糖尿病前期患者，标题 3 更是在标题 2 的基础上将文献类型限制为只检索报道 RCTs 的研究结果的文献。

标题 1："Effects of Vitamin D Supplementation on Prevention of Type 2 Diabetes in Patients With Prediabetes"

标题 2："Effects of Vitamin D Supplementation on Prevention of Type 2 Diabetes in Patients With Adults Prediabetes"

标题 3："The RCTs in Vitamin D Supplementation on Prevention of Type

2 Diabetes in Patients With Adults Prediabetes"

在明确课题的检索需求后，则需要检索者对研究涉及的内容进行全面分析，提取出相关的尽量全面的检索词，并根据其重要性对检索词赋予不同的权重。以标题 3 "The RCTs in Vitamin D Supplementation on Prevention of Type 2 Diabetes in Patients With Adults Prediabetes" 为例，首先，可以提取出关键的检索词为"Vitamin D Supplementation""Prediabetes"和"Type 2 Diabetes"。其次，检索式需要限制文献的研究类型为"RCT"。再次，检索式需要限制文献中的研究对象为"Human""Adults"。最后，还需要考虑干预措施的目的是"Prevention"，以及在研究中可能使用的对照"Placebo"和检测指标"Serum 25（OH）D""Fasting Blood Glucose""HbA1c""HOMA－RI""Fasting Insulin"等。

（2）选择检索的数据库。检索者需要根据上述步骤中分析的课题研究所涉及的学科性质，选择与学科相关的专业数据库，在医学生物领域中最常检索的外文数据库主要有 MEDLINE、CENTRAL、Embase、PubMed、Web of Science 等。此外，根据研究内容，还可以选择 PsycINFO、CINAHL、SciFinder、AMED 等针对不同学科的专业数据库以及 CBM（中文）、医学中央杂志（日文）等具有本土特色的专业型数据库。

（3）选择检索途径。检索途径的选择主要是根据前期分析的检索课题的深度和广度要求，以及数据库中能够提供的检索字段来确定检索的字段范围。一般常用的检索途径主要有标题检索、摘要检索、全文检索等。检索途径的选择可以缩放检索词的检索范围，提高检索结果的准确性和完整性，同时也可以提高检索速度。

（4）制定检索策略。确定了检索词和检索途径后，为了科学、准确和全面地表达检索目的，需要在选择的数据库中提交检索式以确保能全面地检索到所需的文献资料。检索式的制定需要使用检索运算符来实现组配、限定、加权、扩展、截词等多种检索功能，不同检索算符的嵌套使用可以帮助检索者表达检索思路，控制和调整检索过程，也体现了检索者的检索技能。

（5）调整检索策略。检索式的制定往往不是一蹴而就的，检索者很难在初次检索中就全面地考虑到与课题相关的所有检索词。因此，在初步构建好检索式后，需要在数据库中进行初步检索，再根据检索结果的数量，以及根据前期收集到的相关文献来验证检索式的准确性，也可以通过阅读新的文献对初步的检索策略进行补充和调整。这是一个循环往复的过程，直到能检索到满意的文献资料为止。

（6）获得原始文献。在获得满意的检索结果后，就可以进一步对检索结果进行浏览和筛选，并通过全文链接等获得研究的原始文献。

第二节　非原始研究类证据相关数据库

一、UpToDate 数据库

UpToDate 数据库是一个全球领先的循证医学数据库，它为医学专业人员和学生提供最新的临床信息、研究证据和治疗建议，帮助他们在诊疗过程中做出正确的决策，访问地址为：https://www.uptodate.cn/home。UpToDate 数据库由哈佛大学的肾脏病学专家 Burton（Bud）Rose 博士创立，最初只包括肾脏病学领域，随着数据库的不断扩展，已经涵盖了 25 个临床专科（变态反应与免疫学、心血管医学、皮肤病学、成人与小儿急救医学、内分泌学与糖尿病、家庭医学与全科医学、胃肠病学与肝脏病学、普通外科学、老年病学、血液病学、医院医学、感染病学、肾脏病与高血压、神经病学、妇产科学与妇女保健、肿瘤学、姑息治疗、儿科学、成人初级保健、青少年与成人初级保健运动医学、精神病学、肺部与重症医学、风湿病学、睡眠医学、麻醉学），包含10500 多篇临床专题。数据库内容基于临床试验、研究和指南，所有内容由全球 6000 多名知名临床专家撰写，提供了权威的证据支持，并且注重临床实践的适用性和可操作性。此外，UpToDate 还提供患者教育专题，根据内容的深度为用户提供基础篇和高级篇两种类型。其中，基础篇的内容简短易读，适合想了解疾病概况的患者；高级篇篇幅较长，内容深入详尽，适合有医学术语基础的患者。

UpToDate 数据库的检索方式非常简单，在搜索栏中输入感兴趣的主题、疾病、药物、症状等关键词就可以检索相关内容。如果输入多个关键词，关键词间用空格隔开。搜索的结果以关键词匹配程度和全球点击量进行综合排序，通常最相关的内容会出现在前面。点击结果页上方专题栏的"成人""儿童"和"患者教育"，可以使与之相关的结果排列在最前面，点击"图表"可以查看与关键词相关的诊断流程图、影像学图片、解剖图片和视频等（见图 2-2）。

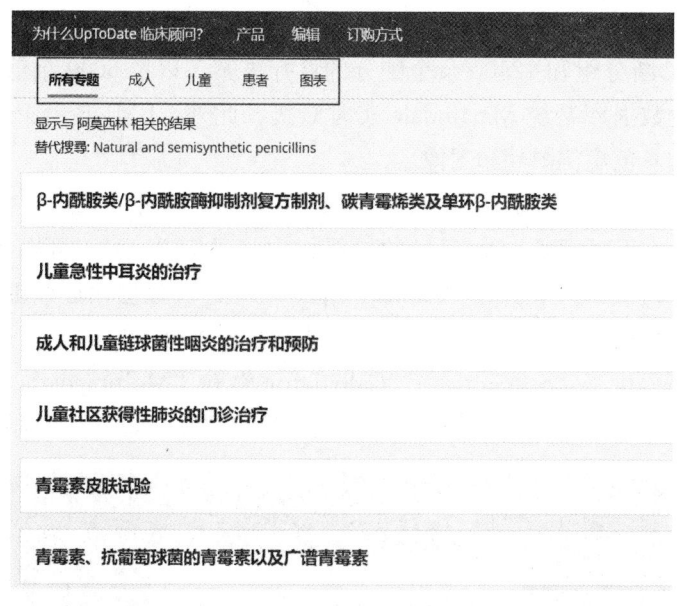

图 2-2 UpToDate 数据库的检索结果页面

点击搜索结果中的标题，就可以进入相关专题的详细页面，看到专题撰写的作者、编辑、责任编辑和国内翻译等信息。详情页面中还可以阅读到药物或疾病的详细信息，包括病因、病原、临床表现、治疗方法、治疗人群、药物制剂等。其中，总结与推荐部分是 UpToDate 编辑总结和推荐的最重要的内容，其中的诊疗意见都包含 GRADE 证据等级，也可以在里面点击专题链接来详细查阅相关专题内容。此外，还可以点击参考文献链接来阅读相关证据的全文。在详细内容页面，还可以使用右上方的搜索框进行二次检索，从而方便快速定位相关内容。

二、Clinical Evidence 和 BMJ Best Practice 数据库

Clinical Evidence 数据库是一个专门收集、汇总和评估临床试验数据以支持医学实践的在线资源，内容涵盖了医学领域的各个方面，包括疾病诊断、治疗、预防和管理等。它通过系统性地收集、评估和综合临床试验数据，为不同疾病和医疗情况提供了治疗建议、证据评价和专家意见。

BMJ Best Practice 数据库整合了 Clinical Evidence 数据库中的治疗研究数据，并且增加了全球知名学者和医生所开具的处方、国际临床指南和随访等内容，为临床医生在治疗过程中提供最新的研究证据，访问地址为：https://bestpractice.bmj.com/info/。BMJ Best Practice 数据库由 BMJ 出版集团发布

于 2009 年，目前收录了 1000 多种临床常见疾病、多发病和罕见病，还包括 3000 余个诊断分组和 12500 余个细分的诊疗方案，以及 6000 余篇国际指南，并且与药物数据库系统 Martindale 实时对接。此外，BMJ Best Practice 还提供了大量的彩色病例图片和图像。

BMJ Best Practice 数据库可以通过浏览和检索两种方式进行相关内容查找。首先，在 BMJ Best Practice 的导航栏中（见图 2-3），可以在 "What's New" 的下拉菜单栏中点击 "Clinical Updates" 进入数据库近期更新的内容，并根据更新日期、更新内容的重要性，以及更新内容所属的专题进行分类浏览。主页还提供了 "Specialties" "Calculators" 和 "Multimedia" 栏目，点击相应栏目可以进入网站所提供的专题、医学计算器和视频资料中浏览。

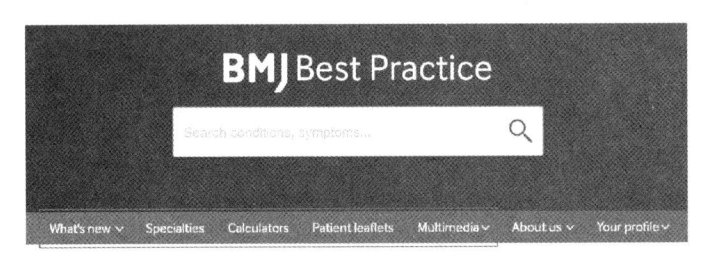

图 2-3　Best Practice 数据库的检索页面

在 "Specialties" 专题中，BMJ Best Practice 将所收录的医疗信息资源按照 36 个专业进行了分类，包括 "Allergy and immunology"（过敏和免疫学）、"Anaesthesiology"（麻醉学）、"Cardiology"（心脏科）、"Cardiothoracic surgery"（心胸外科）、"Critical care medicine"（重症医学）、"Dermatology"（皮肤科）、"Ear, nose, and throat"（耳鼻喉科）、"Emergency medicine"（急诊医学）、"Endocrinology and metabolic disorders"（内分泌和代谢紊乱）、"Gastroenterology and hepatology"（胃肠病学和肝病学）、"General surgery"（普通外科）、"Genetics"（遗传学）、"Geriatric medicine"（老年医学）、"Health maintenance"（健康维护）、"Hematology"（血液学）、"Hospital medicine"（医院医学）、"Infectious diseases"（传染性疾病）、"Internal medicine"（内科）、"Nephrology"（肾脏科）、"Neurology"（神经学）、"Neurosurgery"（神经外科）、"Nutrition"（营养学）、"Obstetrics and gynecology"（妇产科学）、"Oncology"（肿瘤学）、"Ophthalmology"（眼科）、"Orthopedics"（骨科）、"Palliative care"（缓和医疗）、"Pediatrics and adolescent medicine"（儿科和青少年医学）、"Primary care"（基础保健）、"Psychiatry"（精神病学）、"Pulmonary medicine"（呼吸内科）、"Rheumatology"（风湿病学）、"Surgery"（外科）、"Urology"（泌尿

外科)、"Vascular surgery"(血管外科)、"Women's health"(女性健康)。点击进入特定专题后,还可以根据首字母排序在专题下选择具体的疾病,并进入查看相关的疾病概述、理论、诊断、治疗、随访、指南及临床证据等。

除了通过上述浏览方式获取指南、研究证据等信息外,还可以通过在主页的检索框中输入疾病、症状、药物名称或设备等进行直接检索。如搜索结果较多时可以使用左侧筛选器,根据条目类型和语言进行筛选(见图2-4)。点击搜索结果中的标题,就可以进入相关疾病的详细页面,查看相关的理论、诊断、病因、治疗方法、预防、指南和视频资料等。

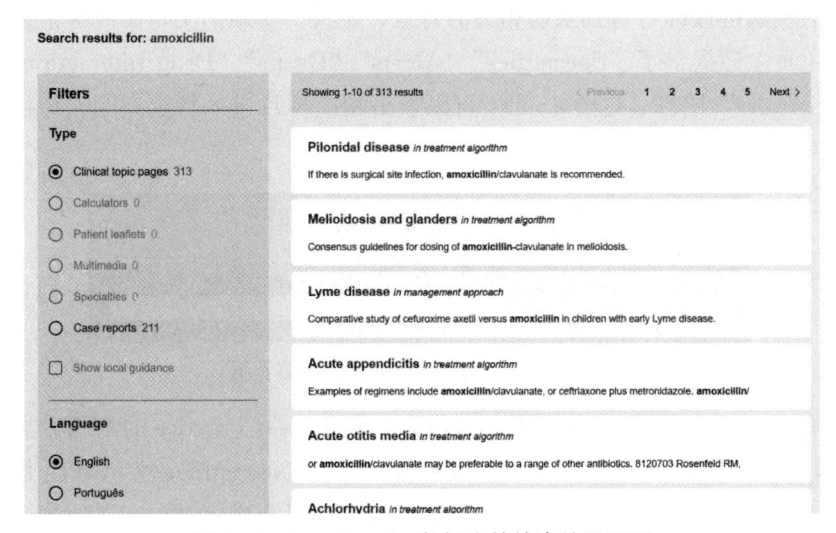

图 2-4 Best Practice 数据库的检索结果页面

三、EBSCO DynaMed 数据库

EBSCO DynaMed 数据库是一个结合了高质量的循证信息和专家指导,为医护人员及时解答临床问题的临床实证医学数据库,访问地址为:https://www.dynamed.com/。Brian S. Alper 博士为了给医学专业人员在临床实践中提供及时可靠的临床信息,于1995年创建了 DynaMed 数据库。2005年EBSCO 出版集团收购 DynaMed 数据库,并不断优化为用户提供页面简洁、友好和个性化的网站和移动 APP,并且允许用户进行深入挖掘信息来源、基础知识和细节。DynaMed 数据库收录了 CDSR 数据库的文献、500 多种医学期刊和临床诊疗指南,由全球专业医生组成的编辑团队来整合临床证据并提供客观分析,并以摘要形式每日更新在网站中。DynaMed 数据库的内容涵盖医学领域的各个方面,包含5000多个临床主题、超过5000张高清医学图片,提供数

系统评价中的证据检索及代表性 案例分析

百个基于循证研究的临床计算工具,还包含医学管理、实验室指引等内容。DynaMed将数据库中的研究证据被分为三个级别:第1级证据(高)代表研究结果具备临床实务经验,同时满足一系列标准检验,最大限度地减少偏倚;第2级证据(中)代表研究结果具备临床实务经验,并使用一些科学检验方法,但不足以符合标准检验,所以无法达到第1级证据等级;第3级证据(低)代表非临床结果的科学分析报告。DynaMed还根据GRADE分级系统将推荐意见分为强推荐和弱推荐。

DynaMed数据库主页中有数据库每日更新的指南或研究证据信息,点击下方的疾病链接即可看到疾病相关的背景、定义、更新历史、图片等信息。此外,主页上还提供了"Specialties""Alerts""Drugs""Drug Interactions"和"Calculators"栏目(见图2-5),可以点击相应栏目进入特定专题、药物、药物相互作用和临床计算器的浏览。

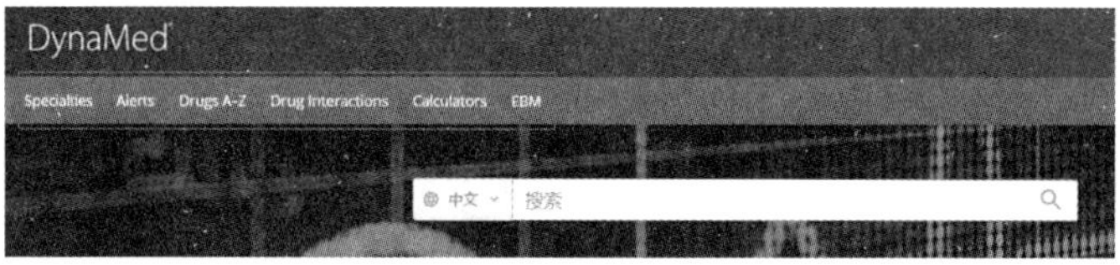

图2-5 DynaMed数据库的检索页面

DynaMed提供了45个专题的分类,相较于Best Practice的专题分类更为细致,多了"Family Medicine"(家庭医学)、"Neonatology"(新生儿科)、"Obesity"(肥胖)、"Occupational Medicine"(职业病)、"Oral Health"(口腔健康)等专题分类。点击专题右侧的"Follow"则可以订阅该专题的最新咨询,相关更新内容会通过邮件发送给用户。点击专题名称后会进入相关专题包含的疾病分类,根据树状结构可以找到感兴趣的疾病,并点击进入疾病的详情页面,浏览疾病相关的描述、类型、诊断、预防、管理、指南、相关影片和文献链接等信息,其中诊疗意见都包含DynaMed数据库给出的证据等级。

点击主页的"Alerts"栏目后会进入DynaMed数据库的资料更新页面,数据库默认的是根据更新的时间排序。当想要浏览特定专题下的更新信息时,可以点击"Category"过滤器,勾选特定专题来浏览相关内容。

进入"Drugs"栏目中,既可以通过药物名称的首字母进行药物查找,也可以在搜索框中输入药物名来快速查找药物。点击药物名称进入详情页后,可以看到药物相关的药理分类、药物剂型、剂量调整、适应证、药物副作用、相互作用、作用机制等信息。

DynaMed数据库还可以通过在主页的检索框输入关键词直接进行检索,

通过在检索框左侧的下拉菜单中选择中文即可输入中文进行检索。但目前通过中文关键词进行检索时可能会匹配不到结果，建议采用英文检索。

四、循证临床实践指南网站

循证临床实践指南（Evidence-based Clinical Practice Guideline）是针对特定临床问题，通过系统评价生成证据并对不同干预措施进行评价后提出的最优指导方案。循证临床实践指南的制定有严格的制定流程和规范，通过系统评价的方法进行证据合成，并且能给出每一条推荐意见的证据质量分级和推荐强度。循证临床实践指南一般由官方政府机构或相应的学术组织制定，以文献形式发表在学术期刊中或收录在专门的指南网站中。通过检索指南可以快速了解新近的最佳临床研究进展，同时为我们在制定系统评价的过程中提供参照。

（一）国际指南协作网（Guidelines International Network，GIN）

GIN 是一个由不同国家和背景的专家参与的全球性协作网络，成立于 2002 年，是全球最大和最权威的指南行业学会，访问地址为 https://guidelines.ebmportal.com/。GIN 不仅通过网站提供指南文件的在线查询，还致力于推广基于证据的指南制定、评估、翻译、实施和评价，以提高全球范围内临床实践指南的质量和适用性。GIN 的检索页面非常简洁，只需要在主页的检索框中输入疾病名称，点击"Search"即可进行检索。当检索结果较多时，可以通过左侧的菜单栏选择出版类型、国家、语言和出版年等对检索结果进行筛选。点击结果页面中指南的标题即可进入指南条目的详情页，包括相关的 MeSH 词、出版范围、发布国家等信息，点击右上方的"View publication"即可链接到指南的来源网站。

（二）苏格兰校际指南网络（Scottish Intercollegiate Guidelines Network，SIGN）

SIGN 成立于 1993 年，是为苏格兰国家卫生服务机构研发循证临床实践指南的学术组织，其成员包括医学专家、临床实践者、学术界和患者团体，旨在通过制定严谨的医疗指南来提高苏格兰地区医疗保健服务的质量。SIGN 发布的指南包含各个方面，其提出的制定指南的规范也受到广泛的认可。其网址为 https://www.sign.ac.uk/our-guidelines/。SIGN 主页设置有当前指南、正在开发的指南、计划开发的指南和已存档指南等栏目。

指南的详情页会详细描述指南是如何制定的，并注明指南是否有更新或被撤销，在右上方可以点击"Full guideline"或"Quick reference guide"查看指南的具体内容（见图2-6）。点击"Search narrative"可以查看在不同数据库中的检索策略，可供后续相关主题在制定检索策略时参考。

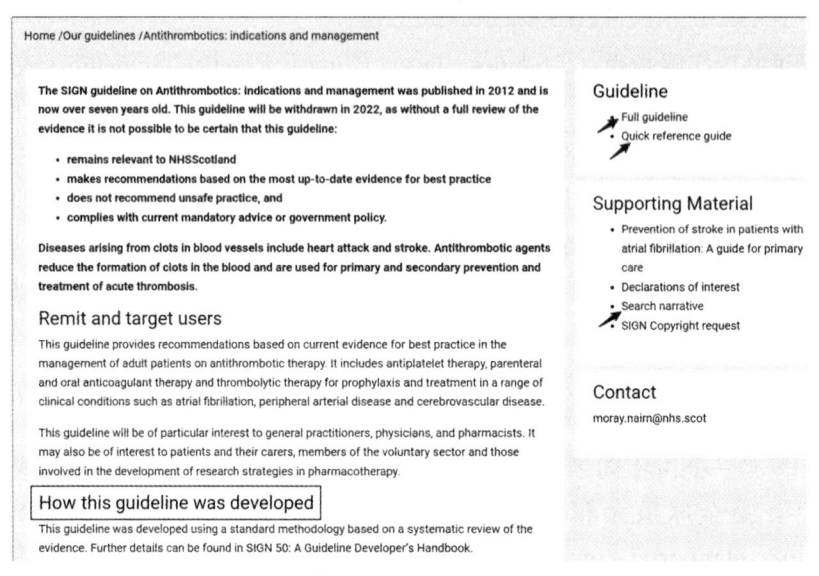

图2-6 SIGN的检索结果页面

（三）英国国家卫生和临床优化研究所（National Institute for Health and Clinical Excellence，NICE）

NICE成立于1999年，是一个由英国卫生部门资助的为预防、诊断和治疗疾病提供客观、权威和循证指引的公众组织。其职能是为改善NHS和其他公共卫生和社会保障服务使用者的健康效益，具体包括为健康、公共卫生和社会保健从业人员提供以循证为基础的指南，为健康、公共卫生和社会保健服务的提供者和管理者提供质量标准和绩效指标，为健康和社会保健领域委员、从业者提供广泛的信息服务。NICE发布指南的网址为https://www.nice.org.uk，提供的指南类型包括NICE指南（NICE guidelines）、技术评估指南（Technology Appraisal guidance）、诊断指南（Diagnostics Assessment guidance）、高度专业化的技术指南（Highly Specialised Technologies guidance，HST guidance）、介入治疗/干预性操作指南（Interventional Procedures guidance）和医疗技术指南（Medical Technologies guidance）。

NICE通过点击主页上"Guidance"板块中的"View all guidance"就可以根据标题或关键词进行检索。在检索结果页面中，可以点击上方的

"Published""In consultation""In development""Awaiting development"来选择处于不同阶段的指南，还可以通过右侧的 Filter 限制检索结果的时间、领域和类型等进行浏览（见图 2-7）。

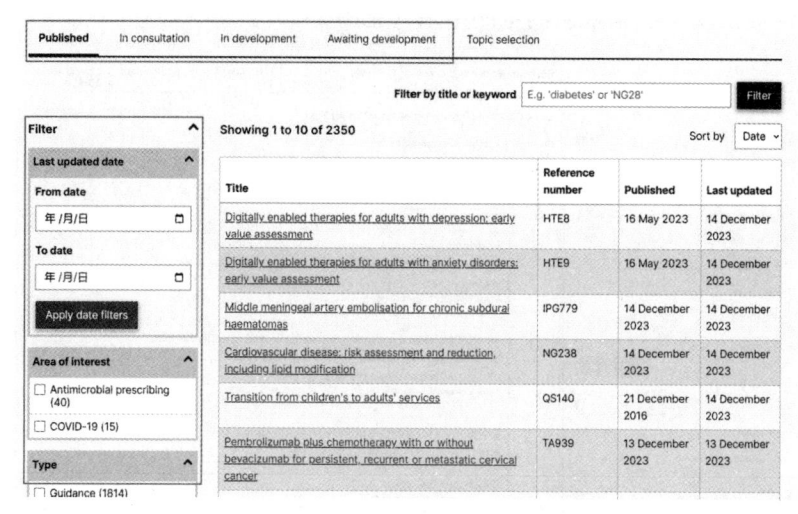

图 2-7 NICE 的检索结果页面

此外，NICE 还可以通过分类分级的方式进行检索，可以点击主页的"Conditions and diseases""Health and social care delivery""Health protection""Lifestyle and wellbeing""Population groups""Settings"，再选择下一级别的指南主题。如点击"Conditions and diseases"-"Blood and immune system conditions"-"Allergies"就可以检索到关于过敏方面的指南，包括 NICE 所发布的所有指南和建议，及其制定和更新时间等。

五、Cochrane Library

Cochrane Library 是由 Cochrane 协作网研制开发的，现由 Wiley 公司负责出版发行，每月发表一期，网址为：https://www.cochranelibrary.com/。Cochrane Library 主要包含了主页栏目上的 3 个高质量证据数据库：CDSR、CENTRAL、Cochrane Clinical Answers（CCAs）。CCAs 以问答形式回复临床相关问题，依据 Cochrane 系统评价给出回答和证据链接，方便读者理解及获得临床问题的解决方案。此外，Cochrane Library 还包含了"Health Systems Evidence"（卫生系统证据数据库）和"Social Systems Evidence"（社会系统证据数据库），分别收集对卫生系统组织、管理及政策方面的研究，以及社会福利与社会保障相关的研究。

系统评价中的证据检索及代表性 **案例分析**

点击 Cochrane Library 主页中的"Cochrane Reviews"下拉菜单中的"Search Reviews（CDSR）"就可以进行系统评价、研究方案、临床试验、临床问答等各个数据的浏览，并且可以通过页面右方的过滤器选择时间、状态、系统评价类型及主题来限制浏览的结果（见图2-8）。

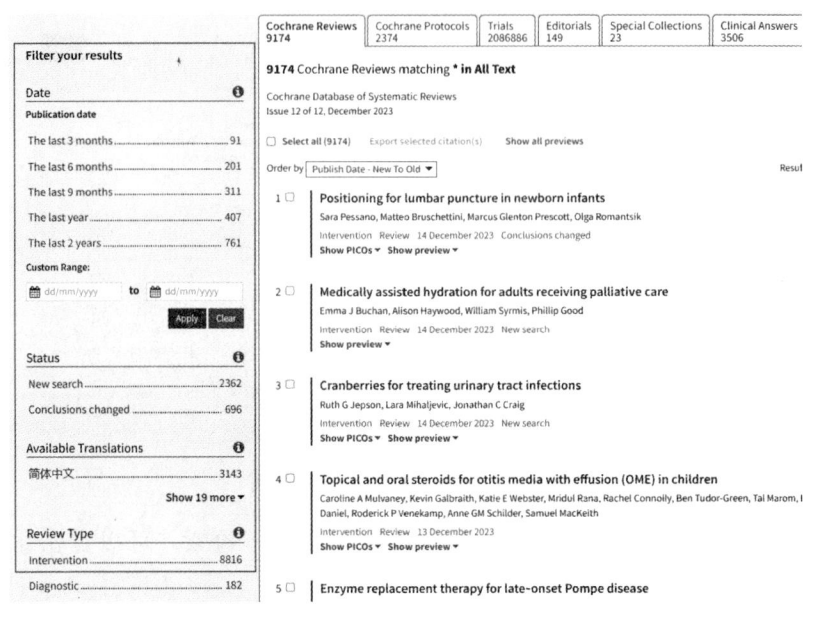

图 2-8　Cochrane Library 的浏览结果页面

此外，点击主页右侧检索框下方的"Browse"可以进入主题浏览页面。Cochrane Library 提供了 37 个可选择的主题，点击进入主题结果页面后，还可选择对应主题的下一级主题对结果进行浏览。

Cochrane Library 主页还提供简单检索和高级检索两种方式。简单检索只需在主页右侧的检索框中输入关键词或短语，并在下拉框中限定检索字段即可进行检索。Cochrane Library 提供的检索字段包括"Title Abstract Keyword"（篇名摘要和关键词）、"Record Title"（标题）、"Abstract"（摘要）、"Author"（作者）、"Keyword"（关键词）、"All Text"（所有文本）、"Publication Type"（出版物类型）、"Source"（出版来源）、"DOI"（数字唯一标识码）、"Language"（语言）、"Accession Number"（存取码）、"Trial Registry Number"（实验登记号）、"Cochrane Group"（Cochrane 协作组）、"Cochrane Topic"（主题）。

点击检索框下方的"Advanced search"即可进入高级检索页面，在检索框中可以使用布尔逻辑运算符 AND、OR、NOT 和邻近检索词 NEAR 或截词符*等构建检索式进行检索,并且可以同时在不同检索字段中进行限制。在高级检索中还可以采用 MeSH 词进行检索,可以选择对 MeSH 词进行扩展或者不扩展,并组配右侧检索框中的副主题词进行检索。采用自由词和 MeSH 词所构建的检索式和检索结果都可以通过点击"Add to search manager"发送到检索式管理中,在检索式管理中可以组配不同的检索式。

此外,在高级检索中还可以选择采用 PICO 检索,在检索框中输入能够匹配的检索词后,在右侧选择检索词对应的检索字段["Population"(研究对象)、"Intervention"(干预措施)、"Comparision"(对比因素)、"Outcome"(结果)]进行检索。PICO 检索目前只能检索 2015 年以后发表或更新的评估干预措施的系统评价,且在公共卫生、精神分裂等领域的资源还不能采用 PICO 方式进行检索。

六、研究转化为实践(Turning Research Into Practice,TRIP)

TRIP 是一个 1997 年开发的循证医学搜索引擎,通过爬虫技术在上百个高质量的系统评价、临床实践指南和严格评估主题网站中进行检索,包括 Cochrane Library 中 CDSR 的摘要、DARE 数据库、NGC、Bandolier 数据库、Evidence based Medicine、Patient Oriented Evidence that Matters(POEMs)、PubMed 以及主要的医学期刊论文(如 *New England Journal of Medicine*、*JAMA*、*BMJ* 和 *Lancet* 等)。

TRIP 旨在让用户快速、轻松地找到并使用高质量的研究证据来支持他们的临床实践,现已发展成为互联网上临床用户工作主要的循证工具之一。在 TRIP 主页的检索框中输入检索词就可以进行基本检索,检索结果在右侧的筛选栏按颜色进行分类,包括循证资源(如系统评价、指南等)、重要的基础研究、临床问答、基础研究(对照试验等)、正在进行的研究(包括正在进行的系统评价、正在进行的临床试验等)、博客、电子书等。此外,TRIP 还提供了特色的 PICO 检索模式,在主页中搜索框上方选择"PICO"栏目,即可通过输入研究对象、干预措施、对照措施和结果进行检索。

参考文献

[1] 张言彩. 文献检索与毕业论文写作[M]. 西安:西安电子科技大学出版社,2021.
[2] 陈利东. 文献检索方法的研究与改进[J]. 计算机系统应用,2014,23(6):262-265.
[3] 韩笑菊. 熟悉文献检索工具学会检索文献资料[J]. 科学大众(科学教育),2012(7):144-144,170.

［4］丛乃霞，陈颂. 论文写作中文献检索常用的方法和途径［J］. 中国疗养医学，2020，29（12）：1341-1342.

［5］李秉严，喻志刚. 信息检索与利用·医学［M］. 成都：四川科学技术出版社，2008.

［6］杨克虎，田金徽. 循证医学证据检索与评估［M］. 北京：人民卫生出版社，2018.

［7］丛晶，陈英耀. 卫生保健质量的改善——指南国际网（G-I-N）建立与利用［J］. 中国卫生质量管理，2005，12（6）：62-64.

第三章 原始研究证据检索常用数据库

第一节 英文数据库

一、PubMed 数据库

（一）数据库概述

PubMed 是由美国国家医学图书馆（NLM）所属的国家生物技术信息中心（National Center of Biotechnology Information，NCBI）开发和维护的检索引擎，是一个以 Web 方式免费向用户提供服务的生物医学文献检索系统。PubMed 提供的数据类型有期刊论文、综述等，以及与其他数据资源的链接，是当今生物医药领域使用最广泛的免费文献检索系统。

PubMed 是世界上使用最广、影响最大的一种医学文献检索工具，最早可以追溯到 1879 年 NLM 编译出版医学文献检索刊物《医学索引》（Index Medicus，IM）。1964 年，为了实现 IM 的自动化编辑出版，NLM 开发了"医学文献分析与检索系统"（Medical Literature Analysis and Retrieval System，MEDLARS）。目前 MEDLARS 已拥有 40 多个数据库，其中最重要、最大且发展最早的为 MEDLINE（MEDLARS On Line）生物医学数据库。1971 年，MEDLINE 正式建成联机数据库，并通过 MEDLARS 开展国际联机检索服务。MEDLINE 投入联机检索服务以来，一直是 MEDLARS 最大的、使用频率最高的数据库。1983 年，随着光盘技术的发展，MEDLINE 光盘数据库建成，并在全世界范围内得到了广泛的应用。1997 年，NCBI 在 Entrez 集成检索系统上开发了基于互联网、以 MEDLINE 数据库为核心内容的检索系统，即 MEDLINE 网络版，取名 PubMed，并向全世界免费开放。

系统评价中的证据检索及代表性 案例分析

PubMed 通过互联网访问（https：//pubmed.ncbi.nlm.nih.gov/），收录的权威生物医学期刊多，回溯年限长，数据更新速度快，时效性强，标引质量高，检索途径多样、便捷，外部链接丰富，还提供专业的个性化服务。全世界的医学科研人员及医务工作者都可以通过 PubMed 实时跟踪世界范围内生物医学研究的最新进展。PubMed 收录了全世界 80 多个国家 11000 多种生物医学期刊的文摘及题录数据，主要是生物医学、卫生保健及生命科学相关文献，2000 年起增加了环境科学、生物和动物学、生物物理学和生物化学等方面的研究内容，绝大部分可回溯至 1948 年，部分早期文献可回溯至 1865 年。PubMed 已累积了 2900 多万条文献记录，以题录和文摘形式进行报道，部分文献可直接获取全文。

PubMed 的每条记录都有唯一的识别号 PMID（PubMed unique identifier），每个 PMID 号都对应着唯一一篇文献。PubMed 的数据主要来源有：

（1）MEDLINE：1966 年至今的 MEDLINE 已标引数据，是 PubMed 的主体部分，有 MeSH 字段和摘要，包含医学、护理、兽医、健康保健系统及前临床科学的文献。这些数据来源于 70 多个国家和地区的 4800 多种生物医学期刊，近年数据涉及 30 多个语种，回溯至 1966 年的数据涉及 40 多个语种，90% 左右为英文文献，70%~80% 的文献有著者撰写的英文摘要。

（2）Pre MEDLINE：最新的处于处理中的 MEDLINE 数据，尚未标引 MeSH 主题词。

（3）Publisher supplied citations：由出版商提供的电子文献，不属于 MEDLINE 收录范围的文献则只有 PubMed 数据识别号 PMID 而没有 MEDLINE UI。

（4）OLDMEDLINE：1966 年前出版的 MEDLINE 数据，无 MeSH 字段和摘要。

（二）医学主题词

医学主题词表（Medical Subject Headings，MeSH）是由美国国家医学图书馆编制的权威性主题词表。它是将文献标引人员或用户的自然语言转换成规范化名词术语的一种术语控制工具，用于标引、编排和检索生物医学文献。它以标准的术语来描述生物医学概念，并通过注释、参照系统和树状结构，表达词汇的历史演变，揭示词间的语义关系，指导检索者使用规范化的术语进行有效检索。MeSH 词表有三种类型：字顺表、轮排表（机读版）和树状结构表

（分类表）。词表所选的词语包括主题词、副主题词和入口词。

1. 主题词

主题词又称叙词（Descriptors），是用于描述主题事物或内容的规范化词汇。除医学概念外，还包括出版类型词、特征词、地理主题词（主要用于计算机检索）及类目词（非医学主题词，用于集中某一类主题词，主要在计算机检索、扩检时使用）。每个主题词页面包括详细信息（见图3-1）、可匹配的副主题词（见图3-2）、MeSH 树状结构（见图3-3）、概念（见图3-4）。详细信息中标有树状结构号（Tree Number）、Unique ID 号、释义（Scope Note）、入口词（Entry Term）、NLM 分类号（NLM Classification ♯）、相关主题词（See Also）等。

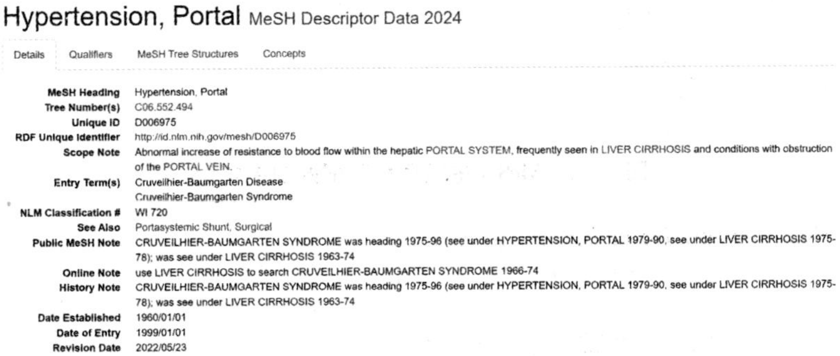

图 3-1　MeSH 主题词的详细信息

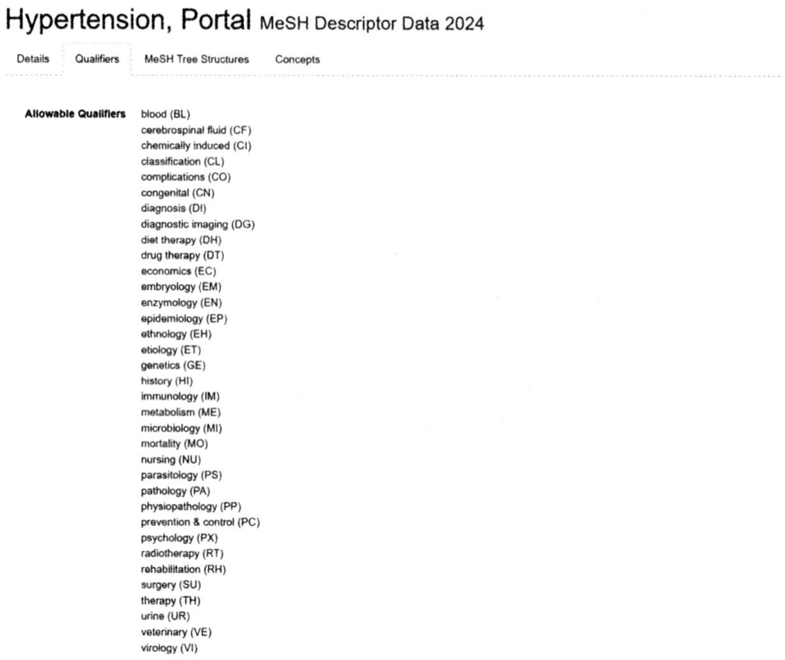

系统评价中的证据检索及代表性 **案例分析**

Hypertension, Portal MeSH Descriptor Data 2024

Details | Qualifiers | MeSH Tree Structures | Concepts

Allowable Qualifiers
- blood (BL)
- cerebrospinal fluid (CF)
- chemically induced (CI)
- classification (CL)
- complications (CO)
- congenital (CN)
- diagnosis (DI)
- diagnostic imaging (DG)
- diet therapy (DH)
- drug therapy (DT)
- economics (EC)
- embryology (EM)
- enzymology (EN)
- epidemiology (EP)
- ethnology (EH)
- etiology (ET)
- genetics (GE)
- history (HI)
- immunology (IM)
- metabolism (ME)
- microbiology (MI)
- mortality (MO)
- nursing (NU)
- parasitology (PS)
- pathology (PA)
- physiopathology (PP)
- prevention & control (PC)
- psychology (PX)
- radiotherapy (RT)
- rehabilitation (RH)
- surgery (SU)
- therapy (TH)
- urine (UR)
- veterinary (VE)
- virology (VI)

图 3-2　MeSH 主题词可匹配的副主题词

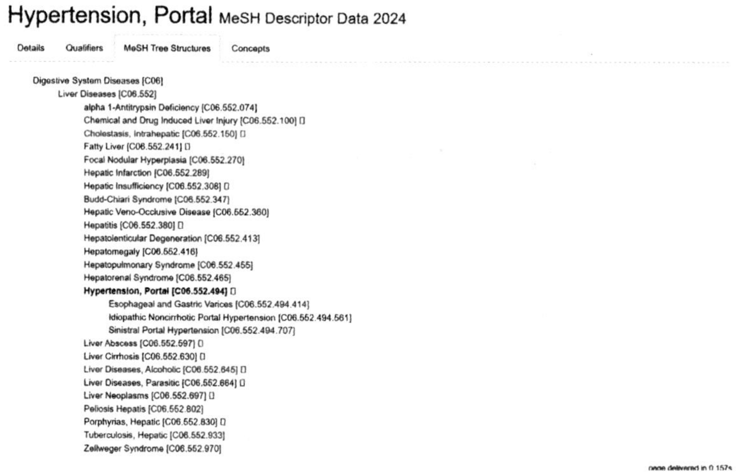

Hypertension, Portal MeSH Descriptor Data 2024

Details | Qualifiers | MeSH Tree Structures | Concepts

- Digestive System Diseases [C06]
  - Liver Diseases [C06.552]
    - alpha 1-Antitrypsin Deficiency [C06.552.074]
    - Chemical and Drug Induced Liver Injury [C06.552.100]
    - Cholestasis, Intrahepatic [C06.552.150]
    - Fatty Liver [C06.552.241]
    - Focal Nodular Hyperplasia [C06.552.270]
    - Hepatic Infarction [C06.552.289]
    - Hepatic Insufficiency [C06.552.308]
    - Budd-Chiari Syndrome [C06.552.347]
    - Hepatic Veno-Occlusive Disease [C06.552.380]
    - Hepatitis [C06.552.380]
    - Hepatolenticular Degeneration [C06.552.413]
    - Hepatomegaly [C06.552.416]
    - Hepatopulmonary Syndrome [C06.552.455]
    - Hepatorenal Syndrome [C06.552.465]
    - **Hypertension, Portal [C06.552.494]**
      - Esophageal and Gastric Varices [C06.552.494.414]
      - Idiopathic Noncirrhotic Portal Hypertension [C06.552.494.561]
      - Sinistral Portal Hypertension [C06.552.494.707]
    - Liver Abscess [C06.552.597]
    - Liver Cirrhosis [C06.552.630]
    - Liver Diseases, Alcoholic [C06.552.645]
    - Liver Diseases, Parasitic [C06.552.664]
    - Liver Neoplasms [C06.552.697]
    - Peliosis Hepatis [C06.552.802]
    - Porphyrias, Hepatic [C06.552.830]
    - Tuberculosis, Hepatic [C06.552.933]
    - Zellweger Syndrome [C06.552.970]

图 3-3　MeSH 主题词的树状结构

```
Hypertension, Portal  MeSH Descriptor Data 2024
  Details    Qualifiers    MeSH Tree Structures    Concepts

Hypertension, Portal Preferred
                                                                              Expand All
        Concept UI  M0010863
        Scope Note  Abnormal increase of resistance to blood flow within the hepatic PORTAL SYSTEM, frequently seen in LIVER CIRRHOSIS and conditions with obstruction
                    of the PORTAL VEIN.
             Terms  Hypertension, Portal Preferred Term

Cruveilhier-Baumgarten Syndrome Related
        Concept UI  M0010862
        Scope Note  Liver cirrhosis with intrahepatic portal obstruction, HYPERTENSION, and patent UMBILICAL VEINS.
             Terms  Cruveilhier-Baumgarten Syndrome Preferred Term
                    Cruveilhier-Baumgarten Disease
```

图 3-4　MeSH 主题词的概念

主题词以名词为主，可数名词多采用复数形式，如 stem cells（干细胞）；不可数名词或表示抽象概念的名词采用单数形式，如 brain stem（脑干）。主题词具有单一性和动态性。主题词原则上是一个词语只表达一个概念，一个概念也只用一个词语来表达。如表达肝癌的常见词有 Liver Cancer、Liver Neoplasm、Cancer of Liver、Hepatic Cancer、Hepatic Neoplasm、Hepatocellular Cancers 等，但 MeSH 选择 Liver Neoplasms 作为主题词，因此，凡论及肝癌的主题词只能是 Liver Neoplasms，这样有助于提高文献的查全率。

2. 副主题词

副主题词又称限定词（Qualifiers），是限定主题概念的一类规范化词汇。限定词本身没有独立检索意义，只能同主题词组配使用，通过对主题词进行限定，增加主题概念的专指性，提高检索效率。每个副主题词都规定了使用范围和可组配的主题词类别，并不是每个副主题词都能同任何主题词进行组配，两者之间要有必然的逻辑关系才行。

如查找中风可能的治疗方法，可以与"drug therapy""prevention""Radiotherapy""rehabilitation""surgery""therapy"等副主题词进行组配，在不增加主题词的情况下使检索达到更高的专指度。

3. 入口词

入口词又称为款目词，是主题词的同义词或相关词，是一个主题概念的多种表达形式。在 MeSH 进行规范化处理时，对于有多种表达形式的同一主题概念，只采用其中一个科学且通用的词作为规范化主题词，其他词作为入口词同时列在表中，指引检索者找到对应的主题词，是丰富和增强词表功能的一种方式。

4. 字顺表

字顺表是 MeSH 的主表，所有的词按照英文字顺进行编排。所选词均经专家推荐和审定，选择有一定使用频率、表达生物医学基本概念的名词、形容词等术语形成词表，包括具有独立检索意义的主题词、组配意义的副主题词。

字顺表收录的词有单个词（如 Lung），也可以是词组（如 Lung Diseases）。词组一般按自然语言顺序，如 Small Cell Lung Carcinoma。但当一组主题词具有某些相同的概念时，采用倒置的形式将同一概念的词排列在前，修饰、限定的词放在后面，并用","隔开，便于族性检索，如：

Lung Diseases，Interstitial（肺疾病，间质性）
Lung Diseases，Parasitic（肺疾病，寄生虫性）
Lung Diseases，Obstructive（肺疾病，阻塞性）
Lung Diseases，Fungal（肺疾病，真菌性）

5. 树状结构表

树状结构表（图 3-5）又称范畴表，是将字顺表中的全部主题词按照学科属性分为 16 个类别，用英文字母 A~N 和 V、Z 表示，如 A 表示解剖术语，B 表示生物体，C 表示疾病，D 表示药物和化学品等。每个类别又进一步分为子类别。在每个子类别中，描述符从最一般到最具体的顺序排列，最多有 13 个层次级别。由于层次结构的分支结构，这些列表有时被称为"树"。主题词按等级从上位词到下位词，用逐级缩排的方式表达逻辑隶属关系。同一级的词按字顺排列，每一个词均给予一个相应的树状结构号（字母或字母与数字的组合），以此来展示同一概念范围的主题词之间的并列、隶属等关系。每个 MeSH 词至少出现在树中的一个位置，并且可以出现在适当的任意多个附加位置。树状结构表将主题词从广义到狭义、从大类到细类逐级展开，体现了主题词概念间的隶属、平行、派生关系，可以满足族性检索的需要。

```
All MeSH Categories
    Diseases Category
        Neoplasms
            Neoplasms by Site
                Digestive System Neoplasms
                    Liver Neoplasms
                        Adenoma, Liver Cell
                        Carcinoma, Hepatocellular
                        Liver Neoplasms, Experimental

All MeSH Categories
    Diseases Category
        Digestive System Diseases
            Digestive System Neoplasms
                Liver Neoplasms
                    Adenoma, Liver Cell
                    Carcinoma, Hepatocellular
                    Liver Neoplasms, Experimental

All MeSH Categories
    Diseases Category
        Digestive System Diseases
            Liver Diseases
                Liver Neoplasms
                    Adenoma, Liver Cell
                    Carcinoma, Hepatocellular
                    Liver Neoplasms, Experimental
```

图 3-5 主题词的树状结构表

树状结构表提供了主题词等级关系的完整展示,使上、下位词的关系清晰,有利于用户进一步选词以扩大或缩小检索范围,改善检索结果。在需要扩大检索范围时,选择其上位概念的主题词;在需要缩小检索范围时,选择其下位概念的主题词。而且通过上位词、下位词及同位词的显示,可以帮助检索者进一步明确词间分类关系及其专业范围和学科属性。同时在计算机检索系统中,树状结构表可实现自动扩检,即对某词的下位词进行检索,满足族性检索要求。

(三) 检索方法

1. 可检索字段

通过在检索词后面添加检索字段标记,可以实现将检索词限定在特定字段中进行检索。使用字段检索时需用方括号括起检索字段标签。当使用检索字段进行检索时,PubMed 将关闭自动匹配功能,将检索结果限制到指定的术语。如需要在同一字段中检索多个检索词,每个检索词都必须单独标记,如 covid-19 [ti] vaccine [ti] children [ti];在多个检索词后面使用检索字段系统按一个短语来进行检索,如 liver allograft [tiab]。PubMed 的可检索字段见表 3-1。

系统评价中的证据检索及代表性 案例分析

表 3-1 PubMed 的可检索字段

字段名称与字段标识	字段含义
Affiliation [ad]	作者的单位
All Fields [all]	PubMed 中全部可检索字段
Article Identifier [aid]	文献标识符
Author [au]	作者
Author Identifier [auid]	作者标识符
Book [book]	图书
Comment Correction Type	注释更正类型,字段中的数据是对其他相关期刊出版物的引用,如评论或更正,将直接定位到各自的引用 评论/更正数据可以通过每个类型后面的检索词来检索
Completion Date [dcom]	某篇文献在 PubMed 系统中建立并处理完成时间 全字段检索 All Fields 不会检索此字段
Conflict of Interest Statement [cois]	利益冲突声明
Corporate Author [cn]	合作者
Create Date [crdt]	某篇文献在 PubMed 系统中建立时间
EC/RN Number [rn]	FDA 物质登记系统中的物质编号 酶学委员会指定的物质编号
Editor [ed]	书或者章节的编辑
Entry Date [edat]	文献添加到 PubMed 数据库中的时间
Filter [filter] [sb]	由 PubMed 系统链接的外部资源站点所使用的用来限定文献的技术标识
First Author Name [1au]	第一作者
Full Author Name [fau]	作者全名
Full Investigator Name [fir]	协作者全名
Grants and Funding [gr]	基金编号
Investigator [ir]	协作者
ISBN [isbn]	国际标准书号
Issue [ip]	期
Journal [ta]	刊名
Language [la]	语种

续表

字段名称与字段标识	字段含义
Last Author Name [lastau]	最后一个作者名
Location ID [lid]	包含 DOI 或 publisher ID，用于定位在线文献的标记页数
MeSH Date [mhda]	被标引主题词的日期
MeSH Major Topic [majr]	主要主题词
MeSH Subheadings [sh]	副主题词
MeSH Terms [mh]	主题词
Modification Date [lr]	最后更新日期
NLM Unique ID [jid]	NLM 所收录期刊的 ID 号 可用来直接检索某期刊文献
Other Term [ot]	作者提供的关键词字段
Owner	标识提供引文数据的机构的名称缩略 使用 Owner + 提供数据的机构名称缩写进行检索
Pagination [pg]	起始页码
Personal Name as Subject [ps]	人名主题词，限定检索人名作为文献的主题
Pharmacological Action [pa]	某些物质已知有特定的药物作用，会同时出现于 MeSH 和 Supplementary Concept Records 中
Place of Publication [pl]	出版地 不包含在 All Fields [all] 和 Text Words [tw] 中检索
PMCID and MID	检索 PubMed Central 或者手稿标识符（Manuscript Identifiers）使用的标识符
PMID [pmid]	文献的 PubMed ID 号
Publication Date [dp]	出版日期
Publication Type [pt]	文献类型
Publisher [pubn]	出版商
Secondary Source ID [si]	与文献相关的 NCBI 其他序列数据库中的资源 ID 号
Subset [sb]	限定检索 PubMed 子数据库，如 Publisher [sb]
Supplementary Concept [nm]	补充概念
Text Words [tw]	文本词
Title [ti]	题名

续表

字段名称与字段标识	字段含义
Title/Abstract [tiab]	题名和摘要
Transliterated Title [tt]	翻译题名，用于检索非英语语种文献
Volume [vi]	期刊卷号

2. 逻辑运算符、截词符、通配符

PubMed 可使用的逻辑运算符包括"AND""OR""NOT"，具体含义和示例如表 3-2 所示。

表 3-2 PubMed 中可使用的逻辑运算符

运算符	含义	示例
AND	检索包含所有检索词的结果	asthma AND child
OR	检索至少包含一个检索词的结果	SARS-CoV-2 OR COVID-19
NOT	排除检索术语	Insect NOT mosquito

PubMed 可通过截词符（*）来实现截词检索，同时匹配词干相同、词尾不同的词，以提高查全率。PubMed 截词检索仅支持右截词，截断的检索词必须提供至少四个字符。要检索包含截词符的短语时，需使用双引号，被截断的检索词必须是短语的最后一个单词，可限定检索的字段，可使用连字符，如："well being*"、well being*[tiab]、well being*。

PubMed 可按以下格式输入检索内容，使用邻近检索来检索在 [Title]、[Title/Abstract] 或 [Affiliation] 字段中以任意顺序出现的多个术语：

"检索词"[字段：~N]("search terms"[field：~N])

检索词使用双引号，字段选择 [Title]、[Title/Abstract] 或 [Affiliation]。N 为在检索词之间出现的最大单词数。N 越小，检索范围越窄，检索结果越精确；N 越大，检索范围越广，检索结果越全面；如果 N=0，引用的术语将相邻出现——中间没有其他单词。可以使用完整的检索字段标签 [Title]、[Title/Abstract] 和 [Affiliation]，或字段缩写 [ti]、[tiab] 和 [ad]。检索词可为两个或两个以上，如"leg pain"[tiab：~5]。使用的检索词越多，检索的范围越受限，使用 AND 来组合检索词可能比将许多检索词组合到一个邻近检索中更合适；也可以使用逻辑运算符将邻近检索与其他术语结合起来进行检索，如"leg pain"[Title:~4] AND stretching。

3. 基本检索

基本检索采用自然语言处理功能，在 PubMed 基本检索框中输入关键词，可以是单词，也可以是短语，点击"Search"，PubMed 使用词语自动匹配功能进行检索，检索结果直接显示在检索框下方（见图 3-6）。

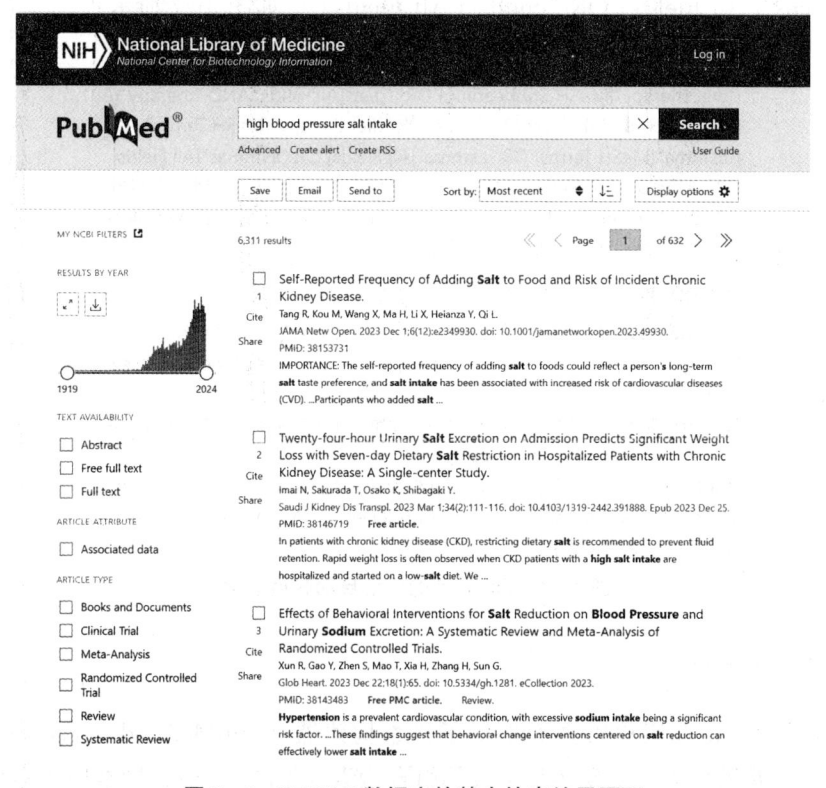

图 3-6 PubMed 数据库的基本检索结果页面

PubMed 有智能化词语自动匹配转换功能（Automatic Term Mapping，ATM），系统会自动对输入的检索词进行分析、匹配、转换并检索。其工作原理：对输入的检索词，系统首次依次在 MeSH 转换表（MeSH Translation Table）、刊名转换表（Journals Translation Table）、著者全称索引表（Full Author Translation Table）、著者索引（Author Index）等中转换成相应的词语，再在所有字段中检索，执行布尔逻辑"OR"运算。PubMed 有智能拼写检索及词语自动提示功能，帮助用户正确选词。如查找"儿童哮喘的饮食治疗"相关的文献，在检索框内输入"diet therapy of Asthma in child"，

系统评价中的证据检索及代表性 **案例分析**

PubMed 自动转换的检索式为：("diet therapy"[MeSH Subheading] OR ("diet"[All Fields] AND "therapy"[All Fields]) OR "diet therapy"[All Fields] OR "diet therapy"[MeSH Terms]) AND ("asthma"[MeSH Terms] OR "asthma"[All Fields] OR "asthmas"[All Fields] OR "asthma s"[All Fields]) AND ("child"[MeSH Terms] OR "child"[All Fields] OR "children"[All Fields] OR "child's"[All Fields] OR "children's"[All Fields] OR "childrens"[All Fields] OR "childs"[All Fields])（如图 3-7 所示）。

Search: diet therapy of Asthma in child Sort by: **Most Recent**
("diet therapy"[MeSH Subheading] OR ("diet"[All Fields] AND "therapy"[All Fields]) OR "diet therapy"[All Fields] OR "diet therapy"[MeSH Terms]) AND ("asthma"[MeSH Terms] OR "asthma"[All Fields] OR "asthmas"[All Fields] OR "asthma s"[All Fields]) AND ("child"[MeSH Terms] OR "child"[All Fields] OR "children"[All Fields] OR "child's"[All Fields] OR "children's"[All Fields] OR "childrens"[All Fields] OR "childs"[All Fields])

Translations
diet therapy: "diet therapy"[Subheading] OR ("diet"[All Fields] AND "therapy"[All Fields]) OR "diet therapy"[All Fields] OR "diet therapy"[MeSH Terms]
Asthma: "asthma"[MeSH Terms] OR "asthma"[All Fields] OR "asthmas"[All Fields] OR "asthma's"[All Fields]
child: "child"[MeSH Terms] OR "child"[All Fields] OR "children"[All Fields] OR "child's"[All Fields] OR "children's"[All Fields] OR "childrens"[All Fields] OR "childs"[All Fields]

图 3-7 PubMed 的词汇自动转换功能

4. 高级检索

PubMed 的高级检索页面提供了检索构建器（PubMed Advanced Search Builder）帮助检索者实现多个字段的组合检索（见图 3-8）。检索构建器也可以结合检索历史，完成布尔逻辑组配检索。在字段选择列表中选择需要检索的检索字段，输入检索词，点击"Add"按钮将检索词添加到检索构建器中，点击下方的"Search"按钮完成检索。若检索词为多个，可以选择逻辑运算符"AND""OR""NOT"进行逻辑组配，运行检索。输入框右侧有"Show index"按钮，点击后会出现系统提供的与输入的检索词相关的索引表。检索者可以在列表中选择具体的索引词或词组，检索词将自动添加到检索词输入框，并自动添加双引号进行精确匹配检索。

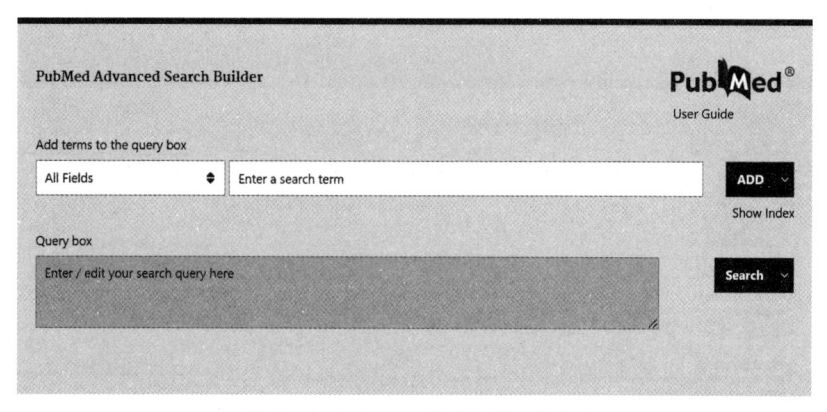

图 3-8　PubMed 的高级检索页面

5. 主题词检索

PubMed 提供了"MeSH Database"选项用于主题词的查找、浏览和组配检索（见图 3-9）。采用主题词检索可以提高文献的查全率和查准率。

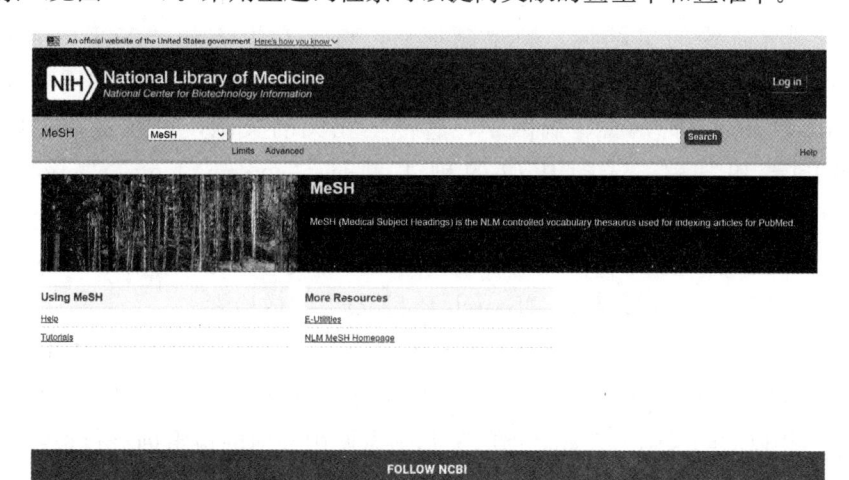

图 3-9　MeSH Database 检索页面

在"MeSH Database"检索框内输入检索词，系统将按相关性列出与检索词相关的主题词及其含义（见图 3-10），在确定主题词后，可进入该主题词的详细信息页面。详细信息页面包括主题词的释义、可组配的副主题词、入口词、树状结构图等。

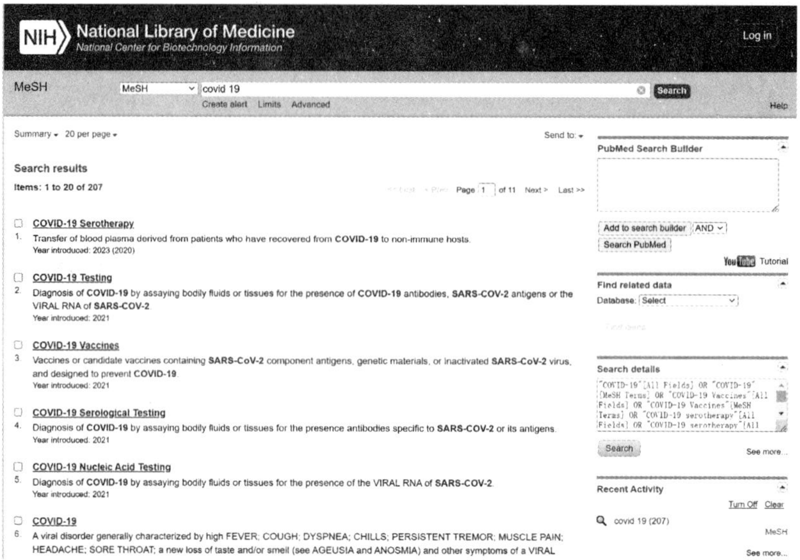

图 3－10　MeSH Database 检索结果

找到所需要的主题词、副主题词后，点击右上方的"Add to search builder"按钮，检索框中将自动生成 MeSH 主题词的检索式，如需要检索 COVID-19 的流行病学、病因学、遗传学相关的文献，可在选择主题词 "COVID－19"后，选择相应的副主题词"epidemiology""etiology" "genetics"，点击"Add to search builder"得到检索式（"COVID－19/epidemiology"[Mesh] OR "COVID－19/etiology"[Mesh] OR "COVID－19/genetics"[Mesh]）后，点击"Search PubMed"完成检索。

使用主题词的时候需要注意主题词的收录时间，如主题词"COVID－19"的收入时间为 2021（2020），因此使用该主题词检索到的结果均是 2021（2020）年以后的文献。在此之前的文献则需使用其他的检索词进行检索，可参考相关的入口词进行选择。

6. 作者检索和期刊检索

在基本检索的检索框中输入作者姓的全称和名的首字母（不要加任何标点符号），可以是自然语序或倒序，然后单击"Search"检索。或使用高级检索中的 Search Builder（检索构建器）来构建表达式检索作者，选择"Author"字段进行检索，作者检索框有自动完成填充功能。

如果只知道作者的姓，可使用作者检索字段标识［au］进行检索，如 Thomson[au]。姓名的检索可以使用"姓的全称+名的首字母缩写"格式，如

"A E Doyle"或全名格式,如"Austin E. Doyle"进行检索。

在2002年之前,PubMed收录的文献不会标注完整的作者姓名,因此完整的作者名字的检索只能检索2002年及之后发表的文献。

在基本检索的检索框中直接输入期刊的名称或缩写进行搜索,可以点击期刊名称进入期刊的主页,查看该期刊的最新文章和相关信息。或使用高级检索中的Search Builder(检索构建器)来构建表达式检索期刊。选择"Journal"字段,在该字段中输入期刊的名称、ISSN号或缩写,然后点击"Search"按钮,即可得到包含该期刊的文章列表。

或者选择在Pubmed的主页上,点击"Journals in NCBI Databases",进入期刊数据库页面。在这个页面上,可以按照期刊的名称、ISSN号、出版商等信息进行检索,以找到特定的期刊。

7. 其他检索功能

除基本检索、高级检索、主题词检索等功能外,PubMed主页页面中间的导航栏还提供了单篇引文检索(Single Citation Matcher)、临床试验检索(Clinical Trials)等检索功能。

(1)单篇引文检索。

单篇引文检索是PubMed自带的填空式检索工具,适用于精确检索某一篇文献。

单篇引文检索的检索页面上列出了几个主要的检索框:杂志名(Journal)、日期(Date)、细节(Details)[细节又包括卷(Volume)、期(Issue)、第一页(First page)]、作者名(Author name)、对作者位置进行限制(Limit authors)、题目含有的词(Title words)。在这些检索框内填入已知信息后进行检索即可得到想要的文献。

(2)临床试验检索。

临床试验检索是PubMed数据库专为临床医生查找临床文献设计的检索途径,可以帮助临床医生快速准确地查找到想要的临床资料,并且可以根据不同的需求筛选出Therapy(治疗)、Clinical Prediction Guides(临床预测指南)、Diagnosis(诊断)、Etiology(病因)或Prognosis(预后)等不同类型的文献。"Clinical Queries"包括三大主题类别,分别为"COVID-19""Clinical Study Categories""Medical Genetics",每个类别下有各自已设定好的过滤器。

①COVID-19:COVID-19文章过滤器将检索限制为有关2019年新型冠

状病毒的文献，目前包含的过滤器有通则（General）、机制（Mechanism）、传播（Transmission）、诊断（Diagnosis）、治疗（Treatment）、预防（Prevention）、病例研究（Case Report）、预测（Forecasting）、长新冠（Long COVID），这些过滤器可能会随着时间的推移而变化。

②临床研究检索（Clinical Study Category）：帮助查找关于疾病的治疗（Therapy）、诊断（Diagnosis）、病因（Etiology）、预后（Prognosis）、临床预测指南（Clinical Prediction Guides）等相关文献。

③医学遗传学检索（Medical Genetics）：PubMed 平台更新后，"Medical Genetics"没有出现在"Clinical Queries"的相关选项中，但用户仍可以使用 PubMed 已设定好的筛选指令进行查询，将过滤器名称添加到检索字段标签 [filter] 中即可使用，如 Genetic Testing [filter]。目前可用的过滤器包括诊断（Diagnosis）、Differential Diagnosis（鉴别诊断）、Clinical Description（临床描述）、Management（管理）、Genetic Counseling（遗传咨询）、Molecular Genetics（分子遗传）、Genetic Testing（遗传学检测）、Medical Genetics（医学遗传学）等。

(3) 系统评价检索。

要在 PubMed 中检索系统评论，可在检索结果页面侧边栏上的文章类型过滤器中选择系统评论（Systematic Review），或者在检索框中输入检索词，后跟 AND systematic [sb]，如 hypertension AND systematic [sb]。

PubMed 的"Systematic Review"过滤器还提供了一种检索策略来帮助检索系统评价相关的文献，即使用出版物类型字段 [pt] 来进行检索，如 systematic review [pt]，但这种检索方式可能会排除一些尚未完成 MEDLINE 索引过程的相关文献。

（四）检索结果管理

1. 检索结果的显示

PubMed 的检索结果提供多种排序方式，通过点击"Sort by"对检索结果进行排序。排序的方式包括最佳匹配（Best match）、最新新增（Most Recent）、出版时间（Publication Date）、第一作者（First Author）、刊名（Journal）。

其有多种显示格式，包括题录格式（Summary）、摘要格式（Abstract）、PUBMED 格式、PMID 格式，系统默认的显示格式为题录格式。题录格式包括文献的标题、著者、出处、PMID、记录状态、非英文文献的原文语种。摘要格式除了题录格式显示的基本信息外，还包括摘要信息，以便用户了解文献的详细内容。PubMed 格式显示记录中的全部字段信息，是显示字段最全的显示格式。PMID 格式仅显示每条记录的 PMID 号，是显示字段最少的格式。

2. 检索结果的过滤

PubMed 检索结果的页面左侧提供了多种过滤器以供选择，可以从不同的角度对检索结果进行精确的限定，以进一步精炼结果。可限定的条件有文本可获取性（text availability）、文献类型（article type）、出版时间（publication date）、研究对象（species）、语种（article language）、性别（sex）、年龄（age）等（见图 3-11）。限定选项一经确定，会一直处于激活状态，在其后的检索中持续起作用，所以在开始新的检索的时候，需要点击"Clear all"清除已选择的过滤器。

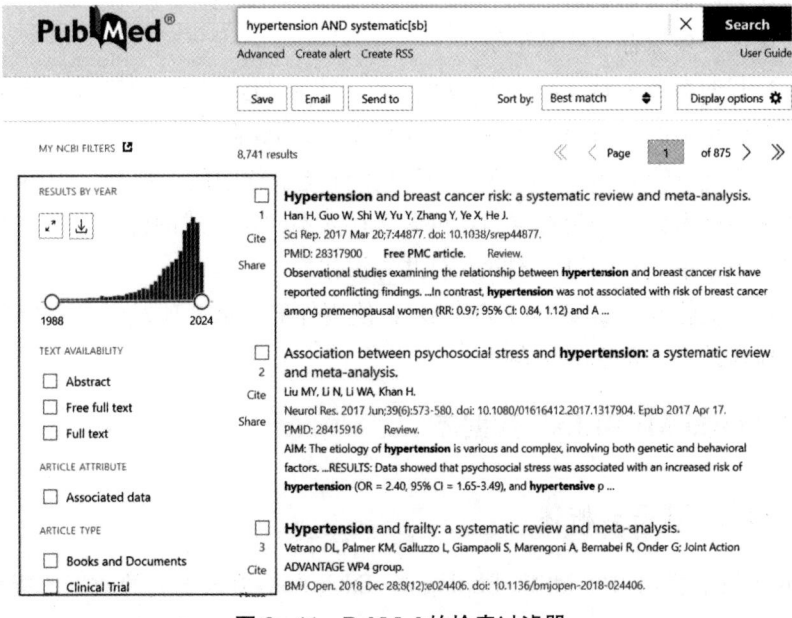

图 3-11　PubMed 的检索过滤器

3. 检索结果的导出

PubMed 提供多种保存及输出检索结果的方式，包括保存（Save）、邮件（Email）、发送（Send to）（见图 3-12）。

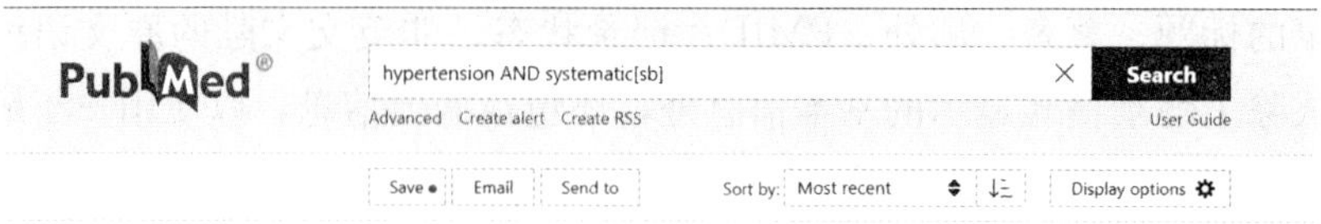

系统评价中的证据检索及代表性 **案例分析**

图 3-12　PubMed 提供的保存及输出检索结果的方式

保存可将当前页面的所有记录（All results on this page）、所有记录（All results）或者所选择的记录（Selection）保存为纯文本形式的题录格式［Summary（text）］、PubMed 格式、PMID 格式、纯文本形式的文摘格式［Abstract（text）］和 CSV 格式。

邮件可选当前页面的所有记录（All results on this page）、所有记录（All results）或者所选择的记录（Selection）以题录格式发送到指定的电子邮箱里。

发送包括四种不同的检索结果输出方式，分别为：

（1）剪切板（Clipboard）：将选中的记录暂存到剪贴板中，最后集中处理，剪切板最多保存 500 条记录。

（2）我的参考文献（My Biliography）：注册 My NCBI 账户后，可在登录账号后将所选中的记录保存到 My NCBI 我的参考文献中。

（3）集合（Collections）：My NCBI 个性化服务中的一部分，为用户提供无限期保存检索记录的免费空间，可多次存入不同检索式的检索结果，用户可对这些文献记录进行浏览、删除、合并等操作。

（4）引文管理（Citation manager）：使用外部文献管理器创建一个文件夹来保存检索结果，可选择保存。

二、Ovid MEDLINE 数据库

（一）Ovid 平台概述

Ovid 技术公司（Ovid Technologoes INC.）是美国著名的数据库提供商，1984 年由 Mark Nelson 创建于纽约。1998 年 11 月 Ovid 被 Wolters Kluwer 集团收购，成为 Kluwer 公司的子公司，与 Lippincott Williams & Wilkins（LWW）、Aids international 等公司属于姊妹公司。

Ovid 发展到今天，已经成为全球最受欢迎的医学信息平台。根据 TNS Global Image Study 2007 年的报告，在医学信息服务领域，Ovid 在技术领先性、数据质量以及用户检索体验等方面，均排在全球第一。仅在北美，93％的

医学图书馆、97%的教学医院和87%的美国医院（床位在200个以上），以及30家最大医药企业均使用Ovid平台和医学数据库产品。Ovid于2001年6月与银盘公司（Silver Platter Information）合并，现已成为全球最大的生物医学电子数据库出版公司之一。Ovid公司多年来专注于医学领域的发展，使得Ovid平台具有完善的医学专业术语检索功能，极大地提高了专业医学内容检索的精准度。Ovid平台支持跨库检索，能同时对不同类型的文献资源，包括电子期刊、电子图书、全文数据库以及文摘数据库进行统一检索，而不需要各自分类检索，极大地方便了在Ovid平台上订制其他文献资源的用户进行资源整合。同时Ovid也提供"自动去重功能"，帮助用户将不同数据库中重复的检索结果去除。

（二）Ovid MEDLINE 数据库概述

MEDLINE是NLM编制的综合性医学文献书目数据库，是PubMed的主体部分，是当前国际上最权威、最具影响力的医学文献数据库之一，涵盖基础医学、临床医学、药理学、预防医学、护理学、口腔医学、兽医学、生物学、环境科学、卫生管理和情报科学等领域。其中包括三种重要的索引：美国《医学索引》（Index Medicus，IM）的全部内容和《牙科文献索引》（Index to Dental Literature）、《国际护理索引》（International Nursing Index）的部分内容。该库收录了1946年以来世界上超过80多个国家和地区出版的生物医学及其相关学科期刊总计5400多种，以题录和文摘形式进行报道，这些数据均经过了医学主题词标引，并标引了基金来源、遗传、化学和其他元数据。文献记录超过2800万条，涉及60种语种，超过80%的文献记录有英文摘要。

由于NLM允许租用MEDLINE数据，许多机构或数据库开发商纷纷开发各种使用MEDLINE数据的服务或产品。比如，MEDLINE光盘数据库出版商主要有美国SilverPlatter（银盘）、Ovid、Cambridge、Dialog等公司，而CSA、ProQuest、EBSCO、Ovid和CAS等网络信息检索平台则都包含MEDLINE网络数据库。因而用户可以从多种途径使用MEDLINE，同时也会面临风格迥异的检索页面或检索平台。由于不同平台整合的数据内容、检索方式和检索字段差异较大，所得的检索结果也不尽相同。

Ovid平台提供了包含不同的数据起止年限的MEDLINE数据以供用户选择，其中Ovid MEDLINE All（1946 to Daily Update）整合了所有MEDLINE数据库索引和非索引内容，以及相关图书内容，所涵盖内容和PubMed一致。因此除了MEDLINE之外，Ovid MEDLINE数据库也包含Publisher、In-

Data-Review、In-Process 和来自 NLM 的 PubMed-not-MEDLINE 等状态的记录。

(三) 检索方法

1. 可检索字段

通过在检索词后面添加可检索字段标记,可以将检索词限定在特定字段中进行检索。在 Ovid MEDLINE 中使用字段检索按"检索词.字段名"的格式进行,如查询标题中包含糖尿病的文献,可使用"diabetes.ti."进行检索。Ovid MEDLINE 的可检索字段和缩写见表 3-3。

表 3-3 Ovid MEDLINE 的可检索字段和缩写

可检索字段和缩写	可检索字段和缩写	可检索字段和缩写
Abbreviated Source (AS)	Entry Date (ED)	Other Abstract (OA)
Abstract (AB)	Equal Contributor (EC)	Other ID (OI)
All Searchable Fields (AF)	Exploded MeSH Heading (XM)	Page (PG)
Anatomy Supplementary Concept (MY)	Exploded Subheading (XS)	Personal Name as Subject (PN)
Anatomy Supplementary Concept Word (MX)	Floating Sub-heading (FS)	Place of Publication (PL)
Article Identifier (ID)	Floating Sub-heading Word (FX)	PMC Identifier (PM)
Authors (AU)	Gene Symbol (GS)	Population Supplementary Concept (UL)
Authors Full Name (FA)	Gene Symbol Word (GW)	Population Supplementary Concept Word (UX)
Author Last Name (AX)	General Note (NT)	Primary Author (PA)
Author Name ID (AI)	Grant Acronym (GR)	Protocol Supplementary Concept (PS)
Beginning Date (BD)	Grant Country (GC)	Protocol Supplementary Concept Word (PX)
Book Accession (BK)	Grant Information (GI)	Publication History Status (PH)
Book Authors (BA)	Grant Number (NO)	Publication Status (PP)
Book Authors Full Name (BF)	Grant Organization (GO)	Publishing Model (PI)
Book Edition (BN)	Indexing Method (IG)	Publication Type (PT)
Book Editors (BE)	Institution (IN)	Publisher (PB)
Book Part (PR)	Investigator (IR)	Publisher Item Identifier (DI)

续表

可检索字段和缩写	可检索字段和缩写	可检索字段和缩写
Book Title (BT)	Investigator Affiliation (IA)	PubMed Central Release (PQ)
Book Volume (BV)	InvestigatorNameID (IX)	Rare Disease Supplementary Concept (RS)
Registry Number/Name of Substance (RN)	ISBN (IB)	Rare Disease Supplementary Concept Word (RX)
Cited Reference Date (CQ)	ISO Journal Abbreviation (IO)	Record Owner (RO)
Cited Reference DOI (CD)	ISSN Electronic (ES)	Reference Title Index (RL)
Cited Reference Issue (RP)	ISSN Linking (IL)	Report Number (RR)
Cited Reference Page (CG)	ISSN Print (IS)	Revision Date (RD)
Cited Reference PMCID (CZ)	Issue/Part (IP)	Season (SE)
Cited Reference Publisher Identifier (RY)	Journal Name (JN)	Secondary Source AN (SA)
Cited Reference Source (CS)	Journal Subset (SB)	Secondary Source ID (SI)
Cited Reference UI (RZ)	Journal Word (JW)	Secondary Source Link (SL)
Cited Reference Volume (CE)	Keyword Heading (KW)	Section (SN)
Cited References (RF)	Keyword Heading Owner (KO)	Source (SO)
Collection Title (CL)	Keyword Heading Word (KF)	Space Flight Mission (SM)
Comments (CM)	Language (LG)	Status (ST)
Conflict of Interest (CI)	Media Type (MT)	Subject Heading Word (HW)
Contribution Date (CB)	MeSH Date (DA)	Synonyms (SY)
Copyright Index (CR)	MeSH Subject Headings (SH)	Text Word (TW)
Corporate Author (CN)	Name of Substance Word (NM)	Title (TI)
Country of Publication (CP)	NLM Journal Code (JC)	Title Comment (TC)
Create Date (DT)	NLM Journal Name (NJ)	Unique Identifier (UI)
Date of Publication (DP)	NLM Journal Word (NW)	Update Date (UP)
Digital Object Identifier (DO)	Number of References (NR)	Version Date (VD)
Editors (EE)	Object ID (OJ)	Version ID (VI)
Editor Last Name (EX)	Organism Supplementary Concept (OS)	Volume (VO)
Editors Full Name (FE)	Organism Supplementary Concept Word (OX)	Volume Book Title (VB)
Electronic Date of Publication (EP)	Original Title (OT)	Year of Publication (YR)
Ending Date (ET)		

Ovid MEDLINE 在高级检索模式下,不限定字段进行检索或者指定

".mp."进行检索，系统将默认在文献题名（TI）、书名（BT）、文摘（AB）、原始题名（OT）、物质名称（NM）、主题词（HW）、子节标题（FX）、关键词（KF）、有机体补充概念词（OX）、协议补充概念词（PX）、罕见病补充概念词（RX）、唯一标识符（UI）、同义词（SY）、人口补充概念词（UX）、解剖学补充概念词（MX）字段中进行检索。

Ovid MEDLINE 默认的显示、打印、电子邮件和保存的字段有文摘（AB）、基金负责人单位（IA）、记录制作机构（RO）、作者（AU）、关键词（KW）、文献出处（SO）、作者全名（FA）、MeSH 主题词（SH）、来源数据库链接（SL）、物质登记号/物质名称（RN）、原始题名（OT）、状态（ST）、出版日期（DP）、其他摘要（OA）、文献题名（TI）、作者机构（IN）、唯一的字母数字代码（OI）、唯一标识符（UI）。

文献出处（SO）字段包括了图书版本（BN）、期号/部分（IP）、引文文章发布的月份或季节（SE）、书名（bt）、文献出版的期刊全名（JN）、卷号（VO）、书卷号（BV）、页码（PG）、出版年（YR）。

2. 逻辑运算符、截词符、通配符

（1）逻辑运算符。

Ovid MEDLINE 可使用的逻辑运算符包括"AND""OR""NOT""ADJn""FREQ"，如表3-4所示。

表3-4 Ovid MEDLINE 的逻辑运算符

运算符	含义	示例
AND	检索包含所有检索词的结果	blood pressure and stroke
OR	检索至少包含一个检索词的结果	heart attack or myocardial infarction
NOT	排除检索术语	health reform not health maintenance organizations
ADJ	位置运算符，检索按顺序出现的包含所检索术语的记录，术语之间无单词	blood adj pressure
ADJn	位置运算符，检索在指定的单词数（n）内包含所检索词（以任何顺序）的记录	stroke adj5 high blood pressure
FREQ	指定检索到的记录中某个检索词出现的阈值	blood. ab. /freq=5

"AND"允许检索包含所有检索条件的记录。例如,"hyperlipemia and stroke"只检索在同一记录中同时包含高脂血症和卒中的记录。在限定(或字段)检索中使用 AND 组合检索词,可以在指定字段中检索到包含检索词的记录。例如,"(anoxia and birth).ab"检索在摘要中同时出现缺氧和出生的结果。

"OR"允许检索包含任何检索词的记录。例如,使用"diabetes mellitus or myocardial infarction"进行检索,检索出的结果包括所有内容,即包含"糖尿病""心肌梗死"或两者的记录。在限定的(有字段的)检索中使用"OR"组合检索词,可以在指定字段中检索到包含检索词的记录。例如,使用"(anoxia or birth).ab",将检索在摘要中出现"缺氧"或"出生"或两者都出现的结果。

"NOT"允许检索包含第一个词但不包含第二个词的记录。这种方式可以限制结果的范围。例如,使用"anemia not thalassemia"只检索那些包含"贫血"但不包含"地中海贫血"的记录。还可以使用"NOT"从字段检索中剔除记录。例如,使用"(anemia not thalassemia).ti"只检索标题中包含"贫血"但不包含"地中海贫血"的记录。当使用"NOT"组合两个结果集时,Ovid 将从第一个指定的结果集中删除包含产生第二个结果集的检索中指定检索词的任何记录。例如,结果集 1 为包含贫血的记录,结果集 2 为包含地中海贫血的记录,使用"NOT"检索"1 NOT 2"从结果集 1 中删除任何提到地中海贫血的记录。

"ADJn"是一个位置运算符,允许检索在指定的单词数(n)内包含所检索词(以任何顺序)的记录。要应用邻接性(也称为接近性),用 ADJ 和 1~99 之间的数字分隔检索词。例如,"ADJ"按照指定的顺序查找相邻的两个检索词;"ADJ1"以任意顺序查找相邻的两个检索词;"ADJ2"查找任何顺序的检索词,并且它们之间有一个单词(或没有);"ADJ3"以任意顺序查找包含 2 个(或更少)检索词的项;"ADJ4"查找任何顺序的检索词,并且它们之间包含 3 个(或更少)单词;以此类推。例如,使用"breast cancer ADJ surgery"检索包含检索词"breast cancer"和"surgery"的记录,两个单词按顺序出现,中间没有任何单词分隔;而使用"breast cancer ADJ5 surgery"检索包含检索词"breast cancer"和"surgery"的记录,两个单词在任意方向上相距不超过 4 个单词。Ovid 将停用词计算为可以出现在所需术语之间的数字的一部分,因此在邻接阈值中包含停用词时会减少检索记录的数量,在这种情况下,可以通过将邻接阈值增加两个或三个来改善结果。位置运算符也可以与字段检索结合使用。如使用"(lung cancer ADJ3 targeted therapy).ab"将检索摘要中出现"lung cancer"和"targeted therapy"的记录,两个检索词在任意方向上相距不超过 2 个单词。当不确定文献中使用的确切短语时,可使用"ADJn"来帮助检索,一般来说,要求 2 个或更多检索词彼此靠近,通常会检索出密切相关的记录,从而产生更相关的结果。

"FREQ"可以指定检索到的记录中某个检索词出现的阈值。只有当包含该词的记录至少出现在检索语句中指定的次数时,才会检索该词。一般来说,包含许多检索词实例的记录比包含较少实例的记录与检索更相关。在检索数据库的全文字段查找常用单词或短语时,"FREQ"特别有用。应用"FREQ"要求将检索词限定为一个字段,然后应用所需的频率,如<term>.xy./FREQ=n。在此语法中,xy 为字段代码,n 表示希望检索词在检索到的记录中出现的最小次数。不要在这个检索语句中使用空格,如"blood pressure.ab./freq=5",将检索在摘要字段中出现 5 次或以上"blood pressure"的记录。当"FREQ"命令包含多个字段时,使用的所有字段的出现次数将被加在一起以达到指定的数字。如果你使用的字段是由其他字段的组合组成的,那么 FREQ 将不起作用。

"ADJn"字段可以和"FREQ"字段联合使用,如"(diabetes adj3 hypertension).tw./freq=5"将检索到在所有文本字段中出现了"diabetes"和"hypertension"的记录,两个检索词在任意方向上相距不超过 2 个单词,且重复出现 5 次或以上。

(2) 截词符和通配符。

截词符和通配符可以利用根词来查找可能对整体搜索有价值的检索词的变体。Ovid MEDLINE 可使用无限右截词符"*"和有限右截词符"$n"。"*"用于检索由不同后缀组成的单词的变体,如检索"arthroplast*"可以查找 arthroplast、arthroplasty、arthroplastics 和 arthroplasties 等。"$n"限制了单词后面的字符数量,如使用"man$1e"可以查找 man 和 mans,但不能查找 manual。

Ovid MEDLINE 可使用的通配符包括强制通配符"#"和可选通配符"?"。"#"表示单词内或单词末尾的一个字母数字字符(但不是两个单词之间的字符)。例如,使用"organi#ation"可查找 organization 和 organisation,使用"rabbit#"只能检索到 rabbits 而不能检索到 rabbit。"#"可以用于不规则复数的检索,如"wom#n"可以检索到 woman 和 women。

"?"表示单词内或单词末尾的零个或一个字母数字字符(但不包括两个单

词之间的字符）。它对于检索带有英式和美式拼写变体的记录非常有用，因为无论是否存在额外字符，它都能找到单词。例如，检索"colo?r"能找到color或colour。

Ovid平台提供IP地址认证方式直接登录（访问链接http://ovidsp.ovid.com/autologin.cggi），或通过已购买Ovid数据库的机构提供的网页链接进入）、个人账户和密码方式登录（访问链接http://ovidsp.ovid.com/）、其他方式登录（OpenAthens/Institutional、Ovid SSO）、购买单篇文章等方式供用户使用。

3. Ovid MEDLINE 数据库进入方式

进入Ovid平台后，选择需要检索的资源，单击某个资源的名字即可选中该资源进行检索；或者点击某个资源名字前的复选框再点击打开"添加群组"选择一个资源。也可以通过逐个点击资源名字前的复选框，再点击打开"添加群组"选择多个资源进行检索，在选择多个资源时，主题匹配将不能使用，若要更改资源，可点击"变更"按钮重新进入资源选择页面选择。

点击资源右侧的图标即可打开数据库指南页面。该页面包含数据库的简要说明、字段指引、限制条件和检索工具等，同时还提供检索示例和出版者及版权等信息。进入所选资源检索页面后，页面上方显示蓝色背景的主导航栏，包括检索（进入检索页面）、期刊（浏览查看期刊）、电子书（浏览查看电子书）、多媒体（浏览多媒体资源）、我的工作区（进入个性化功能设置页）等，主导航栏显示项目根据订购情况的不同而不同（见图3-13）。

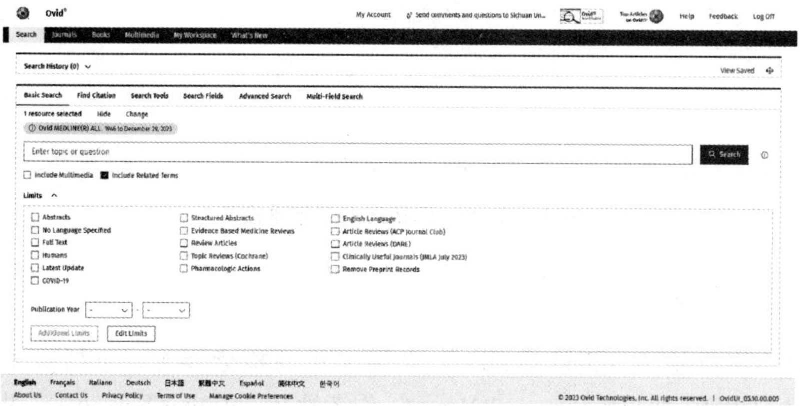

图3-13 Ovid MEDLINE 资源检索页面

Ovid可以提供6种检索模式，当选择期刊、图书等全文数据库检索时，不提供检索工具模式。检索模式下面为当前选择的资源信息，点击"变更"按钮重新进入资源选择页面。检索历史包含检索序号、检索结果数量、检索类型、操作、批注等信息。常用限制能够对检索结果进行筛选。点击"更多限制"可以查看所有选项。"编辑常用限制"将自己常用的限制选项添加到"常用限制"。页面下部可以更改页面显示语言。

4. 基本检索

基本检索（Basic Search）采用自然语言处理功能，用自然语言键入任意文字，如词、词组或句子，然后单击"检索"按钮进行检索，能快速查找最新发表的相关文献（见图3-14）。当勾选了"包含相关词"（Include Related Term），系统将自动包含同义词、复数以及拼写变体等形式扩大检索范围，提高查全率。如输入"elderly"，系统会自动检索"elderly""geriatric""older" "aged"等。还可以对期刊分类、出版物类型、星级（相关性）和出版时间进行限制。基本检索结果按相关度排序。通过限制或利用左侧检索结果工具来筛选检索结果可缩小检索范围。Ovid提供了多种"限制"（Limit）选项，包括学科领域、文献类型、发表年限等，帮助用户获取所需的信息。

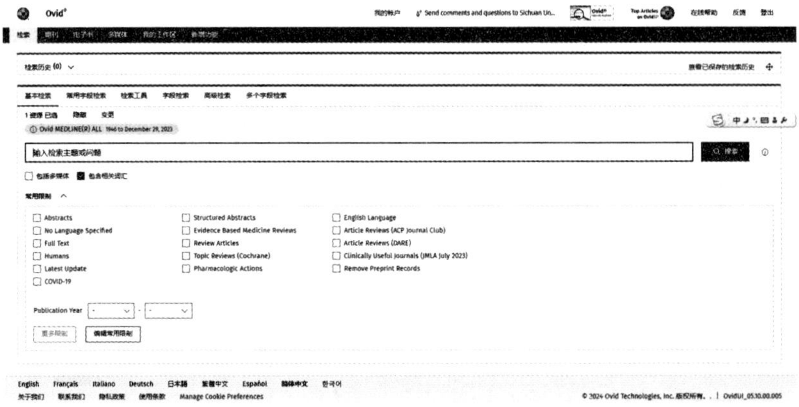

图3-14 Ovid MEDLINE 基本检索

5. 常用字段检索

常用字段检索（Find Citation）提供细化的检索类型，包括文章题名（Article Title）、期刊名（Journal Name）、作者姓名（Author Surname）、出版年（Year）、出版卷（Volume）、期（Issue）、出版社（Publisher）、索取号（Unique Identifier）和数字文献识别符（DOI）等（见图3-15）。

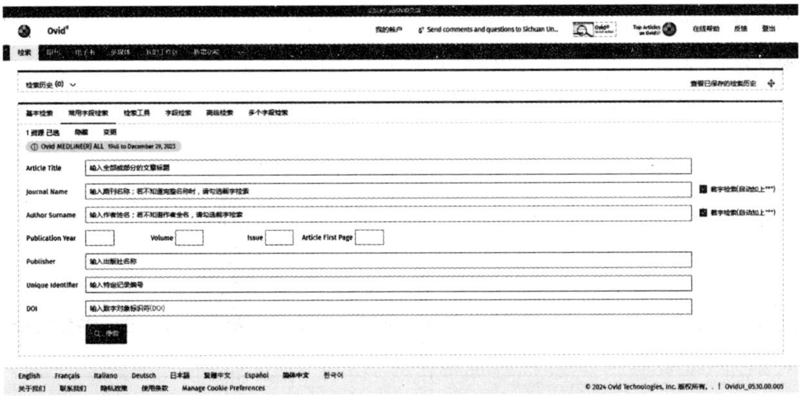

图 3-15　Ovid MEDLINE 常用字段检索

6. 检索工具

检索工具（Search Tools）提供主题匹配、树型图、轮排索引、主题词说明、扩展检索、副标题检索等选项（见图 3-16）。

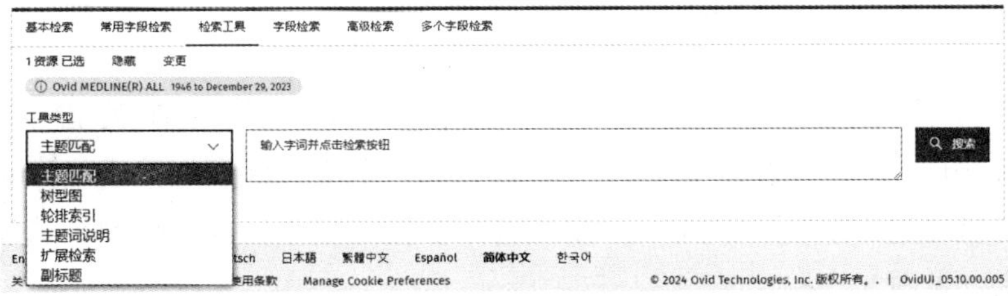

图 3-16　Ovid MEDLINE 检索工具

主题匹配：根据输入的词语，从所用数据库的词库或控词表中找出与之相当的标准主题词。

树型图（或主题词库）：在词库中查找主题词。

轮排索引：检索并列出包含某个词的主题词。

主题词说明：输入主题词，查找该主题词的注解说明，通常包含其含义、历史、用法等。

扩展检索：检索主题词及其下位词的所有文献记录。

副主题：浏览某个主题词的所有可用副主题词。

7. 字段检索

字段检索（Search Fields）可根据数据库字段项的内容进行有针对性的检

系统评价中的证据检索及代表性 **案例分析**

索，可选择一项进行检索也可选择多项进行组合检索。输入一个词或短语，选择一个或多个字段，然后点击检索或显示索引数据（可用时）按钮进行检索或浏览。其分为常用字段（My Fields）与所有字段（All Fields）。系统默认的常用字段有书名（Book Title）、全文（Full Text）、摘要（Abstract）等选项，用户还可根据自身需求通过"+/−"将自己常用的字段添加到"我的字段"（My Fields）中（见图 3-17）。

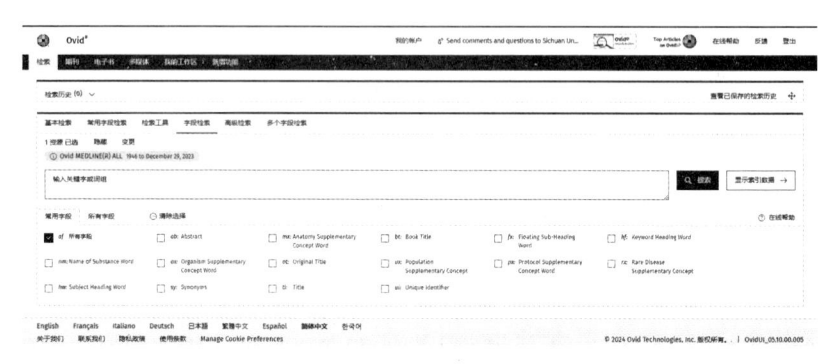

图 3-17　Ovid MEDLINE 字段检索常用字段

8. 高级检索

高级检索（Advanced Search）提供的检索途径有关键词检索（Keyword）、作者检索（Author）、标题检索（Title）和期刊检索（Journal），并且可以通过"限制"（Limits）按钮进一步精炼结果，其"限制"选项同基本检索（见图 3-18）。

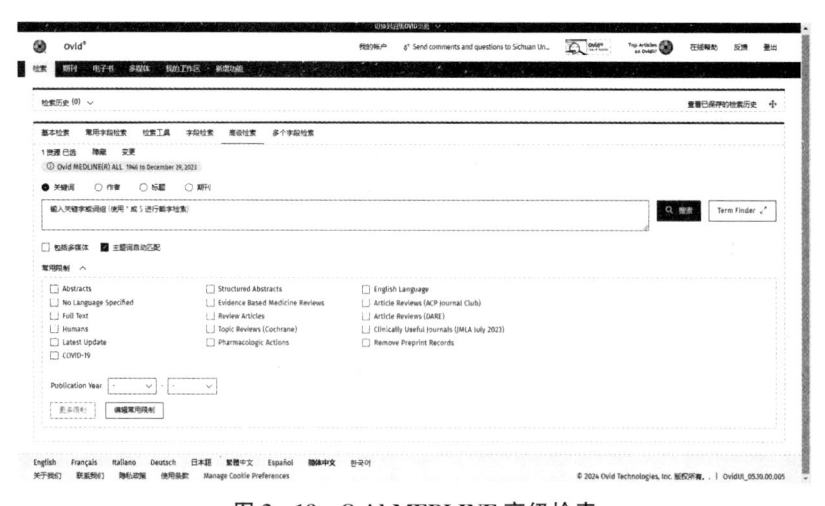

图 3-18　Ovid MEDLINE 高级检索

关键词检索输入单词或词组进行检索，支持截词检索。可选择 MeSH 主题词自动匹配，主题词自动匹配从数据库词表中推荐标准的主题词/术语用于检索。Ovid MEDLINE 在高级检索模式下，不限定字段进行检索或者指定 ".mp." 进行检索，系统将默认在文献题名（TI）、书名（BT）、文摘（AB）、原始题名（OT）、物质名称（NM）、主题词（HW）、子节标题（FX）、关键词（KF）、有机体补充概念词（OX）、协议补充概念词（PX）、罕见病补充概念词（RX）、唯一标识符（UI）、同义词（SY）、人口补充概念词（UX）、解剖学补充概念词（MX）字段中进行检索。

打开检索历史，点击选中的检索策略前的复选框，点击"AND"或"OR"按钮，对之前的检索策略进行合并。也可以手动输入，在检索框中以"AND""OR"或"NOT"连接之前执行过的检索策略的序号，合并检索。高级检索输入的检索词不区分大小写。所输入的词组，如有空格，将直接按照"AND"运算进行检索。

作者检索按姓在前、名字首字母在后，中间用空格分开的格式输入。题名检索支持截词检索。刊名检索输入刊名的全称或刊名前面部分字母，不能使用刊名缩写或刊名关键词进行检索。

Ovid MEDLINE 高级检索页面提供术语查询器（Term Finder）（见图 3-19）功能，术语查询器能帮助用户访问受控词汇，一键快速查找、揭示 MeSH 主题词、副主题词、关键词、同义词，以及概念层级关系；提供 Stedman's 医学词典中的定义和发音，以及一体化医学语言系统（UMLS）词汇表中的匹配结果（见图 3-20）。在 MeSH 主题词匹配结果中可以查看主题词的树状结构（MeSH Tree）、作为术语使用（Used For Terms，即同义词）、范围注释（Scope Note）、副主题词（Subheading）（见图 3-21）。

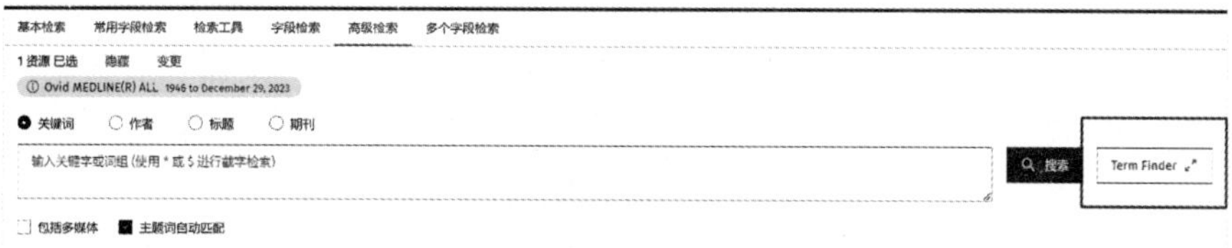

图 3-19　术语查询器（Term Finder）

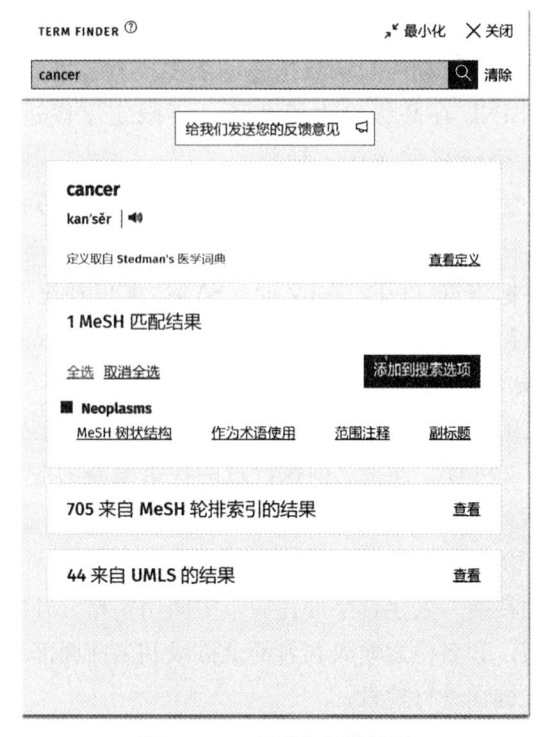

图 3-20　术语查询器结果

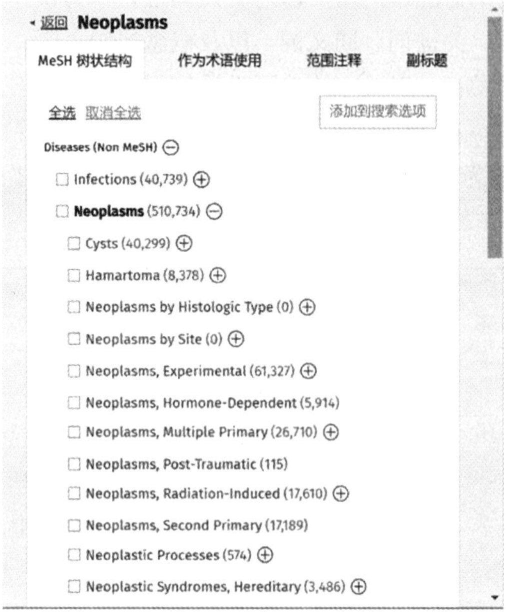

图 3-21　MeSH 主题词匹配结果

点击"添加到搜索选项"可以帮助用户快速构建复杂检索式。可以将选中的词添加到 Ovid 搜索框中，对匹配到的主题词进行扩展检索、精确检索；在选定的词之前添加"AND""OR"运算符；而复制到剪贴板可以将选择的术语复制到剪贴板，不会在所选的术语前面添加任何运算符（见图 3-22）。

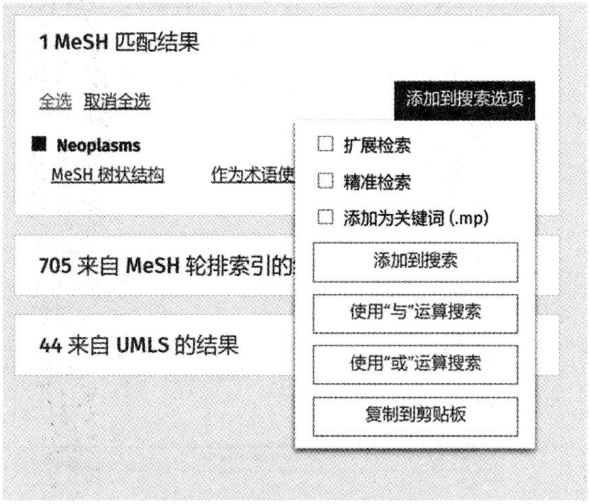

图 3-22　添加到搜索选项

9. 多字段检索

多字段检索（Multi-Field Search）（见图 3-23）通过多个检索框输入检索词并选择检索字段再进行逻辑组配（AND、OR、NOT）检索，生成比较复杂的检索策略。多字段检索提供自由的检索方式，用户可以添加多种"新增字段"（Add New Row）。

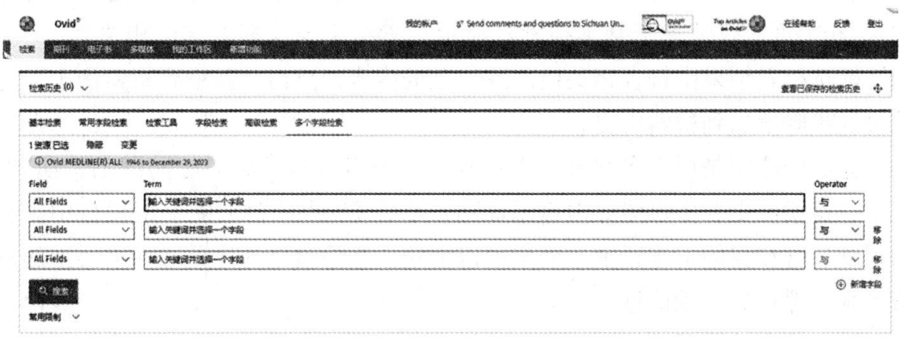

图 3-23　Ovid MEDLINE 多字段检索

系统评价中的证据检索及代表性 案例分析

（四）检索结果管理

检索结果页面包括检索结果信息、左侧的检索结果工具和题目信息的输出（见图 3-24）。

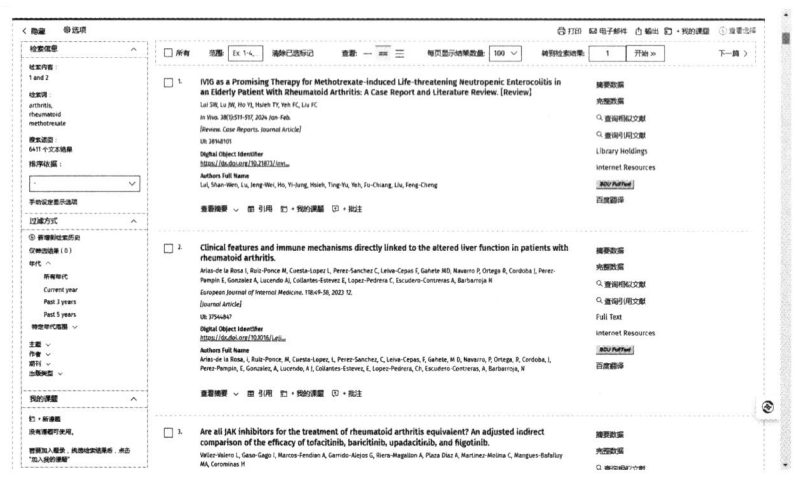

图 3-24 检索结果页面

（1）检索结果可以切换检索结果显示形式，包括"标题查看""题录查看""摘要查看"。该文献的相关链接在文献信息右侧显示，根据各机构订购内容和设置而变化。

（2）左侧的检索结果工具包括检索信息、过滤方式、我的课题。

①检索信息显示最近输入的检索内容、使用的检索词、检索结果数量、排序依据和手动设定显示的选项。

②过滤方式可以对现有检索结果按照相关选项进行多次、更进一步的筛选。"相关度"仅适用于基本检索，显示检索结果与检索内容的相关度。"主题"筛选检索结果中符合相关概念或主题的内容。点击"新增到检索历史"将该过滤步骤增加到检索历史。

③我的课题是用户在登录个人账号后，可以将自己感兴趣的图书、期刊、文章、检索历史、多媒体等内容添加到自己在 Ovid 平台上的个人栏目中。我的课题包含在我的工作区中，用户可以创建、删除自己的课题文件夹，并随意修改其中保存的文献信息。

（3）检索结果题录信息的输出在检索结果页面上面。勾选"所有"或填写范围选择要输出的文献结果范围，或者勾选文献结果前面的方框指定输出的文献（见图 3-25）。

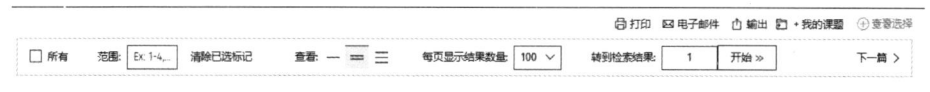

图 3-25　检索结果题录信息输出选择

输出方式包括"打印""电子邮件""输出""增加到我的课题"等。

①"打印":打印所选文献结果。可选择预设字段列表或选择一个自定义列表字段,输出格式包括 Ovid Citation、AMA、APA、MLA、Chicago 等,可以选择包含检索历史或批注。

②"电子邮件":将所选文献结果通过电子邮件发送给其他人,可一次性发送给多个邮箱。可选择预设字段列表或选择一个自定义列表字段,输出格式包括 Ovid Citation、AMA、APA、MLA、Chicago 等,可以选择包含链接至外部解析资源、全文链接网址、检索历史、批注等。

③"输出":将所选文献结果输出成 Word、PDF、Excel 文件,或输出到 EndNote、RefWorks 等文献管理工具。输出时,用户可以自己设置输出的字段内容,包括题录、摘要、主题词、详细题录信息等。Ovid 提供多种题录格式的输出,包括 Ovid Citation、AMA、APA、MLA、Chicago 等,可以选择包含链接至外部解析资源、全文链接网址、检索历史、批注等。

④通过将结果记录拖进结果工具中的我的课题区域,或单击添加到"我的课题"按钮(遵照之后的提示)来将检索结果添加到我的课题。使用 OvidSP 工具条,还可以从其他网站添加项目。

(4)登录"我的账号"后,即可使用"我的工作区",包含"我的课题""我的检索与定题通告""我的期刊目录订阅服务"3 个功能选项。

①"我的课题":用户可以自己创建、修改、删除课题文件夹,以课题为单位进行内容管理,并对文件夹内的内容进行打印、电子邮件发送、输出等操作。"我的课题"可以收录保存 Ovid 平台内的内容,如检索结果、检索历史、PDF 全文、电子书章节、多媒体内容、文章信息等;也可以保存 Ovid 平台以外的内容,如用户自保存的其他检索信息或制作的文件等内容。

②"我的检索与定题通告":用户保存自己的检索策略,并且将检索策略设置成自动提醒,定时发送给自己或多人。

③"我的期刊目录订阅服务":用户可以订阅 Ovid 平台上期刊的题录信息,期刊每新出一期,即将该期所包含的文章信息自动发送至指定的电子邮箱。

（五）检索实例

实例：评价氨甲蝶呤治疗中老年类风湿性关节炎的功效。

选择 Ovid MEDLINE 数据库，进入"高级检索"模式，输入检索词"Methotrexate"，匹配相应的 MeSH 主题词（见图 3-26）。

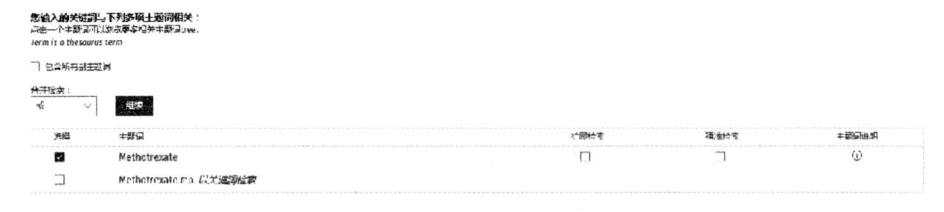

图 3-26　Methotrexate 对应的主题词

点击该主题词可以浏览该主题词的树型图，相关主题包括广义主题和狭义主题（见图 3-27）。

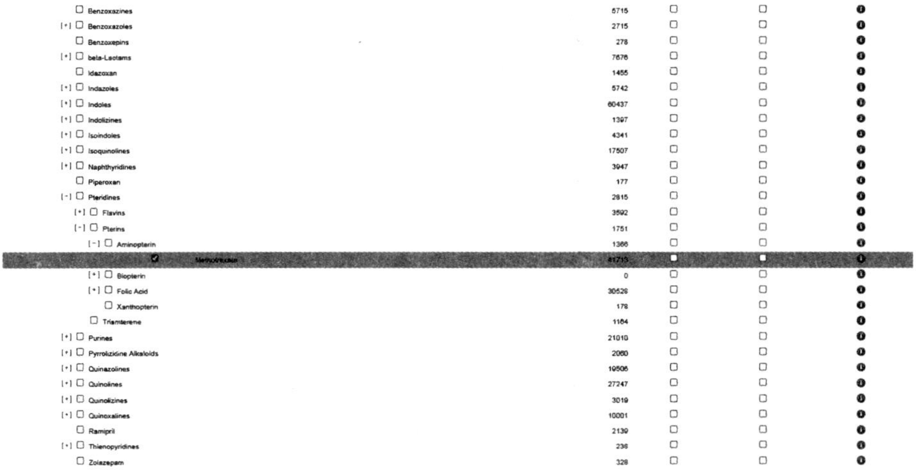

图 3-27　主题词 Methotrexate 的树状结构

勾选"扩展检索"可以在数据库中同时检索勾选的主题词及其所有的狭义词。

勾选"精准检索"可以筛选出以勾选的主题词为讨论重点的文献。

若输入的关键词没有匹配到适合的主题词，可勾选"以关键词检索"完成检索。

若选择一个以上的主题词进行检索，可以使用逻辑运算符"AND"或"OR"来合并检索。

若想要进一步了解关于目前显示的主题词详细数据，可以点击右侧图标进入主题词说明以了解更多信息。Methotrexate 的主题词说明包括释义、化学注册号、相关化学注册号、药理作用、CAS 类型、入口词等。

点击"继续"将进入可匹配的副主题词列表，通过勾选一个或多个符合需求的副主题来筛选出适合的检索结果，可以选择逻辑运算符"AND""OR"合并检索两个或更多副主题的交集或联集结果，如不需要筛选副主题词，可直接勾选"包含所有副主题"即可完成检索，点击副主题前的"①"图示可以获得该副主题的更多信息（见图 3-28）。

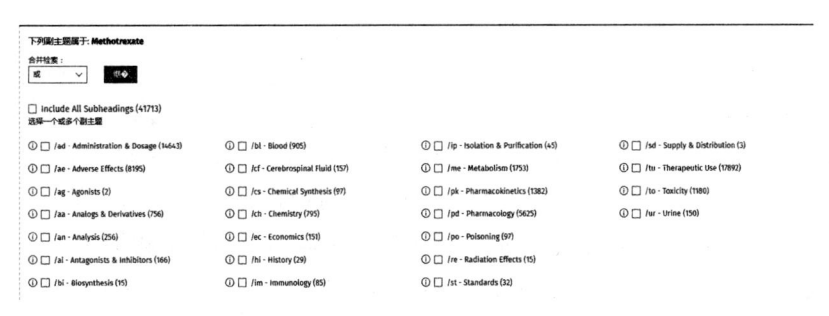

图 3-28　Methotrexate 可匹配的副主题词列表

输入检索词"rheumatoid arthritis"，重复上述操作，完成检索。

点击"检索历史"，点击选中的检索策略前的复选框，点击"与"按钮，对之前的检索策略进行合并，得到检索结果（见图 3-29）。

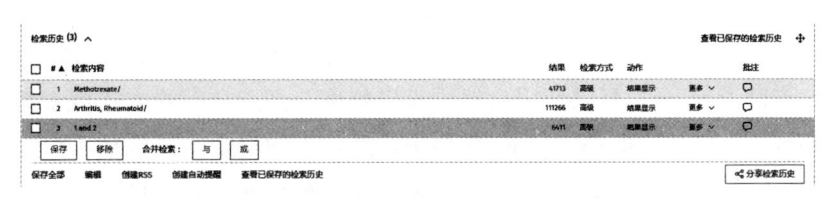

图 3-29　检索结果

点击"更多限制"，找到年龄分组（Age Groups），选择中老年年龄段"middle aged (45 plus years)"，点击"限制检索"，完成检索。

三、Embase 数据库

（一）数据库概述

Embase 为荷兰 Elsevier 公司拥有独家版权的生物医学与药理学文摘型数据库，以及全球最大的医疗器械数据库。其将 1974 年以来的 Embase 生物医学记录与 1966 年以来的 MEDLINE 记录相结合并去重，共包含 90 多个国家和地区出版的 8600 多种刊物和全球范围的医学会议，其中 3000 种为 Embase 独有的期刊，包括已发表的、同行审阅中的文献以及会议摘要。其涉及学科广泛，涵盖药物研究及药理学、实验与临床医学、生物医学工程与技术、生物医学各基础学科、卫生政策与管理、药学经济学、环境与职业卫生、兽医、法医学和替代医学等。拥有超过 3000 万条文献记录，超过 1300 万条记录未收录在 MEDLINE 中，覆盖各种疾病和药物信息，尤其涵盖大量北美洲以外（欧洲和亚洲）的医学刊物，可满足生物医学领域的用户对信息全面性的需求。与 PubMed 相比，Embase 含有更多的药理、毒理、疾病和医疗器械信息。

Embase 期刊覆盖范围从 1947 年开始，历史记录包含在 Embase Classic 中，共收录了 1947 年以来的 3200 多万条记录，每年以 150 万条、每日 6000 条记录的更新速度递增；还收录了 2009 年以来 7000 余种会议的 240 多万篇摘要。Embase 还覆盖各种疾病和药物信息，并对应进行了细致的文献标引，先后设置了与药物相关的 70 多个副主题词以及字段，如药物主题词字段（DR）、药物分类名称字段（EL）、药物商品名字段（TN）等。Embase 可以通过其主页 https://www.embase.com/访问使用，也可以通过 Ovid 间接检索。

（二）检索方法

1. Emtree 主题词

Emtree 是 Embase 数据库特有的主题词表，是 Elsevier 的权威生命科学词库。借助 Emtree，可以使用自然语言以精确、高查全率的方式检索数千种期刊和数百万份会议摘要。Emtree 范围广泛，平均每个术语包括 4 个以上的同义词，以确保结果的全面性。Embase 记录和授权的 MEDLINE 记录均通过专家手动索引或高级算法编制了大量索引。

Emtree 可用于索引：美国食品药品监督管理局（FDA）和欧洲药品管理局（EMA）描述的所有药物的通用名，世界卫生组织（WHO）描述的所有药物的国际非专有药名（INN），大多数主要制药公司的药物商品名，医疗器械的商业名称和通用名称，以及医疗程序，FDA 使用的全球医疗器械术语系统（GMDN）名称、疾病、生物体、生物功能、医学和生物学参数，传统中医术语，来自 MEDLINE 词库 MeSH 的所有术语。

截至 2023 年 3 月，Emtree 包括：96303 个首选术语（包括 MeSH 术语）；496982 个同义词；35400 种药物和化学品，与超过 26800 个 CAS 登记号相关联；

6000个通用和医疗设备专用术语（如内镜、导管）；16000医疗器械商品名称（来自2500多家制造商）；66个药物副标题、4个医疗器械副标题、14个疾病副标题和50个循证医学检查标签。

2. Emtree 和 MeSH 的区别

Emtree 和 MeSH 都是生物医学领域常用的分层控制词汇表，采用类似的分类结构，分别用于标引 Embase 数据库和 MEDLINE 数据库。Emtree 于 1988 年以 MeSH 为蓝本建立，但随着时间的推移，Emtree 已经与 MeSH 有所区别（见表3-5）。

表3-5 Emtree 和 MeSH 的区别

Emtree	MeSH
术语用自然语言给出	术语可能倒置
同义词超过370000个，其中药物同义词超过200000个	同义词较少
包括所有的 MeSH	不包括所有的 Emtree 和 Emtree 同义词
依赖于作者使用术语时所赋予的含义	有许多范围注释来描述术语的使用方式或意图
超过82000个首选术语	超过27000个首选术语
广泛的药物方面术语，有超过33000个首选术语	在药物方面的术语有限，大约有9250个首选术语
新药术语更新较早，每年更新三次	只添加了已建立的药物术语
超过4500个一般及医疗仪器专用名词（例如内镜、导管、假体）	更少的医疗器械术语
包括所有药物和化学信息	详细的药物信息在补充文件中
详细的药品和器械贸易和制造商名称索引	索引少部分在 MEDLINE 中不能检索的术语
每年更新三次：对最新的药物、疾病、有机体和程序进行索引，并添加在旧记录的后面	每年更新一次

（三）Embase.com 的检索方法

1. 可检索字段

Embase.com 允许在特定字段中进行检索。Embase.com 中的每条记录都

使用 "article title" "author name" "CAS registry number" 等字段进行索引。如果希望将检索限制到特定字段，只需在单词或短语后面添加字段代码。代码由两个字母组成，使用时在代码前加冒号 "："。字段的使用可以通过单击检索框下方的 "Fields" 添加代码，或直接在检索框中输入相应的字段代码来添加字段。Embase.com 的可检索字段和代码见表 3-6。

表 3-6 Embase.com 的可检索字段和代码

代码	字段	代码	字段
ab	Abstract	ip	Issue
ac	Abstract or citation	is	ISSN
ad	Author address	it	Publication type
af	Author First Name	jt	Source title
aid	Associated PUI	kw	Author keyword
an	Accession number	la	Language of article
au	Author	lc	Conference location
bp	Book publisher	lnk	Link
ca	Country of author	ls	Language of summary
cd	CODEN code	mn	Manufacturer ('drugs')
cl	Embase classification	ms	Molecular sequence number
cn	Clinical trial number	nc	Conference name
ct	Citation	oa	Original abstract
cy	Country of journal	oc	ORCID—Author Unique Identifier
dc	Conference date	ok	Original Author keyword
dd	Index term (Descriptor—drug terms)	pd	Publication date
de	Index term (Descriptor—combined drug and medical)	pg	Page range
df	Manufacturer ('devices')	pii	Publisher item identifier (useii)
dm	Descriptor—medical terms	pt	Source type
dn	Trade name ('devices')	py	Publication year
do	Doi	re	Report number
dtype	dbcollection	rn	CAS registry number
dv	Descriptor—device terms	sd	Entry date (since date)
ed	Editor	sp	Start page
em	Author Email	ta	Abbreviated journal title

续表

代码	字段	代码	字段
exp	Exploded Terms	ti	Title
ff	Affiliation	tn	Trade name ('drug')
ib	ISBN	tt	Original non-English title
id	Luwak unique id	ui	Medline id
ii	Publisher item identifier	vi	Volume

2. 逻辑运算符、截词符和通配符

（1）逻辑运算符。

Embase.com可使用的逻辑运算符包括"AND""OR""NOT""NEAR/n""NEXT/n"。

"AND"检索包含所有检索条件的记录，但检索词不必相邻。如"depression AND trazodone"检索的为在同一记录中同时包含depression和trazodone的记录，depression和trazodone不必相邻。

"OR"检索包含任何检索词的记录，检索结果必须至少出现一个单词或短语。如"elderly OR geriatric OR aged"的检索记录应包含elderly、geriatric、aged任一词。

"NOT"检索包含第一个项但不包含第二个项的记录，即"NOT"之前的单词或短语必须出现在记录中，"NOT"后面的单词或短语必须被排除。如"depression NOT trazodone"检索的记录应包含depression而不包含trazodone。

当组合不同的逻辑运算符时，一个逻辑运算符不会优先于另一个逻辑运算符，检索从左向右执行，如果有括号，则先执行括号中的检索式。

"NEAR/n"是一个位置运算符，它用于检索在任何方向上彼此相距"n"字以内的检索词的记录，检索词之间没有前后次序。如"breast cancer NEAR/5 surgery"检索包含"breast cancer"和"surgery"的记录，两个单词没有前后次序，在任意方向上相距不超过4个单词。需要注意的是，在Embase.com中，NEAR/1表示两个单词彼此相邻，中间没有任何其他单词。

"NEXT/n"也是一个位置运算符，按指定的顺序请求彼此在"n"个单词内的检索词，检索词之间有前后次序，如"breast cancer NEXT/5 surgery"检索包含"breast cancer"和"surgery"的记录，breast cancer先出现，

surgery 后出现。

当不确定文献中是否使用确切短语时，可使用位置运算符来帮助检索，一般来说，要求两个或更多检索词彼此靠近通常会检索到检索词与检索词之间密切相关的记录，从而产生更相关的结果。

（2）截词符和通配符。

截词符和通配符可以利用根词来查找可能对整体检索有价值的术语的变体。Embase.com 可使用的截词符和通配符有"*""?""$"。

"*"表示单词内或单词末尾的一个字母或多个数字字符，如检索"gene*"可以查找 gene、genes、genetics 和 generation 等，检索"h*moglobin"可以查找 hemoglobin、hamoglobin、hemoglobinopathy 等。

"?"表示单词内或单词末尾的一个字母数字字符，如"file?"能检索到包含 files 的结果，但不包 filed 或 filename。

"$"表示零个或一个字符，如"cytokine$"检索到的结果包括"cytokine OR cytokine?"。

使用"*"时提供的字符不能少于两个，而对于最相关的结果，在使用"*"截词前至少输入三个字符。在 Embase.com 中"*"可以和字段检索联合使用，但"?"不支持字段限制，如"sul*ur:ti:ab"将"sul*ur"检索限制于标题和摘要。短语中也可以使用截词符和通配符，如"heart infarct*"。

3. Embase.com 数据库检索功能

Embase.com 数据库有多种检索功能，比如快速检索、PICO 检索、PV Wizard 工具、医疗器械检索、高级检索、药物检索、疾病检索等（图 3-30）。快速搜索是使用关键字或短语进行快速简便的检索；PICO 使用患者、干预、比较/控制、结果框架构建检索，用于检索系统综述和临床评价报告；PV Wizard 建立药物警戒文献监测的综合检索查询；医疗器械检索用于医疗器械的检索，包括对不良反应和制造商产品的搜索；Drug、Disease 和 Device 分别用于药物相关、疾病相关和设备相关的高级检索。

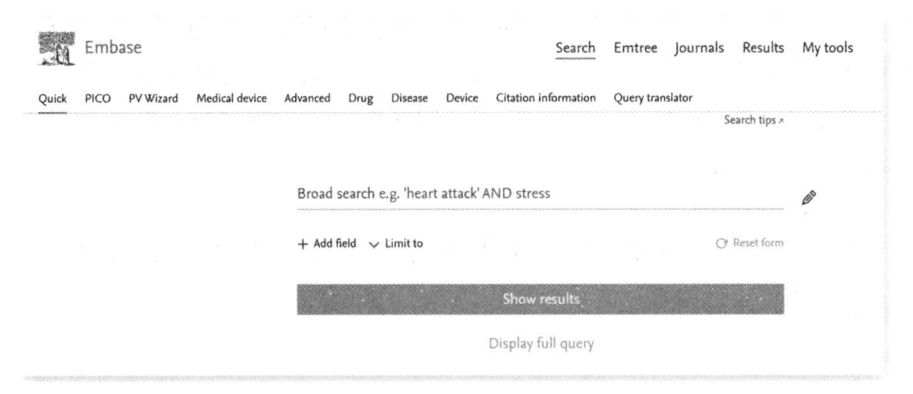

图 3-30　Embase.com 数据库检索页

（1）快速检索。

Embase.com 默认检索页面是"Quick"检索，也就是快速检索，可直接输入检索词或者词组进行检索，也可以用布尔逻辑运算符或者截词符等将检索词或者词组构成检索表达式进行检索（图 3-31）。

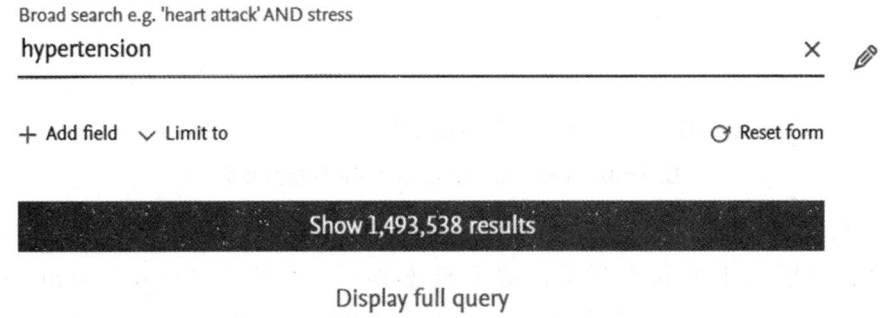

图 3-31　Embase.com 数据库快速检索页面

快速检索只要在文本框中输入相应的检索词即可。数据库的自动补全功能将提供来自 Emtree 的建议主题词或短语。在查看结果之前点击"Display full query"，可以在执行搜索之前看到查询。要查看具体的结果则需要点击"Show results"。检索短语需使用单引号或双引号。

快速检索页面默认是 Broad Search，Broad Search 可以将输入的词自动转换成主题词，并对其以及其下位词进行检索，同时将该词作为自由词在记录的所有字段中进行检索，如在 Broad Search 中检索"hypertension"，得到的检索结果是检索式"'hypertension'/exp OR hypertension"的检索结果。如果选择其他字段进行检索，则这个词仅作为自由词在对应的字段中进行检索。

快速检索提供的检索字段包括 Emtree 主题词、标题、摘要、关键词、作者姓名、机构、期刊名称等 30 多种。在快速检索页面，通过点击"Add field"即可显示多种检索字段入口。同时，Embase.com 数据库还提供制药公司名称和药物商品名称、CAS 登记号、临床试验注册码等检索字段，可以查询药物相关信息。

（2）PICO 检索。

PICO 检索用于创建基于 PICO 框架的检索式，按照 PICO 的方式依次填写相应检索词进行检索（图 3-32）。

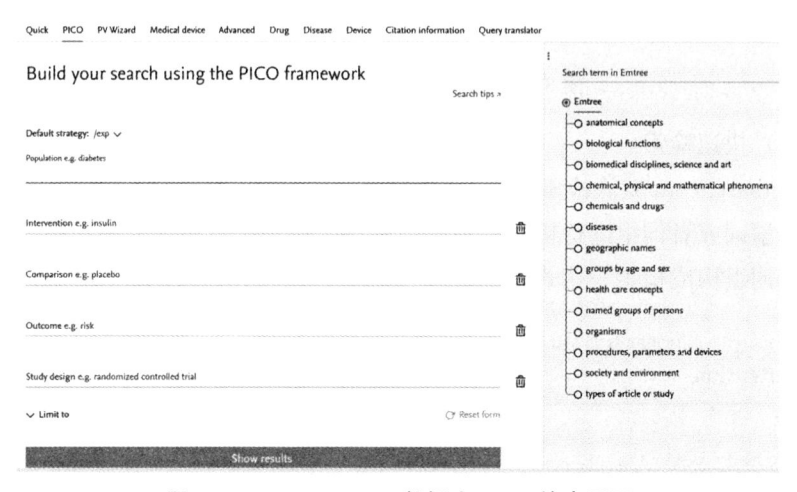

图 3-32 Embase.com 数据库 PICO 检索页面

检索页面可以直接浏览 Emtree，并将最佳 Emtree 主题词以及同义词应用于 PICO 框架中的每个环节。键入检索词后，右侧的"Search terms in Emtree"将自动显示对应的 Emtree 主题词及其所在的树状位置、上下位词，把鼠标放在想要的词上，然后点击该词将其添加到对应的检索框中，词与词之间以"OR"连接。点击添加到检索框的主题词，系统将自动添加所有同义词，如果觉得不合适，可以选择其中的部分同义词或删除所有同义词。

如检索康伯西普与雷珠单抗在糖尿病性视网膜病变中的疗效对比，输入检索词 conbercept、ranibizumab、diabetic retinopathy 后，选择需要的同义词后点击"Show results"将得到检索式"'diabetic retinopathy'/exp AND ('conbercept'/exp OR 'conbercept') AND 'ranibizumab'/exp"的检索结果（图 3-33）。

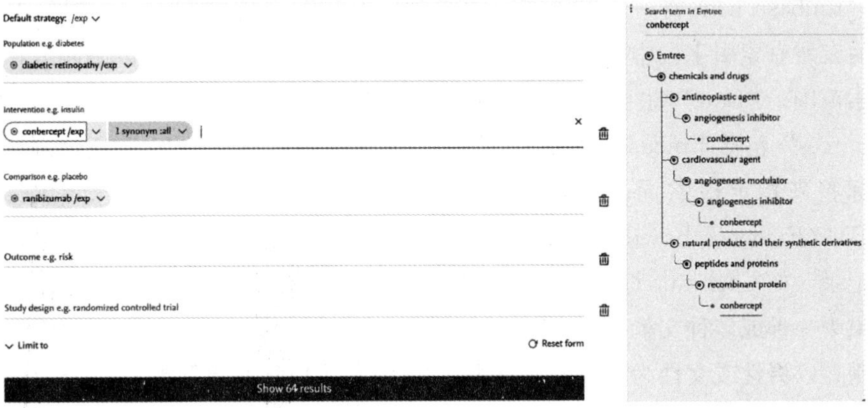

图 3-33 PICO 检索示例

(3) 高级检索。

高级检索提供了更多的选项来构建更精确的搜索。要运行高级搜索，单击顶部菜单中的"Search"并选择"Advanced"即可进入高级检索页面（图 3-34）。

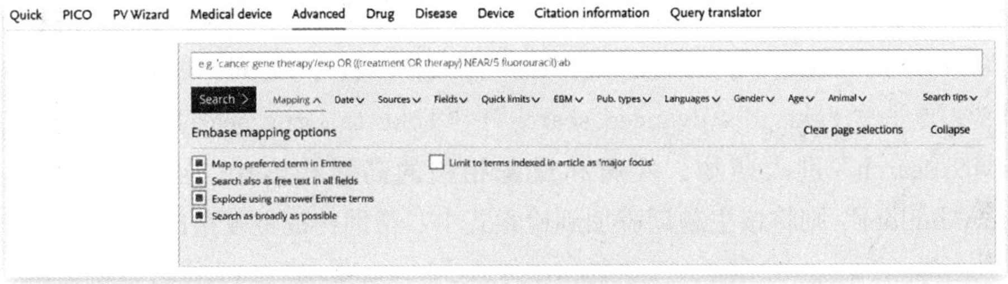

图 3-34 Embase.com 数据库高级检索页面

高级检索中可以使用各种逻辑运算符、截词符和通配符构建检索式进行检索。当输入一个术语或短语时，自动补全功能会从 Emtree 中推荐要使用的主题词帮助构建检索式。

高级检索页面提供了"Mapping""Date""Sources""Fields""Quick limits""EBM（Evidence Based Medicine）""Pub. types""Languages""Gender""Age""Animal"等多种过滤器选项（图 3-35）来帮助快速过滤检索结果，获得目标文献。

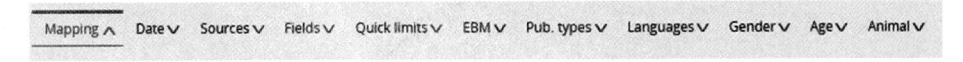

图 3-35 高级检索页面的过滤器选项

系统评价中的证据检索及代表性 **案例分析**

  Embase.com 将一个单词或短语自动匹配到其对应的 Emtree 主题词中，然后在所有索引字段中检索这个术语。使用"Mapping"选项可以限制或扩大检索范围；"Date"主要基于文档的发布日期或文档添加到 Embase 的日期；"Sources"包括 Embase、MEDLINE、Embase Classic；"Fields"通过添加字段标签来指定检索词；"Quick limits"用最常用的限制来限制检索结果；"EBM (Evidence Based Medicine)"可以将检索结果限定在循证医学中最常用的记录，如 Cochrane 综述、系统综述、Meta 分析中；"Pub. types"限制检索结果为一种或多种文献类型；"Languages"限制语言；"Gender"将检索结果限制在以男性或女性为主题的文章中；"Age"将检索结果限制在特定的年龄组；"Animal"将将检索结果限制在一种或多种动物研究类型中。

  (4) Emtree 检索。

  当需要查询 Embase 的主题词时，可通过点击页面右上角的"Emtree"标签，进入主题词检索页面（图 3-36）。主题词检索页面由 Emtree 主题词查找区"Browse Emtree"、主题词相关信息"Term information"和文献检索区"Query Builder"组成。Emtree 主题词查找区可以查找主题词，并显示该主题词在 Emtree 中的位置，以及对应的上下位词。找到对应的主题词后，右侧的"Term information"将显示该主题词的检索结果数、同义词、Dorland's 词典释义。点击"Take to Advanced search""Take to Drug search""Take to Device search"进入药物、疾病和设备相关的高级检索中。点击"Add to query builder"则将该主题词添加到检索式中，帮助构建更复杂的检索式。

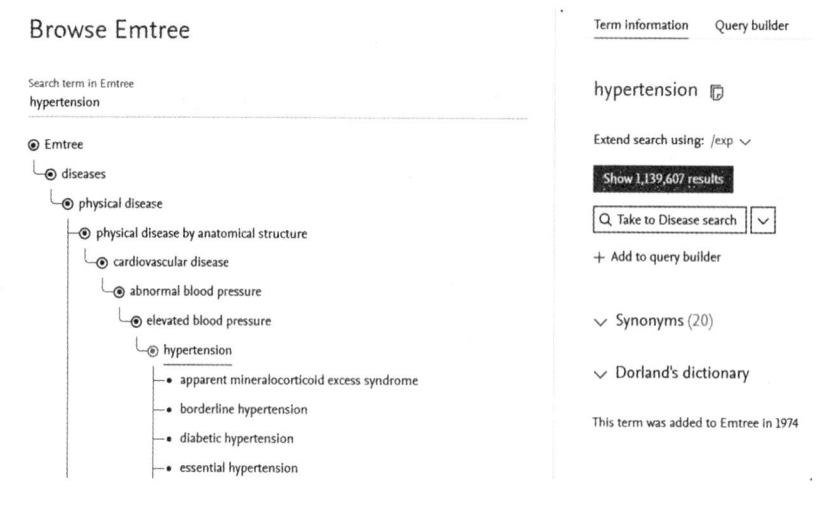

图 3-36　Embase.com 数据库 Emtree 检索页面

（四）检索结果管理

检索结果页面提供各种选项来细化、排序和过滤或限制检索结果（图3-37）。

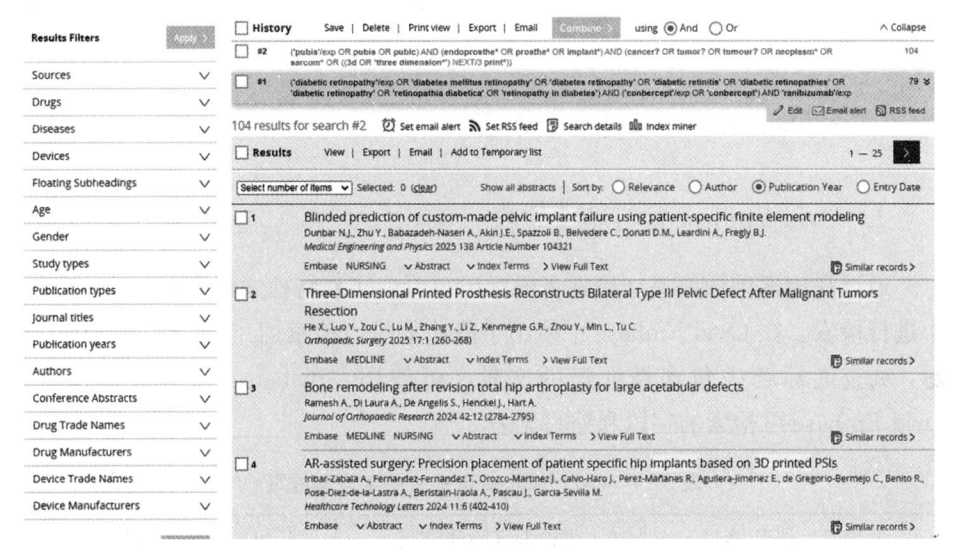

图 3-37　Embase.com 的检索结果页面

检索结果可按 Relevance、Author、Publication year、Entry date 来排序。Relevance 的显示顺序取决于检索式。

在检索结果的上方，显示了检索历史，可以帮助用户快速地回看历史检索结果。同时，还可以使用历史记录来组合和编辑检索式。选择要合并的检索式的复选框，选择需要的逻辑运算符后点击"Combine"获得新的检索结果。

检索结果的左侧为过滤器选项。Embase.com 有 17 种过滤器类别，包括"Sources""Drugs""Diseases""Devices""Floating subheadings""Age""Gender""Study types""Publication types""Journal titles""Publication years""Authors""Conference abstracts""Drug trade names""Drug manufacturers""Device trade names""Device manufacturers"。点击"展开"可以展开所有的过滤器类别，单击任意一个标题可查看该类别的过滤器。筛选器列表只包含与结果集相关且可滚动的项。通过勾选选中的过滤器复选框，然后单击"应用"来使用过滤器。可以一次应用多个过滤器，也可以单独应用。当单独应用时，将调整通过应用任何附加筛选器检索的记录数量。

也可以使用检索框下的过滤器来过滤检索结果（见高级检索部分），选择相应的过滤器后再次运行搜索即可获得对应的检索结果。

检索结果的输出方式包括"View""Export""Email""Add to Temporary list"。导出的格式有 RIS、RefWorks Direct Export、CSV、Plain text、XML、MS Word、MS Excel、PDF。用户可以自己设置输出的字段内容，包括标题、引文、引文和摘要、摘要和索引信息、完整的记录等，不同的格式有不同的导出内容。

（五）Ovid Embase 的检索方法

1. Ovid Embase 的可检索字段

通过在检索词后面添加检索字段标记，可以实现将检索词限定在特定字段中进行检索。在 Ovid Embase 中使用字段检索按"检索词.字段名"的格式进行，如查询标题中包含糖尿病的文献，可使用"diabetes.ti."进行检索。Ovid Embase 可检索的字段和缩写见表 3-7。

表 3-7　Ovid Embase 可检索的字段和缩写

可检索字段和缩写	可检索字段和缩写	可检索字段和缩写
Abstract (AB)	Embase Accession Number (EU)	Publisher (PB)
Accession Number (AN)	Embase Section Headings (EC)	Publisher Copyright (PC)
All Searchable Fields (AF)	Embase Subject Headings (SH)	Related Accession Number (RR)
Article Number (AR)	Entry Week (EM)	Related Article Number (BN)
arXiv Identifier (AV)	Enzyme Commission Numbers (EZ)	Related Book Series (RS)
Associated PUI (AP)	Figure Information (FI)	Related Book Title (RL)
Author (AU)	Floating Subheading (FS)	Related Conference Information (FE)
Author Email (AE)	Floating Subheading Word (FX)	Related Date of Publication (DR)
AuthorNameID (AO)	Grant Abstract (GA)	Related Figure Information (FR)
Book Series (BS)	Grant Acronym (GR)	Related Item CODEN (OR)
Book Title (BT)	Grant Country (GC)	Related Item Contributor (RC)
Candidate Terms (DJ)	Grant Information (GI)	Related Item Country (MC)

续表

可检索字段和缩写	可检索字段和缩写	可检索字段和缩写
Candidate Term Word (DQ)	Grant Number (NO)	Related Item DOI (RO)
CAS Registry Number (RN)	Grant Organization (GO)	Related Item Editor (ER)
Clinical Trial Number (CN)	Grant Organization Number (GN)	Related Item Information (RI)
CODEN (CD)	Heading Word (HW)	Related Item ISBN (RB)
Collaboration (CO)	Indexing Status (SI)	Related Item ISSN (NI)
Conference Editor (CW)	Institution (IN)	Related Item Publisher (RU)
Conference End Date (CE)	ISBN (IB)	Related Item Title (RT)
Conference Information (CF)	ISSN (IS)	Related Item URL (RW)
Conference Location (CK)	Issue Part (IP)	Related Issue Part (TR)
Conference Name (NC)	Journal Abbreviation (JA)	Related Journal Name (RJ)
Conference Paper Count (CQ)	Journal Issue (JI)	Related Page (RG)
Conference Publication (CG)	Journal Name (JN)	Related Part Number (PR)
Conference Start Date (CS)	Journal Translated Name (TJ)	Related Publication Type (RP)
Contributors (CZ)	Journal Word (JX)	Related Publisher Identifier (RM)
Copyright (CR)	Keyword Heading (KW)	Related Source Type (SR)
Correspondence Address (AD)	Keyword Heading Word (KF)	Related Volume (RV)
Country of Publication (CP)	Language (LG)	Related Volume Title (LR)
Date Created (DC)	Local Holdings (LH)	Related Year (RY)
Date Delivered (DD)	Local Messages (LM)	Retraction Notice (NE)
Date of Publication (DP)	Molecular Sequence Number (MS)	Revised Date (RD)
Device Index Terms (MV)	NLM Status (NS)	Status (ST)
Device Index Terms Word (MY)	Number of References (NR)	Source (SO)
Device Manufacturer (DM)	Original Title (OT)	Source Type (SU)
Device Trade Name (DV)	Other Index Terms (OD)	Summary Language (SL)
Digital Object Identifier (DO)	Other Index Terms Word (OX)	Text word (TW)
Drug Index Terms (DU)	Page (PG)	Title (TI)

续表

可检索字段和缩写	可检索字段和缩写	可检索字段和缩写
Drug Index Terms Word (DY)	Parent Book Title (BK)	Triple Subheading (XT)
Drug Manufacturer (MF)	Part Number (PA)	Triple Subheading Word (XW)
Drug Trade Name (TN)	PMID (PM)	URL (UR)
Editors (ED)	Preferred Journal Name (PJ)	Volume (VO)
Electronic ISSN (EN)	Publication Type (PT)	Year of Publication (YR)

Ovid Embase在高级检索模式下，不限定字段进行检索或者指定".mp."进行检索，系统的默认字段有文献题名（TI）、文摘（AB）、主题词（HW）、药物商品名（TN）、原始标题（OT）、设备制造商（DM）、药物制造商（MF）、设备商品名（DV）、关键词（KF）、副主题词（FX）、候选词（DQ）。

Ovid Embase默认的显示、打印、电子邮件和保存的字段有文摘（AB）、编辑（ED）、参考文献数（NR）、入藏号（AN）、节标题（EC）、原始题名（OT）、编码（CD）、进入周（EM）、出版类型（PT）、版权（CR）、图形信息（FI）、出版商（PB）、通信地址（AD）、机构（IN）、文献出处（SO）、出版国家（CP）、ISSN号（IS）、Embase主题词（SH）、传送日期（DD）、期刊缩写（JA）、摘要语言（SL）、DOI号（DO）、语言Language（LG）、标题（TI）、药物商品名（TN）、分子序列号（MS）、出版年（YR）、药物制造商（MF）。

文献出处（SO）字段包括文献号（AR）、出版日期（DP）、特殊期刊部分编号（PA）、丛书系列（BS）、期号（IP）、发表期刊的首选名（PJ）、书名（BT）、期刊缩写（JA）、卷号（VO）、会议信息（CF）、期刊名（JN）、出版年（YR）、会议出版物（CG）、页码（PG）。

2. 逻辑运算符、截词符、通配符

Ovid Embase可使用的逻辑运算符包括"AND""OR""NOT""ADJn""FREQ"，截词符包括无限右截词符"＄"和有限右截词符"＄n"，通配符包括强制通配符"♯"和可选通配符"？"，详细的使用方法见Ovid MEDLINE。

3. Ovid Embase数据库的进入方式

Ovid Embase数据库的进入方式同Ovid MEDLINE，包括通过Ovid平台提供的IP地址认证方式直接登录（访问链接http://ovidsp.ovid.com/

autologin. cggi，或通过已购买 Ovid 数据库的机构提供的网页链接进入)、个人账户和密码方式登录（访问链接 http：//ovidsp. ovid. com/)、其他方式登录（OpenAthens/Institutional、Ovid SSO)、购买单篇文章等。

进入平台后，选择需要的检索资源或者点击某个资源名字前的复选框，再点击打开"添加群组"选择一个资源。也可以通过逐个点击资源名字前的复选框，再点击打开"添加群组"选择多个资源进行检索，在选择多个资源时，主题匹配将不能使用，若要更改资源，可点击变更按钮重新进入资源选择页面进行选择。

进入所选资源检索页面后的显示同 Ovid MEDLINE，主导航栏显示项目根据订购情况而不同（见图 3-38)。

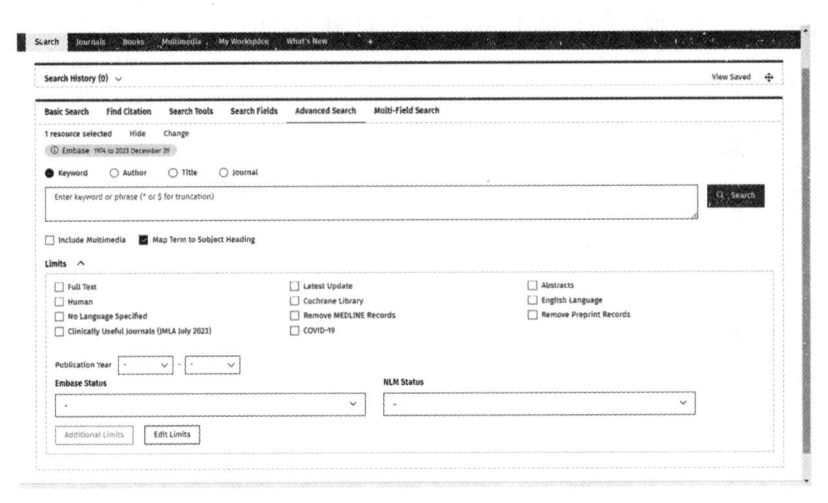

图 3-38 Ovid Embase 资源检索页面

4. Ovid Embase 数据库的检索方法

Ovid Embase 数据库可使用的检索模式与 Ovid MEDLINE 相同，包括基本检索（Basic Search)、常用字段检索（Find Citation)、检索工具（Search Tools)、字段检索（Search Fields)、高级检索（Advanced Search)、多字段检索（Multi-Field Search)，详细的检索方法见 Ovid MEDLINE。

5. 检索结果管理

检索结果显示形式包括"标题查看""题录查看""摘要查看"。左侧的检索结果工具包括检索信息、过滤方式、我的课题。检索结果题录信息的输出在检索结果页面上面。勾选"所有"或填写范围选择要输出的文献结果范围，或者勾选文献结果前面的方框指定输出的文献。输出方式包括"打印""电子邮件""输出""增加到我的课题"等。登录"我的账号"后，即可使用"我的工作区"，包含"我的课题""我的检索与定题通告""我的期刊目录订阅服务"3个功能选项。详细的内容见 Ovid MEDLINE。

（六）检索实例

为显示 Ovid 平台上 Embase 数据库与 MEDLINE 数据库检索的异同，本节检索实例基于 Ovid Embase 数据库。

实例：评价氨甲蝶呤治疗银屑病不良反应的发生情况。

选择 Ovid Embase 数据库，进入"高级检索"模式，输入检索词"Methotrexate"，匹配相应的 Emtree 词（见图 3-39）。

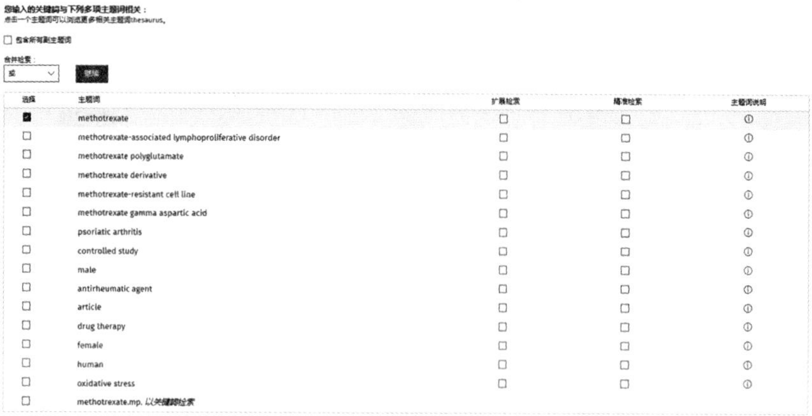

图 3-39　Methotrexate 对应的 Emtree 词

勾选"扩展检索"，可以在数据库中同时检索勾选的主题词及其所有的狭义词。

勾选"精准检索"，可以筛选出以勾选的主题词为讨论重点的文献。

若输入的关键词没有匹配到适合的主题词，可勾选"以关键词检索"完成检索。

若选择一个以上的主题词进行检索，可以使用布尔运算符（AND 或 OR）来合并检索。

点击该主题词可以浏览该主题词的树结构图，查看相关主题包括广义主题和狭义主题（见图 3-40）。

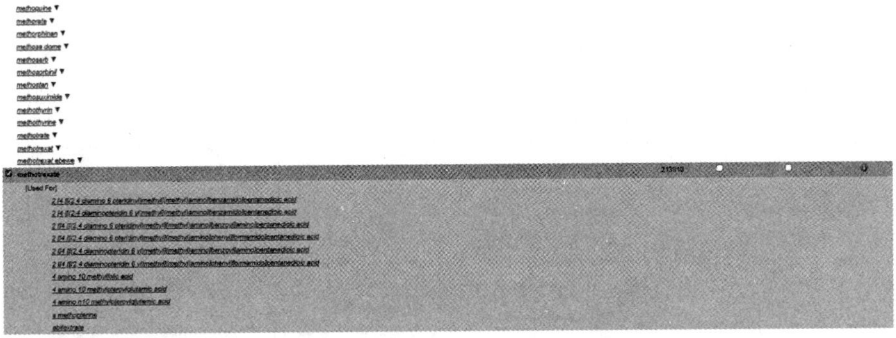

图 3-40　Emtree 词 Methotrexate 的树状结构图

若想进一步了解目前显示的主题词详细数据，可以点击右侧图标进入主题词说明。Emtree 词 Methotrexate 的主题词说明包括加入 Emtree 时间、多兰医学词典释义、入口词、CAS 登记号等（见图 3-41）。

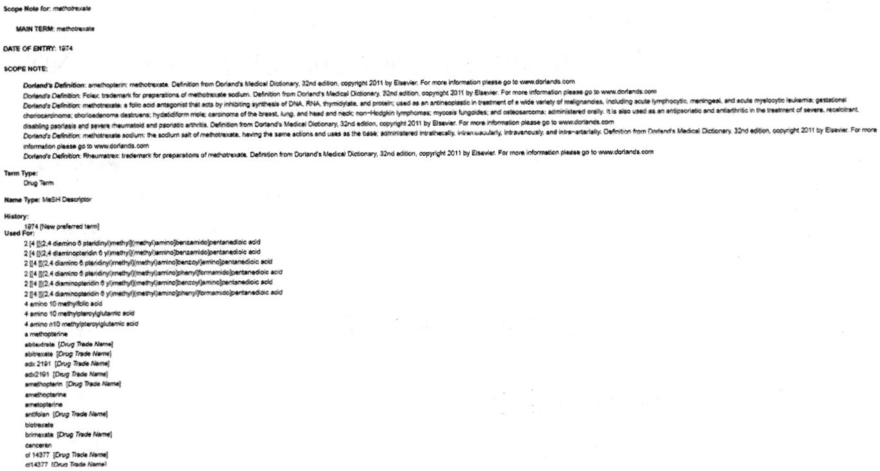

图 3-41　Methotrexate 的主题词说明

点击"继续"将进入可匹配的副主题词列表，通过勾选一个或多个符合需求的副主题词来筛选出适合的检索结果，可以选择逻辑运算符"AND""OR"合并检索两个或更多副主题词的交集或联集结果。如不需要筛选副主题词，可直接勾选包含所有副主题词选项即可完成检索，点击副主题词前的"①"图示可以获得该副主题的更多信息（见图 3-42）。本实例主要检索不良反应的情况，可选择与不良反应相关的副主题词"Adverse Drug Reaction""Drug Therapy""Drug Toxicity""Special Situation for Pharmacovigilance""Unexpected Outcome of Drug Treatment"来限定主题词概念，增加主题概念的专指性。

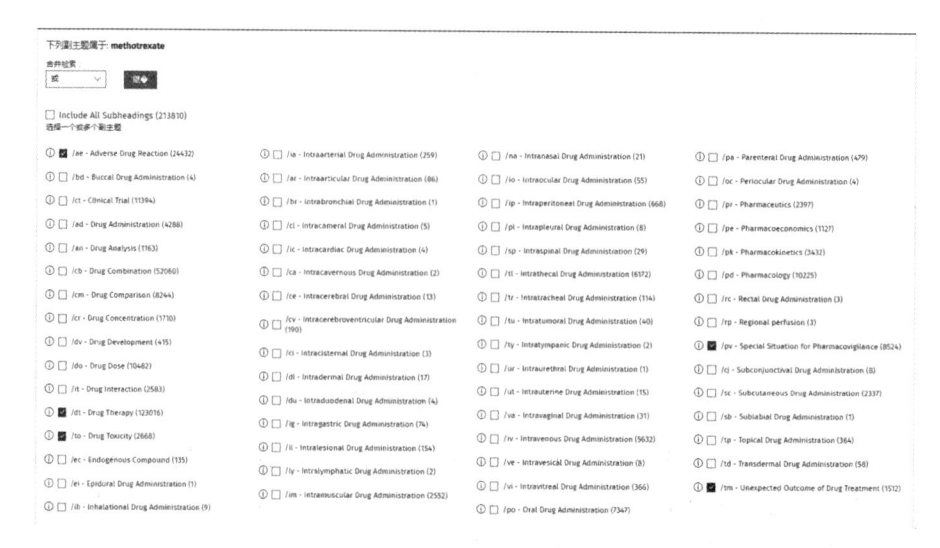

图 3-42　Methotrexate 可匹配的副主题词列表

输入检索词"psoriasis",重复上述操作,完成检索。

点击"检索历史",点击选中的检索策略前的复选框,点击"AND"按钮,对之前的检索策略进行合并,得到检索结果(见图 3-43)。

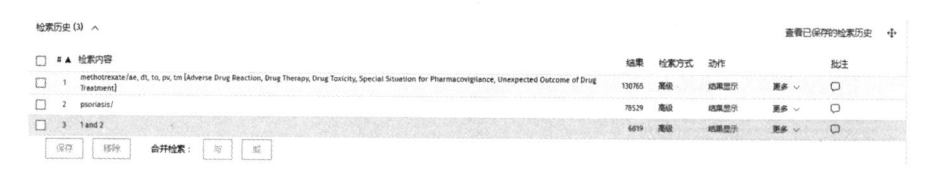

图 3-43　检索结果

四、Web of Science 数据库

(一)数据库概况

Web of Science(简称 WOS)是获取全球学术信息的最重要的数据库集成平台。通过该平台可以检索多种数据库,WOS 平台上的资源包括:①各种书目型或者事实性数据库,如 WOS 核心数据库、分析工具数据库等。②文献管理软件。下面对主要的数据库、分析工具逐一简单介绍。

WOS 平台的首页默认页面为所有数据库检索页面,数据库包括 Web of Science 核心合集、Derwent Innovations Index 数据库、Inspec 数据库、MEDLINE 数据库、KCI-Korean Journal Database、Preprint Citation Index、ProQuest Dissertations & Theses Citation Index、SciELO Citation Index 等

(见图3-44)。

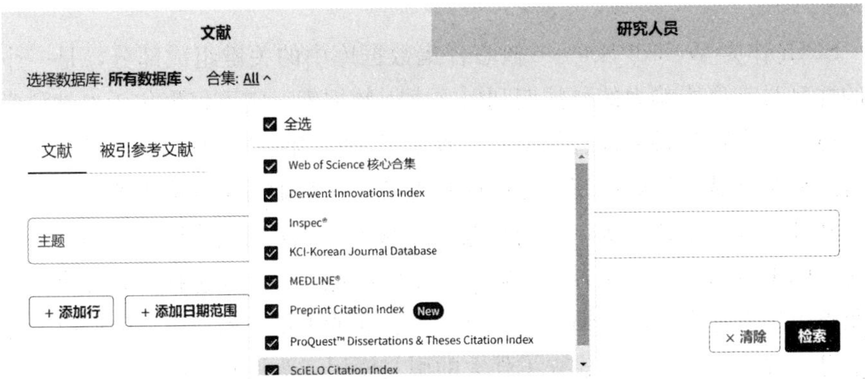

图 3-44 Web of Science 包含的所有数据库

1. Web of Science 核心合集

Web of Science 核心合集包括 8 个子库：Science Citation Index Expanded（SCIE）、Social Sciences Citation Index（SSCI）、Arts & Humanities Citation Index（A&HCI）、Conference Proceedings Citation Index-Science（CPCI-S）、Conference Proceedings Citation Index-Social Sciences & Humanities（CPCI-SSH）、Emerging Sources Citation Index（ESCI）、Current Chemical Reactions（CCR-E）、Index Chemicus（IC）（见图3-45）。需要注意的是，在 WOS 平台中，SCIE、SSCI、ESCI、CPCI-S 以及 CPCI-SSH 均被整合在 Web of Science 核心合集中，形成了一个具备全球影响力的多学科学术文献文摘索引数据库。为了确保检索的准确性和全面性，请在使用时明确勾选您所需的相应子库。

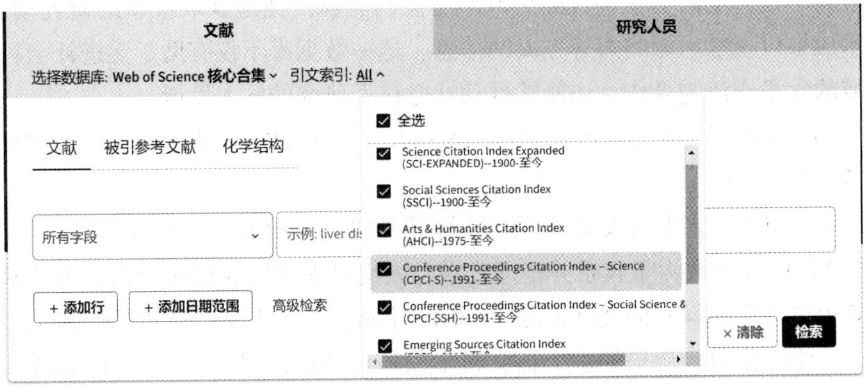

图 3-45 Web of Science 核心合集包含的数据库

111

(1) Science Citation Index Expanded（SCIE，科学引文索引）（1900 年至今）。

SCIE 作为 Web of Science 核心合集数据库中的关键组成部分，是一个权威的并且具有高影响力的科技期刊引文索引数据库。它不仅聚焦于自然科学领域，更是一个跨学科的综合数据库，收录了 1900 年以来超过 9400 种全球范围内自然科学领域的权威期刊。这些期刊覆盖了从基础科学到应用科学的广泛领域，共计 178 个学科领域，为用户提供了极其丰富的学术资源。SCIE 不仅提供完整的书目信息，如作者、主题词、出版商地址等，还包括作者提供的摘要以及被引用参考文献的详细检索。此外，它还能提供文献所引用的所有参考文献信息，并基于这些信息建立了强大的引文索引，为用户在科研工作中进行文献追踪、引用分析、学科交叉研究等提供了极大的便利。通过 SCIE，用户可以轻松获取自然科学领域的最新研究动态、学术成果以及学术影响力等方面的信息，其是科研人员不可或缺的重要工具。

(2) Social Sciences Citation Index（SSCI，社会科学引文索引）（1900 年至今）。

SSCI 是一个全面收录社会科学领域期刊的权威数据库。它涵盖了超过 3200 种社会科学期刊，并且也收录了 SCIE 数据库中涉及社会科学研究的论文。这一数据库的学科范围极其广泛，包括但不限于人类学、考古学、学科领域研究、商业与金融、交流、犯罪与刑罚、人口统计学、经济学、教育学、环境研究、人类工程学、人种研究、家庭研究、地理学、老人病学、健康与恢复、工业与劳资关系、信息与图书馆学、国际关系、法律、语言学、管理科学、护理、运筹学、计划与发展、政治学、精神病学、心理学、公共管理、社会学、城市研究以及女性研究等。SSCI 为社会科学领域的研究人员提供了一个极其丰富和全面的学术资源平台，使他们能够便捷地获取最新的研究动态、学术成果以及学术影响力等方面的信息。这一数据库不仅有助于促进社会科学领域的学术交流与合作，还能够推动社会科学研究的深入发展。

(3) Arts & Humanities Citation Index（A&HCI，艺术人文引文索引）（1975 年至今）。

A&HCI 是艺术与人文科学领域的重要期刊文摘索引数据库。自 1975 年起，A&HCI 便致力于收录并整理艺术与人文科学领域的权威期刊，为学术研究者提供全面而深入的文献资源。A&HCI 涵盖了考古学、建筑学、艺术、文学、哲学、宗教、历史等多个社会科学领域，共收录了 1800 多种世界范围内的艺术人文权威期刊，覆盖了 25 个不同的学科领域。其收录范围之广、内容之深,使其成为艺术与人文科学研究者不可或缺的重要工具。A&HCI 的总记录数已超过 514 万条,总参考文献数更是高达 5081 万篇,这些数据为研究人员提供了丰富的学术背景和参考依据。无论是进行文献综述、追踪学术前沿,还是进行跨学科研究,A&HCI 都能提供有力的支持。总之,A&HCI 以其全面而深入的收录范围、高质量的文献资源和强大的检索功能,为艺术与人文科学领域的研究者提供了一个宝贵的学术资源平台。

(4) Conference Proceedings Citation Index-Science(CPCI-S,会议论文引文索引科学版)(1991 年至今)。

CPCI-S 是美国《科学技术会议录索引》(Index to Scientific & Technical Proceedings,ISTP)的 Web 版。作为四大检索工具之一,它在科研领域中具有举足轻重的地位。CPCI-S 汇集了全球最新出版的科技领域会议录资料,这些资料涵盖从专著、丛书、预印本到来源于期刊的会议论文等广泛类型。其内容覆盖众多学科领域,如农业、环境科学、生物化学与分子生物学、生物技术、医学、工程、计算机科学、化学和物理学等,为研究人员提供了丰富的学术资源。通过 CPCI-S,研究人员可以方便地检索到各个学科领域内的最新会议文献,了解最新的科研成果和学术动态。这不仅有助于研究人员追踪学术前沿,还能够促进跨学科的合作与交流,推动科学技术的发展。

(5) Conference Proceedings Citation Index-Social Sciences & Humanities(CPCI-SSH,会议论文引文索引社会科学版)(1991 年至今)。

CPCI-SSH 是一个权威的数据库,专门汇集了来自社会科学、艺术与人文领域的会议资料。该数据库覆盖了多个学科领域,包括但不限于心理学、社会学、公共健康、管理学、经济学、历史、文学与哲学、艺术等。CPCI-SSH 为研究人员提供了宝贵的学术资源,使他们能够轻松地检索到相关领域内的最新会议文献,了解最新的研究成果和学术动态。这不仅有助于研究人员追踪学术前沿,还能够促进跨学科的合作与交流,推动社会科学和人文科学的繁荣发展。通过 CPCI-SSH,研究人员可以获取全面的会议信息,包括会议论文、演讲、讨论等,从而更全面地了解相关领域的最新进展。

(6) Emerging Sources Citation Index(ESCI)(2019 年至今)。

作为 WOS 收录的一个子集,ESCI 致力于收录和展示具有潜力的新兴期刊。ESCI 数据库收录超过 7000 本学术期刊,覆盖的学科范围广泛,包括社会科学、临床医学、艺术人文、工程学、自然科学、生命科学、农业科学、环境科学等。虽然 ESCI 的收录标准相较于 SCI、SSCI 和 A&HCI 稍低,但它为那些新兴的、有潜力的期刊提供了一个展示自身学术价值和影响力的平台。

ESCI 期刊的论文都可以在 Web of Science 的核心数据库中查到,这确实意味着我们不能简单地将 WOS 核心合集中的所有期刊都视为 SCI。事实上,WOS 核心合集包括多个子数据库,如 SCIE、SSCI、A&HCI 和 ESCI 等,每个子数据库都有其独特的收录标准和范围。ESCI 的设立为那些新兴的、有潜力的期刊提供了一个重要的观察期。如果这些期刊在 ESCI 中的表现优异,它们有可能会被进一步提升到 SCIE 或 SCI 等更高级别的索引中。相反,如果期刊在观察期间质量下降,它们可能会被降为普通期刊,甚至从 ESCI 中被移除。因此,ESCI 不仅为科研人员提供了一个了解新兴期刊的窗口,也为期刊编辑和出版商提供了一个重要的反馈机制,帮助他们了解期刊的学术影响力和发展方向。

(7) Current Chemical Reactions (CCR-E,最新化学反应)(1985 年至今)。

CCR-E 是一个专注于化学合成方法的数据库,汇集了自 1985 年至今来自知名期刊和 36 家专利授予机构的新合成方法数据。这些合成方法涵盖单步骤和多步骤反应,总计超过 1060000 个反应数据。CCR-E 数据库中的每个合成方法都附带有总体反应流程,确保用户能够清晰了解整个合成过程的各个步骤。为了更直观地展示每个反应步骤,CCR-E 为每个反应步骤都配备了详细和准确的图形表示,这有助于用户更深入地理解反应机制。除了现代合成方法,CCR-E 还包含来自法国国家知识产权局(INPI)的 140000 个反应数据,这些数据最早可以追溯到 1840 年,为化学研究人员提供了丰富的历史背景和参考。CCR-E 的数据来源主要包括两个方面:首先来源于知名期刊,CCR-E 收录了来自全球知名化学期刊的合成方法数据,确保数据的权威性和前沿性。其次,来源于专利授予机构,除了期刊数据,CCR-E 还从 36 家专利授予机构获取了合成方法数据,这些机构包括全球各地的专利局和知识产权组织。CCR-E 数据库对于化学合成领域的研究人员、教育工作者和工业界的工程师都具有重要的使用价值。通过查阅 CCR-E,用户可以快速找到所需的合成方法,了解最新的合成技术,提高研究效率。同时,CCR-E 也为化学领域的教学和工业生产提供了重要的参考依据。

(8) Index Chemicus(IC,化学索引)(1993 年至今)。

IC 是一个专注于新颖有机化合物结构和关键数据的收录工具。它自 1993 年以来已经收集了超过 200 万条新的有机化合物的信息,这些化合物均来源于世界范围内的重要期刊报道。IC 允许用户通过多种方式进行检索,包括化学亚结构、立体化学信息和生物活性等,为科研人员提供了极大的便利。在 IC

中，每个化合物的记录都包含丰富的信息。除了基本的结构式和反应式外，还有详细的书目信息和著者文摘。更为难得的是，许多记录还包含从原料到最终产物的完整反应流程，这为用户深入了解化合物的合成方法提供重要参考。IC 不仅是化学领域研究人员的重要工具，也是关于生物活性化合物和天然产物新信息的重要来源。它每周都会新增约 3500 个新化合物，确保数据库内容的时效性和新颖性。IC 化学索引数据库凭借其丰富的收录内容、多样的检索方式和及时的更新速度，已成为化学领域研究人员不可或缺的资源之一。

2. Derwent Innovations Index（1966 年至今）

Derwent Innovations Index 是世界专利资源中非常重要的一个数据库。它通过将 Derwent World Patents Index（DWPI，德温特世界专利索引）与 Derwent Patents Citation Index（德温特专利引文索引）进行整合，为用户提供全面、及时的全球专利信息。它更新速度非常快，每周都会更新，确保用户能够获取到最新的专利信息。每条记录不仅包含相关的同族专利信息，还包含由各个行业的技术专家重新编写的专利信息。这些信息包括描述性的标题和摘要，这些摘要通常更为详细和易于理解，帮助用户快速了解专利的核心内容。此外，Derwent Innovations Index 还会对专利的新颖性、技术关键、优点等进行评估和分析，为用户提供更加深入和专业的专利信息。这些信息对于科研人员、企业决策者、专利代理人等都具有重要的参考价值。

总之，Derwent Innovations Index 是一个全面、及时、专业的全球专利信息数据库，对于需要了解最新专利信息和技术动态的用户来说，是一个不可或缺的工具。

3. Inspec（1969 年至今）

Inspec 的前身是 Science Abstract，始于 1898 年。学科涵盖物理、电气和电子工程、计算机科学、控制技术、通信与信息技术、生产和制造工程等，并且涉及光学技术、材料科学、海洋学、核能工程、交通运输、地理、生物医学工程、生物物理学和航天航空等领域。Inspec 的所有数据均有数据专家人工添加的独有的叙词，包括学科分类、控制词、非控制词。根据科研不同需求，数据专家针对不同的数据类型添加了数值检索、化学检索、天体对象标识、专利代码和文章处理代码等标识来提高检索效率。这些特有的人工底层数据标引和叙词表功能，保证科研人员迅速准确地发现所需文献，近百年来受到全球科研界的认可。IET 的研发团队基于 Inspec 人工标引数据，创建了基于 Inspec 的全新科研分析工具 Inspec Analytics。Inspec Analytics 可以提供全球机构分析、热门学科分析、前沿科技术语分析、引用数据分析等详细分析，可用来分析科研产出、机构对比、研究热点趋势，并且可以甄别研究方向上下游以及交叉研究的发展。

4. MEDLINE（1950 年至今）

MEDLINE 是由美国国家医学图书馆及合作机构编制的关于生物医学、生命科学、生物工程、公共健康、临床护理，以及植物科学和动物科学的文献数据库。记录来源于 1950 年以来的 4900 多种以 30 多种语言出版的期刊。基于 Web of Science 平台的 MEDLINE 数据库是美国国家医学图书馆主要的生命科学数据库。该数据库收录了 5600 余种期刊，同时还含有少量商业杂志、报纸和时事通讯，涵盖 59 种语言，总共超过 2900 万条的记录，从 2000 年起，每年新增逾 50 余万条记录，文献可回溯至 1950 年。MEDLINE 数据库的收录范围非常广泛，涵盖基本生物学研究和临床科学领域，学科类别包括护理学、牙科学、兽医学、药理学、健康相关学科和临床前科学。此外，MEDLINE 还包括对生物医学从业者、研究人员和教育工作者至关重要的生命科学方面的内容，包括生物学、环境科学、海洋生物学、植物和动物科学以及生物物理学和化学的某些方面内容。而且在单独的美国国家医学图书馆专业数据库中的多数引文均已添加到了 MEDLINE 数据库中。MEDLINE 数据库内置由专业人士编写的内容丰富的叙词表——医学主题词表（Medical Subject Headings, MeSH），包括 26000 余个主题词，使研究人员轻松、快捷、全面地对感兴趣的研究领域进行文献检索，快速锁定高质量的文献，而且这些叙词表会不断更新以反映科学技术的最新进展。

5. Korean Journal Database（KCI，韩国期刊数据库）（1980 年至今）

KCI 是一个收录韩国从 1980 年以来出版的期刊论文的数据库。该数据库由韩国国家研究基金会（National Research Foundation of Korea）管理，是韩国学术文献的重要收录系统。KCI 覆盖多个学科领域，如工程、商业与经济、医学、艺术与人文等。作为韩国国内重要的学术文献收录系统，KCI 在韩国学术界具有很高的认可度。许多韩国的高校和研究机构都将 KCI 作为评价学术成果的重要指标之一。对于研究韩国学术领域或进行韩国学术评价的研究人员来说，KCI 是一个不可或缺的学术资源。

6. Preprint Citation Index（PCI）（1991 年至今）

PCI 是 Web of Science 中的一个重要功能，它专注于在科学、社会科学和艺术与人文科学领域的一系列国际上选择和评估的预印本存储库中，发现和评估关键的预印本研究文献。预印本（Preprint）是指学术论文在正式出版之前，以电子形式发布的版本。这种发布方式允许研究人员更早地分享他们的研究成果，并获得同行评审的反馈。PCI 从多个国际知名的预印本存储库中筛选和评估预印本，帮助研究人员在期刊正式出版之前发现和关注重要的研究成果。通过 PCI，研究人员可以直接链接到预印本存储库，查看预印本的每个版本并下载全文。这大大简化了获取预印本的过程，提高了研究效率。PCI 可以跟踪预印本的引文活动，即其他研究人员如何引用这些预印本。这有助于研究人员了解他们的研究成果在学术界的影响力和认可度。PCI 将预印本的引文活动链接到 Web of Science 的引文网络中，使研究人员能够更全面地了解他们的研究成果在整个学术领域中的位置和影响力。PCI 还提供了与作者个人资料和同行审阅文献相关的预印本信息，帮助研究人员更全面地了解研究背景和研究者的学术贡献。总之，PCI 是 Web of Science 中一个重要的功能，专注于在科学、社会科学和艺术与人文科学领域发现和评估关键的预印本研究文献。通过 PCI，研究人员可以更早地了解和分享重要的研究成果，提高研究效率，并跟踪研究成果的学术影响力。

7. ProQuest Dissertations & Theses Citation Index（1637 年至今）

ProQuest 是一个全球知名的多学科论文和学位论文的集合数据库，收录了来自世界各地数千所大学的学术资源，涵盖广泛的学科领域。这个数据库不仅为研究人员提供了超过 500 万篇的引文信息，还包含 300 万篇的全文著作，使其成为全球最全面的学术资源之一。ProQuest 通过其全面的学术资源收集，为研究人员提供了一个宝贵的机会，使他们能够更有信心、更高效地展示这些被忽视的新想法和创新。通过搜索和浏览 ProQuest 中的论文，研究人员可以发现与他们研究兴趣相关的最新进展和潜在的研究方向。此外，ProQuest 还提供了方便的引文检索功能，帮助研究人员快速找到相关文献的引用信息，为他们的研究工作提供有力的支持。ProQuest 不仅仅是一个学术资源的集合数据库，还通过互联网为研究人员提供一条明确的道路。这个网络将全球的学术资源整合在一起，使研究人员能够跨越地域和学科的界限，与全球的同行进行交流和合作。这种全球性的互联合作有助于推动学术研究的进步和创新，促进全球范围内的知识共享和传播。总之，ProQuest 作为全球最全面的学术资源集合库之一，为研究人员提供了一个宝贵的机会，使他们能够展示被忽视的新想法和创新，并通过互联网与同行进行交流和合作。对于追求学术进步和创新的研究人员来说，ProQuest 是一个不可或缺的学术资源平台。

8. SciELO Citation Index（2002 年至今）

SciELO 是一个开放获取的学术期刊出版模式，主要提供拉丁美洲、葡萄牙、西班牙及南非等国家在自然科学、社会科学、艺术和人文领域的主要开放获取期刊中的学术文献。SciELO 的所有期刊资源都是开放获取的，不需要任何订阅或购买费用，全球学者都可以免费获取和使用这些资源。SciELO 支持以西班牙语、葡萄牙语或英语进行检索，这为不同语言背景的学者提供了便利。SciELO 收录了大量的学术期刊，其中包括许多权威期刊。它收录了阿根廷、巴西、西班牙、葡萄牙、墨西哥、南非等 11 个国家在自然科学、社会科学、艺术和人文领域中可开放获取的 650 种权威学术期刊。SciELO 出版的期刊都经过同行评审，确保了学术质量和可靠性。这种公开透明的同行评审机制保证了学术论文的质量和准确性。SciELO Citation Index 是一个二次文献数据库，属于 WOS 的一部分。通过这个平台，用户可以访问到 SciELO 提供的学术文献资源。SciELO 持续不断地收录新的学术文献，为研究人员提供最新的研究成果。例如，每周都有新的化合物被添加到其数据库中。SciELO 是一个为全球学者提供丰富学术资源的开放获取平台，特别是在拉丁美洲、葡萄牙、西班牙和南非等地区的自然科学、社会科学、艺术和人文领域。

（二）分析和评价工具数据库

WOS 除了提供上述收录数据库外，还提供多个文献计量学评价工具（见图 3-46）。

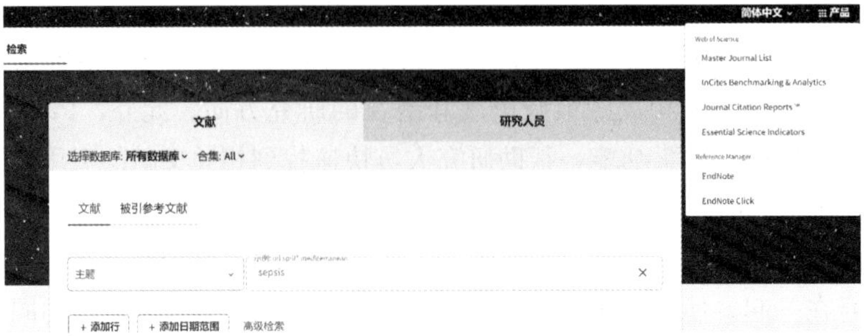

图 3-46　WOS 平台的评价工具

1. Master Journal List

Master Journal List 是科睿唯安公司旗下的一个数据库，它集中了 WOS 平台上所有数据库的期刊信息。该列表每月更新，确保信息的准确性和实时性。通过这个列表，用户可以查询某个期刊是否被 WOS 平台上的 SCIE、SSCI、AHCI 或 ESCI 等数据库收录。每份期刊清单都详细列出了期刊的标题、ISSN/eISSN、出版商名称和地址、语言以及 WOS 类别等信息。Master Journal List 还提供了"Monthly Changes Archive"功能，用户可以通过此功能查看最近一次 WOS 期刊更新的具体信息。期刊的变动状态有五种，分别是 Accepted（新收录期刊）、Editorial De-listing（因不满足收录质量标准被剔除）、Production De-listing（因未从出版社接收到相关内容被剔除）、Title Change（期刊更改了名称）、Cease（期刊已停刊）。以 2024 年为例，WOS 期刊目录在 3 月份进行了更新，其中 SCIE 期刊目录包含 9479 种期刊，SSCI 期刊目录包含 3551 种期刊。另外，在 5 月份的更新中，共有 10 本期刊被剔除，包括 6 本 SCI 期刊、1 本 A&HCI 期刊和 3 本 ESCI 期刊。总之，用户可以通过访问该列表的官方网站，查询某个期刊是否被 WOS 平台上的数据库收录，并了解期刊的变动情况。该列表是科研人员进行期刊投稿、期刊选择和期刊评价的重要参考工具。

2. InCites

Web of Science 核心合集作为科研文献的重要数据库，为科研人员提供了海量的学术资源。其独特的引文数据不仅记录了学术文献之间的引用关系，还反映了科研工作的深度、广度和影响力。基于这些引文数据，我们可以进行出版物计数和各类指标计算，为科研评价提供有力的数据支持。作为一款基于 Web of Science 数据的分析工具，InCites 强大的功能使得政府和学术研究机构中的决策者和科研管理人员能够更深入地了解本机构的研究产出、学术表现和影响力。具体来说，通过 InCites，用户可以清晰地看到本机构在不同学科领域、不同时间段的发文数量、被引次数等关键指标，从而全面了解本机构的研究产出情况。InCites 提供了多种评价指标，如 h 指数、篇均被引次数等，这些指标可以帮助用户更准确地评估本机构或特定研究人员的学术表现。InCites 支持全球范围内的对比分析，用户可以将本机构的研究数据与全球同行进行比较，了解本机构在全球范围内的学术地位和影响力。通过分析个人的发文数量、被引次数等指标，InCites 可以帮助用户发掘机构内具有学术影响力和发展潜力的研究人员,为机构的人才培养和引进提供有力支持。通过 InCites 的引文分析功能,用户可以了解不同研究团队或研究人员之间的合作情况,从而发现潜在的科研合作机会,促进学术交流和合作。此外,InCites 的数据每月都会进行更新,确保用户能够获取到最新、最准确的科研数据。这使得科研评价工作更加及时、有效,为决策者和管理人员提供了有力的数据支持。

3. Journal Citation Reports (JCR,期刊引证报告)

JCR 是学术界公认的多学科期刊评价工具,收录了 80 多个国家和地区 3300 多家期刊出版的 1.1 万多种学术与技术期刊,囊括自然科学、工程技术与社会科学领域的所有学科专业。JCR 每年出版一次,大约在 6 月底发布上一年度引文数据。被 JCR 收录的期刊必须被 WOS 收录满 3 年。JCR 是基于 WOS 引文数据的期刊评价工具。JCR 提供每种期刊的总被引次数(Total Cites)、影响因子(Impact Factor,IF)、5 年期影响因子(5-Year Impact Factor)、即时指数(Immediacy Index)、发表文献数(articles)、期刊被引半衰期(Cited Half-life)等分析评价指标。JCR 使用量化统计信息公正严格地评价全球领先的学术期刊,包括自然科学(Science Edition)和社会科学(Social Sciences Edition)两个版本。其中,JCR-Science 涵盖来自 80 多个国家和地区约 2000 家出版机构的 8800 多种期刊,覆盖 179 个学科领域。JCR-Social Sciences 涵盖来自 50 多个国家或地区的 700 多家期刊机构的 3200 多种期刊,覆盖 58 个学科领域。JCR 针对每种期刊定义了影响因子(Impact Factor)等指数加以分析。期刊的影响因子是指该期刊前两年发表的文献在当前年份的平均被引用次数。期刊的影响因子越高,其刊载的文献的被引用率就越高。这一方面说明这些文献反映的研究成果影响力大,另一方面也说明该期刊的学术水平较高。JCR 以期刊影响因子为关键数据,对期刊进行评价。订阅机构每年根据 JCR 提供的数据制定期刊订购政策,论文的作者经常根据期刊的影响因子排名选刊投稿。

4. Essential Science Indicators (ESI,基本科学指标)

ESI 是科睿唯安于 2001 年推出的衡量科学研究绩效、跟踪科学发展趋势的基本分析评价工具,是基于 Web of Science 引文数据库中的 SCIE 和 SSCI 所收录的全球 1.1 万多种学术期刊的 1000 多万条文献记录而建立的计量分析数据库。其提供 10 年滚动数据,每两个月更新一次,是当今世界范围内普遍用于评价学术机构的国际学术水平及影响力的重要指标。ESI 基于期刊论文的发表数量和引文数据，提供在 22 个学科领域中的国家、机构和期刊的科研绩效统计和科研实力排名，以及 22 个学科领域中的高被引论文、热点论文和新兴研究前沿。ESI 设置的 22 个学科包括生物学与生物化学、化学、计算机科学、经济与商业、工程学、地球科学、材料科学、数学、综合交叉学科、物理学、社会科学总论、空间科学、农业科学、临床医学、分子生物学与遗传学、神经系统学与行为学、免疫学、精神病学与心理学、微生物学、环境科学与生态学、植物学与动物学、药理学和毒理学。ESI 对全球所有高校和科研机构在 SCIE 和 SSCI 中被收录的近 10 年的论文数据进行统计，按照被引频次的高低排出居于世界前 1% 的研究机构、学者和研究论文（称为高被引），以及居于世界前 50% 的国家和地区、居于前 0.1% 的热点论文。ESI 的 6 个指标包括论文数量、论文被引频次、论文篇均被引频次、高被引论文、热点论文、前沿论文。ESI 的功能主要有：①提供 10 年来累计引用数进入学科前 1% 的单位、作者、论文及进入学科前 50% 的国家、地区及期刊，使研究人员了解在一定排名范围内的科学家、研究机构（大学）、国家和学术期刊在某一学科领域的发展和影响力，了解前沿的科学领域和某项研究在国际上所处的水平；②提供特定研究机构、国家、公司和学术期刊的研究绩效，测定特定研究领域的研究产出与影响，评估潜在的合作者、评论家、同行和雇员，跟踪自然科学和社会科学领域内的研究发展趋势；③提供被称为研究前沿的专业领域列表，该列表反映了当前正深入研究的和有突破性进展的科学领域。

（三）检索方法

WOS 平台提供跨库检索和单库检索。以下结合案例，介绍该平台的跨库检索规则、检索方法及其文献分析功能。

1. 可检索字段

在检索词后面添加检索字段标记，可以将检索词限定在特定字段中进行检索。在 WOS 中使用字段检索按"字段名=（检索词）"的格式进行。WOS 中可检索的字段及字段含义见表 3-8。

表 3-8　WOS 中可检索的字段及字段含义

字段名称与字段标识	字段含义
AB=摘要	检索记录中的"摘要"字段

续表

字段名称与字段标识	字段含义
AD=地址	检索记录中"地址"字段内的机构名称和/或地点名称,通常与文章的第一作者有关
AK=作者关键字	检索记录中的"作者"关键字字段
ALL=所有字段	检索文献记录的全记录中查找包含检索词的记录,但"所有字段"搜索中不包含基金资助详细信息(FD)
AI=作者标识符	检索记录内作者标识符表中的 Web of Science Researcher ID 号和 ORC ID 标识符
AU=作者	检索记录中"作者"字段内的作者姓名
CF=会议	检索记录中"会议信息"字段内的会议标题、地点、日期和赞助方
CI=城市	检索记录中"地址"字段内的城市
CU=国家/地区	检索记录中"地址"字段内的国家/地区
DO=DOI(数字对象标识符)	检索记录中"来源出版物"字段的"数字对象标识符(DOI)"
DOP=出版日期	检索记录中的出版日期。可检索唯一的出版日期,包括月和日;或检索两个出版日期(包含)之间的项目范围
ED=编者	检索记录中"编者"字段内的编者姓名
FD=基金资助详细信息	检索包含在 Web of Science 核心合集记录中的所有基金资助详细信息
FG=授权号	检索记录中"基金资助致谢"表内的"授权号"字段
FO=基金资助机构	检索记录中"基金资助致谢"表内的"基金资助机构"字段
FT=基金资助正文	检索记录中的"基金资助"字段
FPY=最终出版年份	检索记录中的最终出版年份
GP=团体作者	检索记录中"团体作者"字段内的公司和机构名称
IS=ISSN	检索记录中的"ISSN"字段
IS=ISBN	检索记录中的"ISBN"字段,用于检索书籍
KP= Keywords Plus	检索记录中的 Keywords Plus 字段
OG=增强组织信息	在"首选组织索引"中检索首选组织名称
OO=组织	检索首选组织名称将返回包含该首选名称的所有记录
PMID=PubMed ID	检索记录中的"PubMed ID"字段
PS=省/州	检索记录中"地址"字段内的省和州

续表

字段名称与字段标识	字段含义
PUBL=出版商	检索记录中的"出版商"字段
PY=出版年	检索记录中的出版年份字段
SA=街道地址	检索记录中"地址"字段内的作者地址或附属机构地址
SG=下属组织	检索记录中"地址"字段内的下属组织
SO=出版物名称	检索记录中"来源出版物"字段的出版物名称
SU=研究方向	检索全记录中的"研究方向"字段
TI=标题	检索记录中的"标题"字段
TS=主题	检索记录中标题、摘要、作者关键词和 Keywords Plus 字段的主题词
UT=入藏号	检索记录中的"入藏号"字段
WC=Web of Science 类别	检索记录中的"Web of Science 类别"字段
ZP=邮政编码	检索记录中"地址"字段内的邮政编码

2. 逻辑运算符、截词符、通配符

（1）输入检索词的英文字母不区分大小写。

（2）支持布尔逻辑运算（AND、OR、NOT），不区分大小写。

（3）可使用通配符*、$、?。*可用于左截词或右截词，表示任何字符组，包括空字符。英文检索与中文检索最重要的区别：英文单词中一个词根有很多不同变体，作者在写作中可能使用到单复数、名词、动词、形容词、副词等。例如，"预防"（prevent）主要有以下几种形式：prevent、prevented、preventing、prevention。代表"治疗"的英文单词主要有 treat、treated、treating、treatment，当然部分文献也会用到 cure、cured、curing 等。如果我们把不同变体都写入检索式中，那检索式就过于冗长了，WOS 数据库中可以使用通配符*，*代表零个或多个字符。那么，我们就可以把上面的变体浓缩成 prevent*、treat*、cure*、curing。? 表示任意一个字符，例如输入 wom?n，可以检索出 women 和 woman；$ 表示零或一个字符，例如输入 colo$r，可以检索出 color 和 colour。截词符可以和短语算符联用，例如"blood lipid*"。

（4）短语检索加西文双引号（" "）可进行精确短语检索，这一功能仅适用于主题和标题字段的检索。例如检索乳腺癌（breast cancer、breast tumor、breast carcinoma、breast neoplasms）的相关文章，为了保证数据库不将短语拆分为单词进行检索，可以将表达式设计为（"breast cancer*" or "breast tumor*" or "breast carcinoma*" or "breast neoplasms"）。强调一下，加" "的词组精确检索一定要谨慎使用，虽然能非常好地提高检索精准度，但也同时会漏检许多相关文献。

（5）支持位置运算符包括 NEAR/n 和 SAME。NEAR/n 表示由该运算符连接的检索词之间相隔 n 个单词的记录；NEAR 在主题与标题中用该算符时，短语需要用西文双引号" "框住，默认两词间隔不大于 15 个字符。SAME 主要用于地址字段检索中，使用 SAME 可查找该运算符所分隔的检索词出现在同一个地址中的记录。用在其他字段如主题或题名，其作用相当于 AND 的功能。SAME 主要用在地址字段，如 A SAME B（地址）把 A 和 B 检索字符限制在一条地址里。如果想进一步看看四川大学华西医院在乳腺癌方面的相关研究，我们只需要再加一条关于地址的检索式。在检索地址的时候，我们使用逻辑运算符 SAME（连接的关键词必须在同一地址中，但关键词的前后顺序不限），增加地址检索式：AD= sichuan Univ SAME West China Hosp。

（6）运算符的优先顺序为()＞NEAR＞SAME＞NOT＞AND＞OR。

（7）在 WOS 里检索需要尽可能找到检索词的同义词，此时可以查一查 MeSH terms 里的款目词（Entry terms）。

3. 基本检索

进入 WOS 主页，默认检索页面为所有数据库（All Databases）检索，即跨库检索，提供来源文献检索、被引参考文献检索、研究人员检索（作者检索）（见图 3-47）。

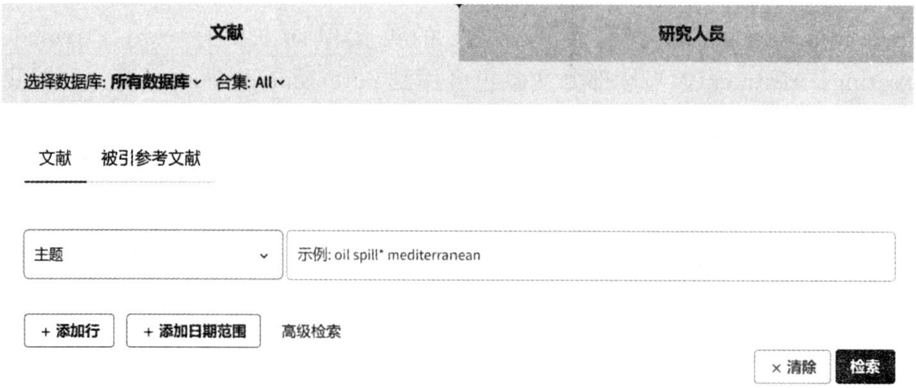

图 3-47 WOS 的基本检索页面

基本检索可供选择的字段包括主题、标题、作者、出版物/来源出版物名称、出版年、出版日期、摘要、地址、作者标识符、DOI、编者、团体作者。基本检索的默认检索字段是主题（TS）字段检索。主题（TS）、标题（TI）是最常用的检索字段，由于 WOS 不提供主题词表，用户可能需要考虑使用同义词来扩展搜索范围，同时使用截词符（如＊）可以帮助捕获具有相似词根的多个单词，从而提高查全率。选择主题（TS）检索可同时在标题、摘要和索引中检索。多字段检索时，点击左下方"＋添加行"，也可以点击"＋添加日期范围"进行限定检索。

在进行基本检索时，请确保使用准确的关键词，并考虑使用布尔运算符（如 AND、OR、NOT）来组合多个关键词。

4. 高级检索

高级检索的默认检索字段是主题（TS）字段检索，选择要检索的字段，输入检索词，然后单击添加到检索式。添加第一个检索词之后，可从下拉菜单中选择布尔运算符，或在检索式预览文本框中输入一个运算符，然后才可添加其他检索词。高级检索也可以在检索框内直接输入带有字段标识符的检索词或检索式，登录账号即可保存检索历史，可实现检索式的组配检索。

案例：某研究生想查找脑卒中针灸治疗方面的文献。

在本案例中，脑卒中的同义词有中风、脑梗、脑缺血、脑出血、脑血管疾病、脑血管障碍、脑损伤等。脑卒中的英文检索词为 stroke（s）、Cerebrovascular disease（s）、cerebrovascular accident（s）、cerebral hemorrhage、intracerebral hemorrhage、cerebral infarction、brain infarction，针刺的英文检索词为 Acupuncture。高级检索步骤如下：第一步，在主题字段输入 Stroke＊ or Cerebrovascular disease＊ or cerebrovascular accident＊ or cerebral hemorrhage or intracerebral hemorrhage or cerebral infarction or brain infarction，点击右侧"添加到检索式"，系统会自动将检索式带到下面的输入框中，然后选择右侧 AND 运算符，再在主题字段输入框中输入 Acupuncture 添加检索式，这个时候系统自动生成最终的检索式(TS=(Stroke＊ or Cerebrovascular disease＊ or cerebrovascular accident＊ or cerebral hemorrhage or intracerebral hemorrhage or cerebral infarction or brain infarction)) AND TS=(Acupuncture)，最后再点击"检索"（见图 3-48）。

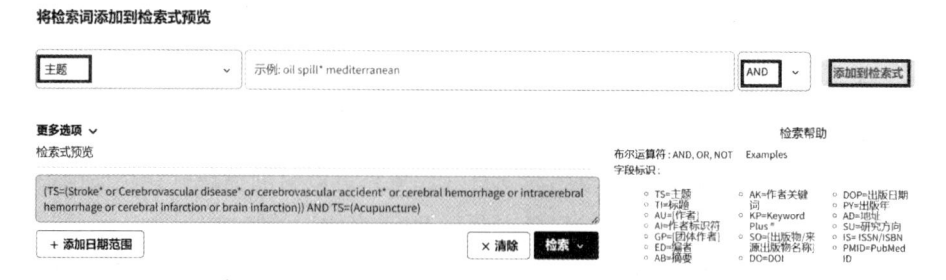

图 3-48　WOS 的高级检索页面

在高级检索页面上，生成的每个检索式均会保存为会话检索式下的集合。这些集合以数字标识，最近的集合显示在列表顶部。若要使用 AND 或 OR 运算符组配检索式，单击想要组配的其他检索式旁边的"添加到检索式"。用户需从可用列表中选择适当的布尔运算符，然后才可添加检索式。可通过单击铅笔图标来编辑保存的检索式，在编辑窗口中，可保存更新的检索式或将其存为新的集合。通过复制链接并以电子邮件发送，用户可与同事共享高级检索。若要复制链接，请单击链接图标，用户可以请求数据库在新增与检索式匹配的新内容时接收电子邮件跟踪。若要请求此服务，请单击铃铛图标，用户可使用复选框选择待删除的个别检索式，或者可以删除整个历史记录。

5. 被引参考文献检索

WOS 平台以其强大的引文检索功能而著称，这一功能允许研究人员通过文献之间的引用关系进行深入的检索和分析。引文检索的核心在于文献之间的引用关系。在学术研究中，一篇文献如果引用了另一篇文献，那么这两篇文献之间就建立了一种引文关系。这种关系不仅反映了学术知识的传递和积累，也揭示了研究领域内的学术脉络和研究方向。通过 WOS 平台的引文检索功能，用户可以轻松追踪某一研究领域的学术脉络。具体来说，用户可以输入某一篇关键文献的标题、作者或关键词等信息，然后检索与该文献相关的所有引文和被引文献。这些相关的文献按照引用关系排序和展示，形成了一个清晰的学术脉络图。通过这一学术脉络图，用户可以了解某一研究领域的起源、发展和现状。他们可以看到哪些文献是该领域的经典之作，哪些文献推动了该领域的发展，以及当前的研究热点和趋势。此外，用户还可以追踪学术脉络，了解某一研究方向的演变和演化过程，从而为自己的研究提供有益的参考和启示。

被引参考文献检索的具体操作：

在"被引作者"字段中输入姓名，然后在"被引著作"字段中输入期刊标题或书籍标题。您还可以选择"被引年份""被引卷""被引期""被引页码""被引标题"或"被引 DOI",单击"检索"。被引参考文献索引中包含所要搜索著作的检索结果会显示在表上。被引参考文献索引中的每条参考文献都曾被至少一篇 Web of Science 中索引的论文引用过。被引著作的第一作者将始终显示于"被引作者"列中。如果在检索时指定的被引作者不是第一作者,则所指定的作者姓名将在第一作者姓名之后显示(单击"显示所有作者")。如果检索到太多的结果,请返回被引参考文献检索页面,添加被引年份、被引卷、被引期或被引页码进行进一步限定。从索引表中选择参考文献和被引参考文献的不同形式。如果标题字段中的被引著作带有超链接,则可打开该记录。如果没有超链接,则可能存在以下情况:被引参考文献不是 Web of Science 中的来源文献;参考文献可能包含不完整或不正确的信息,并且不能链接到来源论文,参考文献可能指向订阅时间跨度之外的出版文献。例如,如果论文发表于 1992 年,但订阅只可让你访问 20 年内的数据,被引项目所指向的出版文献可能没有被你订阅中的数据库收录。检索开始时选的哪个检索库,查出来就是哪个库里的被引频次,第一个检索结果页面的被引次数是在核心合集里的次数;点击检查结果,在更详细页面得到在核心合集里选择数据库中的引用次数。单击"查看缩写列表"可查看用作被引著作的期刊和会议录文献标题的缩写,此列表将在新的浏览器选项卡中打开。如果机构订阅的产品不包括所有年份的数据库,那么当完成"被引参考文献检索"时,检索到的施引文献数量可能小于"施引文献"栏中列出的数量。换句话说,"施引文献"列中的数量不仅限于机构订阅的产品。然而,对产品中记录的访问仍然受订阅限制。

被引参考文献检索示例:

请查找引用"GUO B, GUO Y M, NIMA Q C, et al. Exposure to air pollution is associated with an increased risk of metabolic dysfunction-associated fatty liver disease. Journal of Hepatology,2022,76(3):518-525."的论文,步骤如下:

(1)在"被引参考文献检索"页面的"被引作者"字段中输入 Guo B*。

(2)在"被引著作"字段中输入 JOURNAL OF HEPATOLOGY。

(3)单击"检索",转至"被引参考文献检索"。此页面显示与查询匹配的 Web of Science 被引参考文献索引中的所有结果(见图 3-49)。

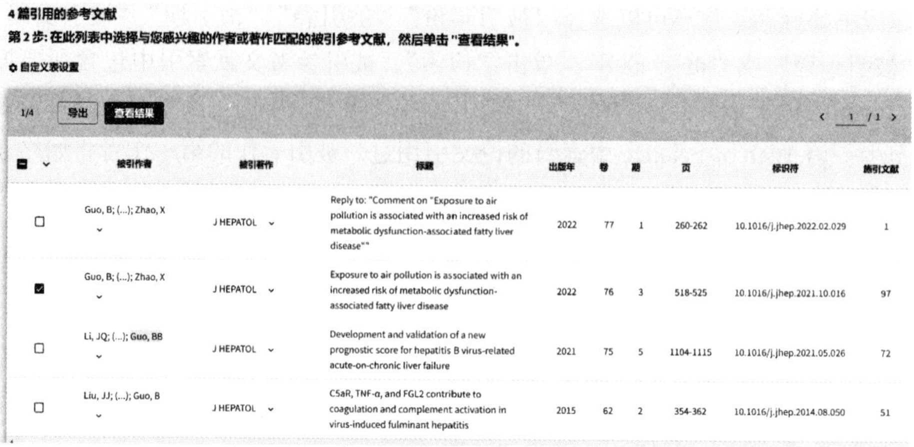

系统评价中的证据检索及代表性**案例分析**

图 3-49　WOS 默认被引参考文献操作页面

（4）浏览结果，查找目标参考文献。

（5）选择参考文献左侧的复选框。

（6）单击"查看结果"按钮转至"被引参考文献检索结果"页面，查看引用该篇论文的文献列表。

通过检索发现，上述文献在 WOS 平台的总引用频次为 93 次（用户订阅范围内）（见图 3-50）。

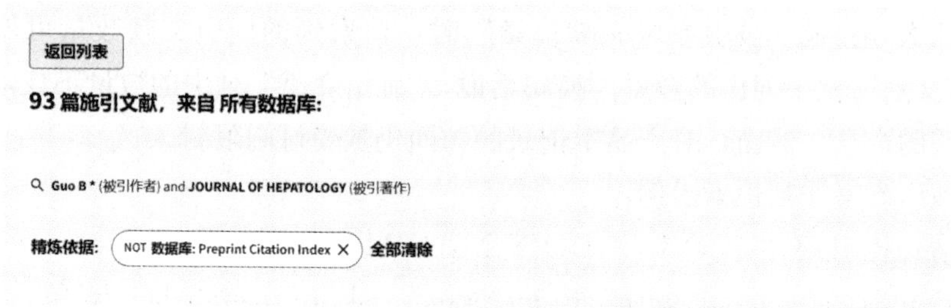

图 3-50　WOS 默认被引参考文献检索结果

需要注意的是，在实际工作中，很多单位或个人只要求检索目标文献被 SCIE 数据库引用的情况。这个时候，我们就需要对数据库进行限定。首先，通过下拉菜单，选择 Web of Science 核心合集，引文索引中只选择 SCIE 数据库；其次，在输入框中依次输入作者 Guo B *和被引著作名称 JOURNAL OF HEPATOLOGY（见图 3-51）。

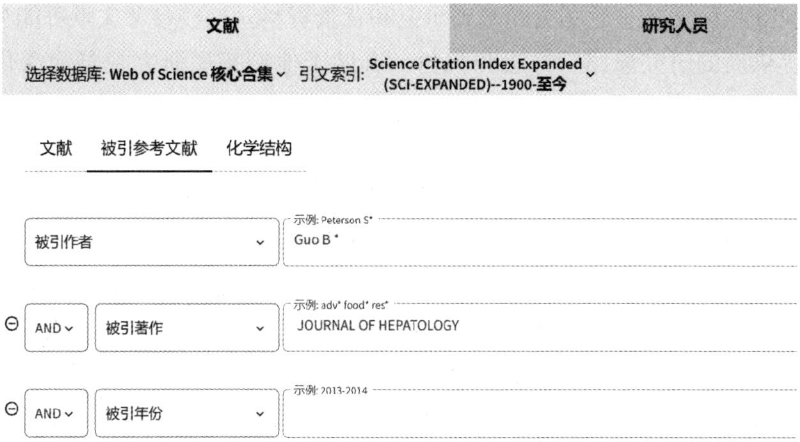

图 3-51　WOS 平台 SCIE 收录被引参考文献操作页面

勾选复选框，点击"查看结果"，发现 SCIE 数据中仅有 88 篇施引文献（见图 3-52）。

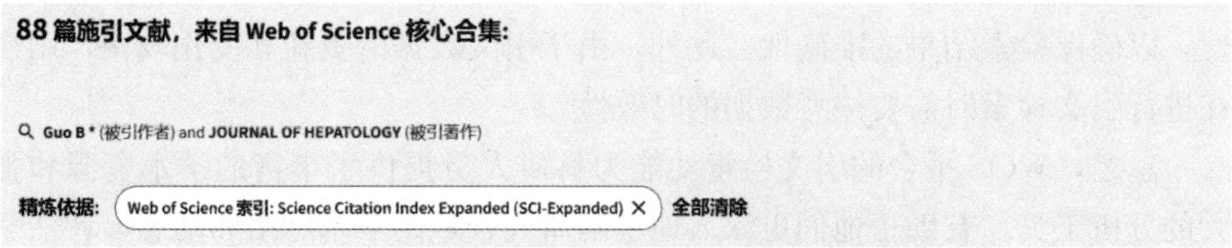

图 3-52　WOS 平台 SCIE 收录被引参考文献检索结果

WOS 平台不仅提供了每篇文献的参考文献列表，还标注了文献的被引频次（见图 3-53），这两个功能可极大地帮助研究人员追踪和发现更多与研究相关的文献信息和网络。

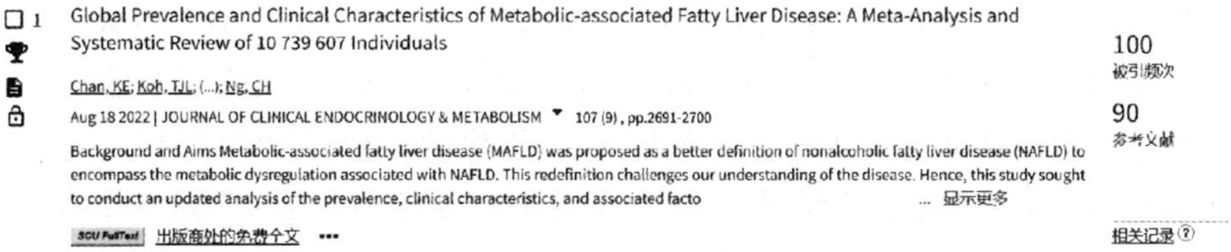

图 3-53　WOS 检索结果显示页面

参考文献（References）：WOS 平台收录的每篇文献都会有一个参考文献列表，这个列表包含作者在撰写这篇文献时引用的所有文献。这些参考文献为研究人员提供了进一步阅读和了解相关领域研究的基础和背景，有助于他们构建更加全面和深入的知识体系。通过查看一篇文献的参考文献列表，研究人员可以找到与该文献主题相关的基础研究和背景资料。这些参考文献可能为研究人员提供新的研究思路、方法和视角,有助于他们拓展研究视野和深化研究内容。

被引频次(Cited References):当用户点击一篇文献的"被引频次"数据时,WOS会显示该篇文献被其他文献引用的次数。被引频次是衡量一篇文献学术影响力和重要性的重要指标之一。一般说来,一篇文献的被引频次越高,说明它在学术界的影响力越大,对后续研究的贡献也越显著。通过查看一篇文献的被引频次,研究人员可以筛选出在该领域内具有较高学术影响力和重要性的文献。这些文献往往代表了该领域的研究热点、趋势和前沿进展,对于研究人员了解领域现状、把握研究动态和制订研究计划具有重要的参考价值。

此外,通过引文检索,用户可以找到与自己研究方向相似或相关的研究人员和团队,为寻求合作提供参考。WOS平台整合了多个引文数据库,包括SCI、SSCI、A&HCI等,收录了大量的学术文献和引文数据。

需要注意的是,在进行引文检索时,需要注意输入信息的准确性和完整性,以确保检索结果的准确性。此外,由于引文数据的更新和变化较快,用户在进行引文检索时需要注意数据的时效性。

总之,WOS平台的引文检索功能为科研人员提供了丰富的学术资源和强大的分析工具,有助于他们更深入地了解研究领域的学术脉络和动态,评估学术影响力,发现潜在的研究合作伙伴等。

6. 研究人员检索(作者检索)

在WOS检索首页,点击"研究人员"选项卡进入作者检索页面,在输入框中输入多种可能的姓名形式(如Li XiaoPing、Li Xiao-Ping、Li XP等),通过点击"添加姓名的不同拼写形式",系统自动用OR进行组合检索。输入完检索词后,点击"检索"执行检索。检索完成后,WOS将显示与输入条件匹配的检索记录页面。页面的左侧为WOS提供的"精炼检索结果",右侧为作者检索记录。如果检索结果较多,可以使用"精炼检索结果"进一步缩小检索范围。例如,可以根据组织机构、学科类别、国家/地区等条件进行筛选。找到目标研究人员后,点击作者链接,可以查看完整的作者记录,比如该作者发表的文献总量、被引频次总数、h-指数、施引文献数、施引专利数等。

(四)检索结果管理

对WOS检索结果的管理,除了显示和输出检索记录外,还可以对检索结果做进一步精炼和分析。

1. 显示和输出记录

选择检索结果的排序方式在检索结果页面右上角，可以选择以相关性、日期、被引频次、使用次数、会议标题、出版物标题等方式排序（见图3-54）。选择相关性的顺序排列，可以找到与该课题密切相关的文献；选择被引频次由高到低的顺序排列，可以找到该课题关注度高、影响力大的文章。

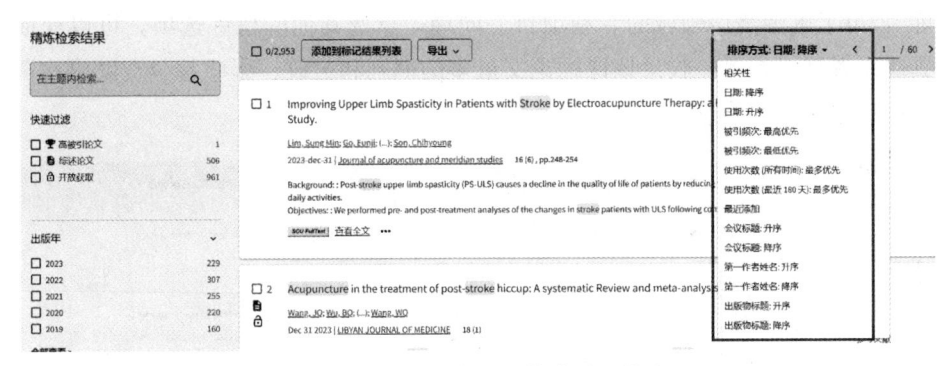

图3-54 WOS数据库检索结果排序

输出记录位于检索结果页面的下半部，操作步骤：第一步，勾选记录左边的复选框，或选择当前页中的所有记录，或填写记录的流水号选择记录的范围；第二步，选择导出方式（EndNote Web、EndNote Desktop、纯文本文件、Excel、可打印的HTML文件、电子邮件等）（见图3-55）。

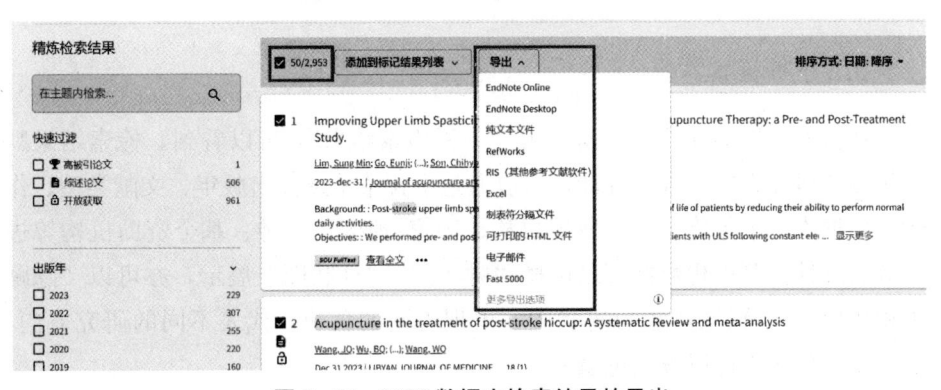

图3-55 WOS数据库检索结果的导出

2. 精炼检索结果

检索结果页面的左侧栏提供多种方式对结果做进一步精炼，类似于限定检

系统评价中的证据检索及代表性**案例分析**

索,比如快速过滤、出版年、文献类型、作者、数据库、研究方向、出版物/来源出版物名称、所属机构、国家/地区、语种等(见图3-56)。根据检索式得到检索结果共 2960 条记录,在精炼结果中选择"文献类型",勾选"综述论文",点击"精炼",先后选择按照日期先后顺序和被引次数由高到低的顺序显示,找出该领域比较前沿和被引用次数高的综述论文,从而了解该领域的研究情况。在精炼结果中选择"数据库",显示该课题有 MEDLINE 数据库、Web of Science 核心合集、Derwent 专利库等,选择 Derwent 专利库,点击"精炼",可了解围绕该领域的专利项目。同理,点选其他的精炼选项,可以获取哪些作者是引领者、收录该课题论文最多的期刊和会议、哪些基金资助机构资助该课题研究等信息。

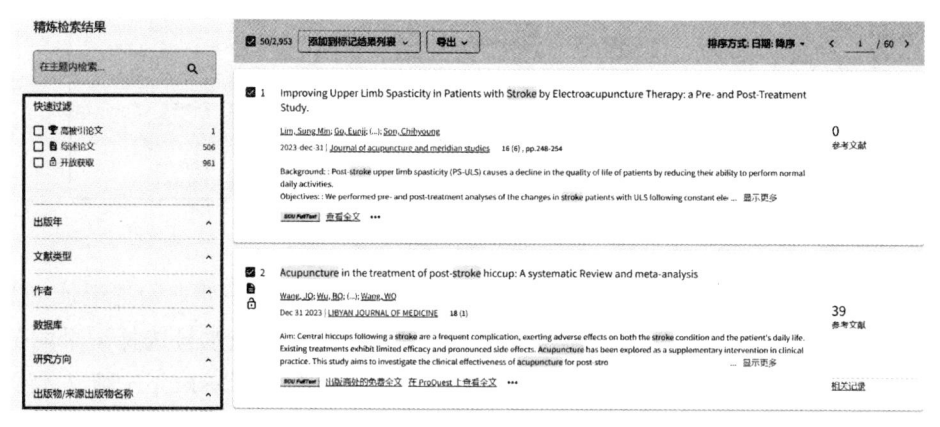

图 3-56 WOS 数据库检索结果的精炼

3. 分析检索结果

在检索结果页面的右上角点击"分析检索结果",可以看到,检索结果默认按照"研究方向"进行统计,可以通过下拉菜单选择出版年、文献类型、作者、数据库、出版物名称、所属机构、国家/地区、语种、基金资助机构等进行分类统计。可视化数据可以选择"树状图""柱状图"展示,亦可以"隐藏可视化数据"。默认状态为树状图,出现不同的色块,代表不同的研究方向,点击每个色块,可以查看记录。

4. 创建引文报告

在检索结果页面的右上角点击"引文报告"创建引文报告,可通过引文报告、分析检索结果来了解某领域近几年的发展趋势。按年份被引频次和出版物分布，可以了解和掌握发展趋势。可以看到相关文章每年的引用频次，也可以看出引用频次最高的有影响力的文章。

5. 创建跟踪服务

WOS 的这种个性化服务需要成为 WOS 的注册用户后方可使用。登录后，点击"创建跟踪服务"，在弹出的窗口中输入跟踪名称并勾选"向我发送电子邮件跟踪"，然后点击"创建跟踪服务"按钮即可。在进行文献检索之后，我们可以保存检索结果或检索式，然后通过引文跟踪服务进行文献追踪，这样每当有符合条件的 SCI 论文被收录，系统会第一时间发送到注册邮箱当中。

五、Scopus

（一）数据库概况

Scopus 是爱思唯尔公司的产品，是继 SCI 之后又一个具有引文检索功能、规模较大的文摘和引文数据库。Scopus 收录超过 1100 多种中文同行评议的核心期刊（含中国卓越期刊计划内期刊），是收录中国期刊最多的国际数据库。同时，Scopus 包括 7000 多个机构和 1700 多万名学者的信息，为每位收录学者提供独立的 Author ID；支持一键生成作者的文献产出分析、引文报告，并可以灵活选取去除自引、去除图书引用等。

Scopus 可选中文检索页面，支持学者检索、机构检索、文献检索，并能够对检索结果进行可视化分析，帮助科研人员、图书馆人员、科研管理人员了解机构科研动态、学科表现、合作单位、学术产出、高影响力学者，跟踪前沿学科发展方向，了解学科领域高水平期刊，确定可能的学科研究方向；了解学科领域的期刊质量、期刊国际影响力以及将来可能的投稿方向和目标期刊；找出可能的合作机构和合作学者，进一步开展科研工作。Scopus 可以使科研人员在一个平台上即可检索到全面的所研究课题的资料并快速定位最为密切相关的信息，以便敏锐地发现所从事专业的研究热点和发展趋势，洞悉科研领域的变化和发展规律。因此，科研人员掌握该数据库的检索方法和个性化智能服务功能是很有必要的。

（二）检索方法

1. 可检索字段

通过在检索词后面添加检索字段标记，可以实现将检索词限定在特定字段中进行检索。在 Scopus 中使用字段检索按"字段名（检索词）"的格式进行，如查询标题中包含糖尿病的文献，可使用"TITLE（diabetes）"进行检索。Scopus 的可检索字段和缩写及字段含义见表 3-9。

表 3-9　Scopus 的可检索字段和缩写及字段含义

字段名称与字段标识	字段含义
摘要（ABS）	文献的概要
所有字段（ALL）	检索以下字段：ABS、AFFIL、ARTNUM、AUTH、AUTHCOLLAB、CHEM、CODEN、CONF、DOI、EDITOR、ISBN、ISSN、ISSUE、KEY、LANGUAGE、MANUFACTURER、PUBLISHER、PUBYEAR、REF、SEQBANK、SEQNUMBER、SRCTITLE、VOLUME 以及 TITLE
文献标题（TITLE）	文献的标题
文献标题+摘要（TITLE-ABS）	检索摘要和文献标题的合并字段
文献标题+摘要+关键字（TITLE-ABS-KEY）	检索摘要、关键字和文献标题的合并字段
文献标题+摘要+关键字+作者（TITLE-ABS-KEY-AUTH）	检索摘要、文献标题、关键字以及作者姓名的合并字段
归属机构（AFFIL）	AFFIL 是合并字段，用于检索如下作者地址字段：AFFILCITY、AFFILCOUNTRY 和 AFFILORG
归属城市（AFFILCITY）	作者附属机构地址的城市部分
归属国家/地区（AFFILCOUNTRY）	作者附属机构地址的国家/地区部分
归属机构 ID（AF-ID）	分配给 Scopus 作者所归属组织的唯一识别号
归属机构（AFFILORG）	作者归属机构地址的组织部分
作者（AUTH）	检索以下作者字段的合并字段：AUTHLASTNAME and AUTHFIRST
作者合作（AUTHCOLLAB）	一群作者众所周知的称号
作者名字首字母（AUTHFIRST）	作者名字首字母

续表

字段名称与字段标识	字段含义
作者ID（AU-ID）	Scopus作者标识符
作者姓氏（AUTHLASTNAME）	作者姓氏
作者姓名（AUTHOR-NAME）	此字段会查找单个作者姓名的不同形式
ORCID（ORCID）	ORCID是编者、资助机构、出版商以及机构用于可靠地识别个人的16位数字
序列库（SEQBANK）	序列库名称列出了文献定义或提及的核苷酸或氨基酸序列
序列号（SEQNUMBER）	分配给文献中定义或提及的氨基酸或核苷酸序列的编号
CAS注册号（CASREGNUMBER）	当物质加入CAS注册数据库时分配给该物质的数字标识符
化学物质（CHEM）	检索CHEMNAME和CASREGNUMBER字段的合并字段
化学名称（CHEMNAME）	化合物的名称
会议信息（CONF）	检索CONFNAME、CONFSPONSORS和CONFLOC字段中有关会议或会议录文献信息的合并字段
会议地点（CONFLOC）	检索会议信息内容中的地址
会议名（CONFNAME）	检索会议名称
会议资助者（CONFSPONSORS）	检索会议信息中的资助方
开放获取类型（OA）	用于按开放获取类型过滤文献
数据库（INDEX）	用于找到或排除特定数据库中的记录
文献类型（DOCTYPE）	将检索限制到如下文献类型：论文（ar）、评论（re）、书籍章节（ch）等
数字对象标识符（DOI）	用于识别在线环境中知识产权的唯一字母数字字符串
文献标识符（EID）	识别Scopus中记录的唯一字母数字字符串
第一作者姓名（FIRSTAUTH）	为文献列出第一作者
起始页（PAGEFIRST）	指明出版物中页码范围的起始页
语言（LANGUAGE）	原始文献撰写所用的语言
结束页（PAGELAST）	指明出版物中页码范围的最后一页

续表

字段名称与字段标识	字段含义
加载日期（LOAD-DATE）	记录添加到 Scopus 或重新处理的日期
页数（PAGES）	检索 PAGEFIRST 和 PAGELAST 字段的合并字段
编者（EDITOR）	检索以下字段的合并字段：EDLASTNAME 和 EDFIRST
编者名字（EDFIRST）	编者的姓名
编者姓氏（EDLASTNAME）	编者的姓氏
基金资助信息（FUND-ALL）	检索基金资助致谢文本以及以下基金资助字段的合并字段：FUND-NO、FUND-ACR、FUND-SPONSOR
基金资助者（FUND-SPONSOR）	提供赞助或资助工作的资助者
赞助编号（FUND-NO）	为支持工作给予赞助或奖励的编号
资助者的首字母缩写（FUND-ACR）	资金提供机构的首字母缩写
作者关键字（AUTHKEY）	作者分配给文献的关键字
索引词（INDEXTERMS）	分配给文献的受控词汇表术语
关键字（KEY）	检索 AUTHKEY、INDEXTERMS、TRADENAME 和 CHEMNAME 字段的合并字段
制造商（MANUFACTURER）	制造商的名称，如设备或化学物制造商
商品名（TRADENAME）	用于识别商用产品或服务的名称
论文编号（ARTNUM）	少数出版商用文献的长期性标识符取代或补充页码
书籍出版商（BOOKPUB）	在命名的出版商中检索书籍
CODEN（CODEN）	唯一的六个字符编码，可以识别连续和非连续出版物
出版日期（PUBDATETXT）	指示出版日期的文本日期字段
EISSN（EISSN）	连续出版物电子版的 ISSN
来源出版物准确名称（EXACTSRCTITLE）	搜索在其中发布文献的期刊、书籍、会议录文献或报告的标题
ISBN（ISBN）	分配给所有书籍的唯一识别号
ISSN（ISSN）	分配给所有连续出版物的唯一识别号
ISSNP（ISSNP）	连续出版物印刷版本的 ISSN

续表

字段名称与字段标识	字段含义
出版阶段（PUBSTAGE）	代表记录的出版阶段，可以是"AIP"（待刊论文）或是"最终"
PubMed 标识符（PMID）	所有 MEDLINE 文献的唯一识别符
期刊期号 ID（ISSUE）	连续出版物的期数
期刊卷号（VOLUME）	连续出版物的卷数
来源出版物标识符（SRCID）	来源出版物标识符是唯一的编号，其创建目的是识别 Scopus 中的来源出版物
来源出版物名称（SRCTITLE）	出版文献的期刊、书籍、会议录文献或报告的标题
来源出版物类型（SRCTYPE）	将检索限制到如下文献类型：期刊（j）、书籍（b）、会议录文献（p）等
出版年（PUBYEAR）	指示出版年份的数字字段
参考文献（REF）	REF 是合并字段，用于检索 REFAUTH、REFTITLE、REFSRCTITLE、REFPUBYEAR、REFPAGE 和 WEBSITE 字段
参考文献编号（REFARTNUM）	少数出版商用文献的长期性标识符取代或补充页码
参考文献作者（REFAUTH）	施引参考文献的作者
参考文献起始页（REFPAGEFIRST）	施引参考文献的起始页
参考文献页码（REFPAGE）	施引参考文献的页数
参考文献出版年（REFPUBYEAR）	指示文献的参考文献出版年份的数字字段
参考文献的来源出版物名称（REFSRCTITLE）	施引参考文献的来源出版物标题
参考文献标题（REFTITLE）	施引参考文献的文献标题
参考文献网站（WEBSITE）	施引参考文献的网站 URL
学科类别（SUBJAREA）	检索健康科学、生命科学、物理科学和社会科学相关的学科类别，如医疗、牙科、化学、心理学

2. 逻辑运算符、截词符、通配符

（1）输入检索词的英文字母不区分大小写。

（2）支持布尔逻辑运算（AND、OR、NOT）。使用布尔值运算符可以把不同的检索查询组合在一起，比较常见的布尔值运算符包括"OR""AND""AND NOT"。"OR"表示检索结果必须至少出现一个关键词，比如检索式"liver OR cirrhosis"表示检索包含关键词"liver"或"cirrhosis"的结果；"AND"表示检索结果中必须同时包含两个关键词，比如检索式"Cognitive architecture AND robots"表示检索同时包含"Cognitive architecture"和"robots"的结果；"AND NOT"表示排除一个关键词，比如检索式"lung AND NOT cancer"表示检索包含关键词"lung"但不包含"cancer"的结果。

（3）支持位置运算符。使用位置算符可以找到彼此相邻近或在特定距离内的词语。常见的位置算符包括"W/n""PRE/n"。"W/n"检索式中的检索词必须在 n 个检索词范围内。"n"可以是 0 到 255 之间的数字。任一检索词都可以先出现，可用来限定的是关键词之间的距离，而不考虑顺序。比如检索式"pain W/15 morphine"将会查找"pain"和"morphine"相距不超过 15 个词语的论文。"PRE/n"表示检索的单词必须是以两个单词之间的特定顺序出现，"n"可以是 0 到 255 之间的数字。比如检索式"behavioral PRE/3 disturbances"表示检索关键词"behavioral"在"disturbances"前的 3 个或不到 3 个词语。此外，如果需要检索相邻的关键词，可将"n"的数值使用为"0"。比如"heart PRE/0 attack"在 Scopus 中的检索结果与"heart attack"检索的结果是一样的。

（4）当使用多个运算符进行检索时，运算符之间存在优先顺序：OR＞W/n，PRE/n＞AND＞AND NOT。比如检索式"natural W/2 kill* AND NK cell or CD56"，Scopus 会首先处理"OR"连接的部分，搜索包含"NK cell""CD56"的文献，然后会搜索"natural"与"kill*"之间距离 2 个单词以内的文献，最后才会处理"AND"运算符。也就是说检索结果包含"NK cell"或"CD56"，同时"natural"与"kill*"之间距离 2 个单词以内的文献。

（5）通配符。? 取代检索词中的 1 个字母，如 wom?n，可检索出 women 和 woman。通配符 * 取代检索词中的任意几个字母，如 toxi*将会检出 toxin、toxic、toxicity、toxicology 等。

（6）词组检索。大括号 {} 表示精确检索；而双引号" "则表示以近似或者宽泛语言进行检索，标点符号、连词符、单复数等会被自动忽略。特别提醒，WOS 平台中引号" "表示精确检索，要注意区分。

3. 基本检索

在选题阶段，我们需要及时查找阅读最新文献，获取研究前沿信息，而

Scopus 在这方面的优势更显著。Scopus 的检索方法包括基本检索、高级检索、作者检索、机构检索、来源出版物检索。

进入网站首页，可以看到文献检索框，默认检索字段为论文标题、摘要、关键词，只需在检索框中输入要检索的关键词或者检索式即可。如果想要添加多个检索词，可单击"＋添加检索字段"图标，即可增加检索栏；亦可以通过"添加日期范围"，进一步限定范围，以获得更精准的检索结果。

案例：某研究生想查找 3D 打印在真皮再生中的研究文献。3D 打印的英文检索词为 3d print、3d printing、three－dimensional print 和 three－dimensional printing。真皮再生的英文检索词为 dermal regeneration。我们先在输入框中输入"3d print*" or "three－dimensional print*"，点击"＋添加检索字段"，在新增的检索框里输入"dermal regeneration"，逻辑运算符选择 AND，然后进行检索，最终找到 6 篇相关文献（见图 3－57）。

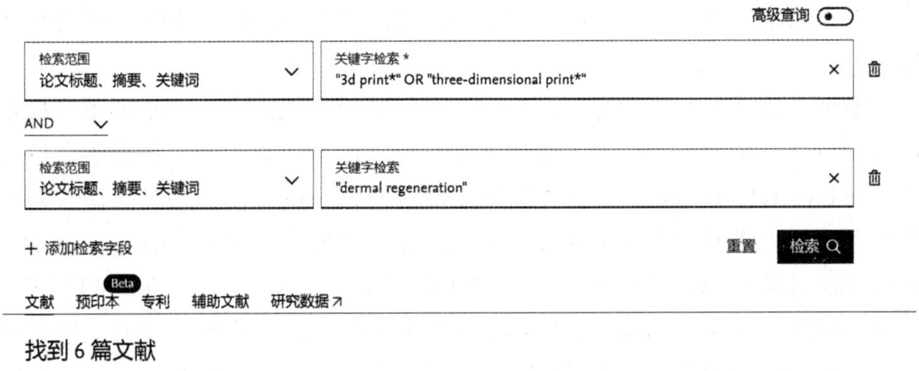

图 3－57　Scopus 的基本检索页面

4. 高级检索

点击 Scopus 首页的"高级文献检索"，进入高级检索页面，直接在输入框输入检索式字符串。在检索页面的右侧栏里，可以通过点击添加"＋"逻辑运算符和位置运算符以及字段代码来创建更复杂的检索式（见图 3－58）。点击"大纲检索式"，系统会自动以大纲的形式重新排列检索式，便于检索者修改检索策略。

系统评价中的证据检索及代表性**案例分析**

高级搜索

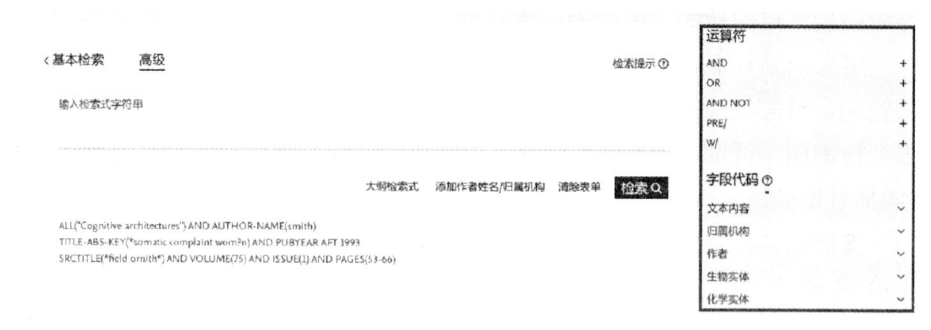

图 3-58 Scopus 的高级检索页面

组合检索作为基本检索和高级检索的延伸，可以将多次检索的结果用逻辑算符进行连接，得到进一步的检索结果。具体方法：在基本检索或高级检索页面继续向下滑动，找到刚才我们操作过的检索历史，在其上方的组合检索的检索栏中直接输入检索式，点击右侧的检索图标，即可完成多次检索结果的组合检索。

案例：某研究生想了解外泌体在结直肠癌中的研究进展。癌症的英文检索词有 cancer（s）、tumor（s）、carcinoma（s）、neoplasms。结直肠的英文检索词有 colorectal、colonic。外泌体的英文检索词为 exosomes。最终将检索词制定为 TITLE-ABS-KEY（"colo* carcinoma*" OR "colo* carcinoma*" OR "colo* neoplasms" OR "colo* cancer*" OR "colo* tumor*"）AND TITLE-ABS-KEY（exosomes），在检索框直接输入检索式（见图 3-59），检索出 1228 篇文献。如果想进一步了解四川大学在该领域的发文情况，有两种途径：第一种，在高级检索页面，点击右侧运算符 AND 进行添加，然后再选择"字段代码"下面的"归属机构"进行添加，输入框里会在原来检索式的基础上自动带入 AND AFFIL（），在括号里面输入 sichuan university，形成新的检索式：(TITLE-ABS-KEY（"colo* carcinoma*" OR "colo* carcinoma*" OR "colo* neoplasms" OR "colo* cancer*" OR "colo* tumor*"）AND TITLE-ABS-KEY（exosomes））AND（AFFIL（sichuan university））（见图 3-60）。第二种是进行组合检索，需要回到基本检索页面，在字段菜单下拉选择"归属机构"，输入 sichuan university 进行检索，然后再回到基本检索页面的下方找到"检索历史"，将两条检索式进行 AND 组合检索即可（见图 3-61）。最终两种检索途径得到的检索结果一致。

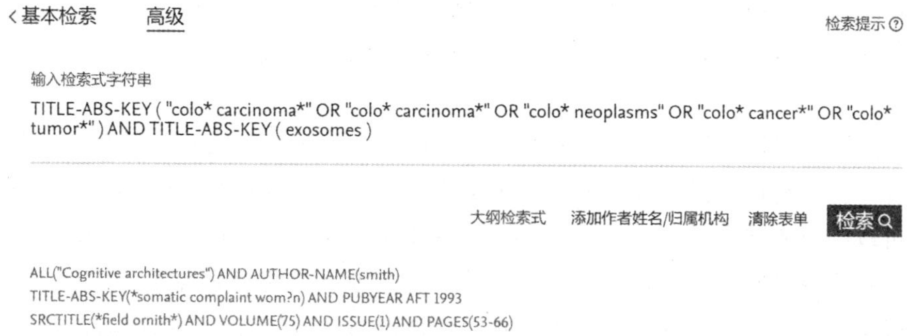

图 3-59　Scopus 的高级检索步骤（1）

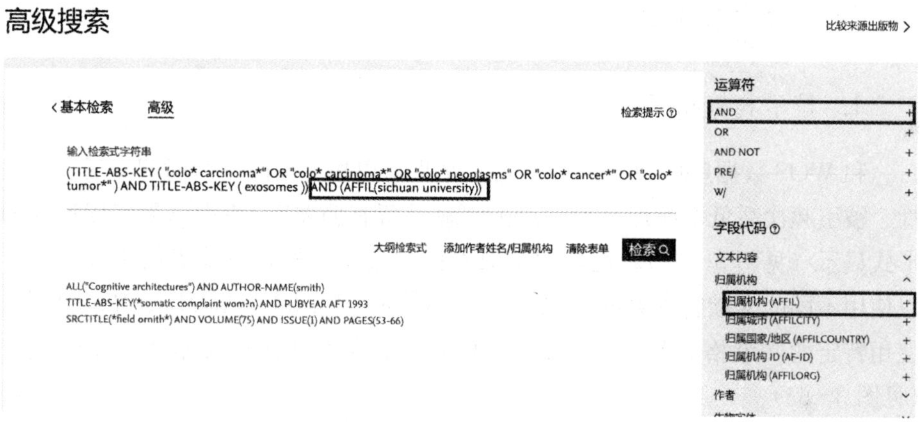

图 3-60　Scopus 的高级检索步骤（2）

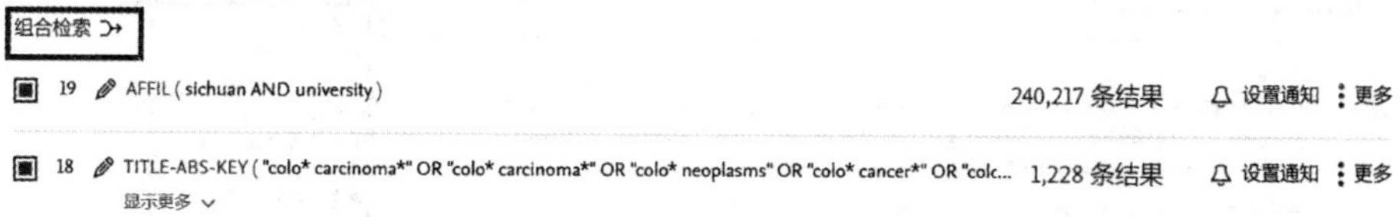

图 3-61　Scopus 的高级检索步骤（3）

5. 作者检索

在检索首页，点击"作者"选项卡进行作者检索，前框输入作者的姓氏；后框输入作者名字，若输入缩写，请加上缩写点；下方框可输入作者机构进行限定检索。

分析检索结果发现，记录中包含部分同名同姓但属于不同机构的作者记录，我们可用左侧"归属机构"进行筛选。找到目标作者后，点击文献数量，可展开其文献清单，对作者发表的文献进行分析，并查看引用概览和施引文献；点击作者名字，进入 Scopus 制作的作者专页中，获得更多该作者的资讯与影响力参考指标，比如作者单位、研究领域、发文量、被引用次数、h 指数等。

我们还可以通过"潜在作者匹配"功能，找出其他可能的相同作者，以进行合并。在经过"潜在作者匹配"后，进行勾选，点击"请求与作者合并"，就可以将作者进行合并。做完"潜在作者匹配"后，可点击"分析作者的产出"查看更多参考指标，比如可分析作者的文章刊登在哪些期刊、文献类型、出版年等，往下拉还提供 h 指数、被引用情形与共同作者的分析图表。若希望该作者有新文章或被引用即主动通知，可使用"设置通知"。

（三）检索结果管理

1. 显示和输出记录

和 WOS 数据库相似，Scopus 检索结果可以按照文献出版时间先后、相关性、被引频次高低等顺序排列，点击"显示所有摘要"，检索结果将以摘要的形式显示（见图 3-62）。在检索结果页面勾选复选框，将检索结果导出，可以使用不同的文献管理系统，如 Mendeley、RefWorks、EndNote 等，也可以使用特定的文献格式如 CSV、RIS、BibTex、SciVal 或纯文本导出检索结果（见图 3-63）。

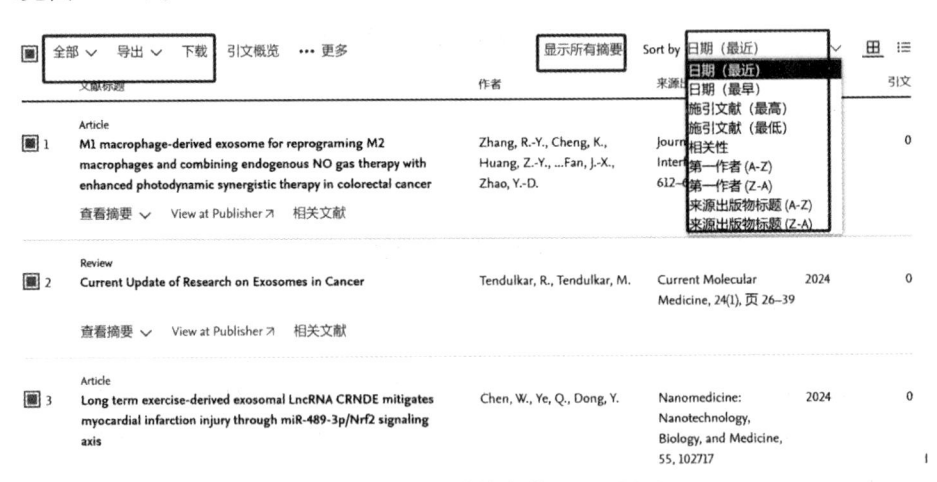

图 3-62 Scopus 的检索结果显示页面

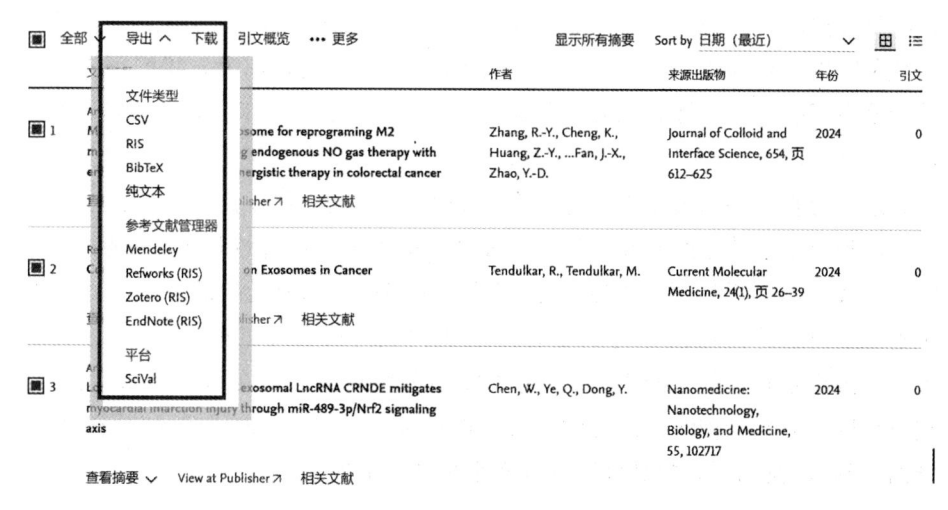

图 3-63　Scopus 的检索结果导出

2. 精炼结果

和 WOS 数据库相似，Scopus 也可以根据年份、学科类别、文献类型、语言、国家/地区、出版物名称、作者等信息对结果进行初步筛选（见图 3-64）。

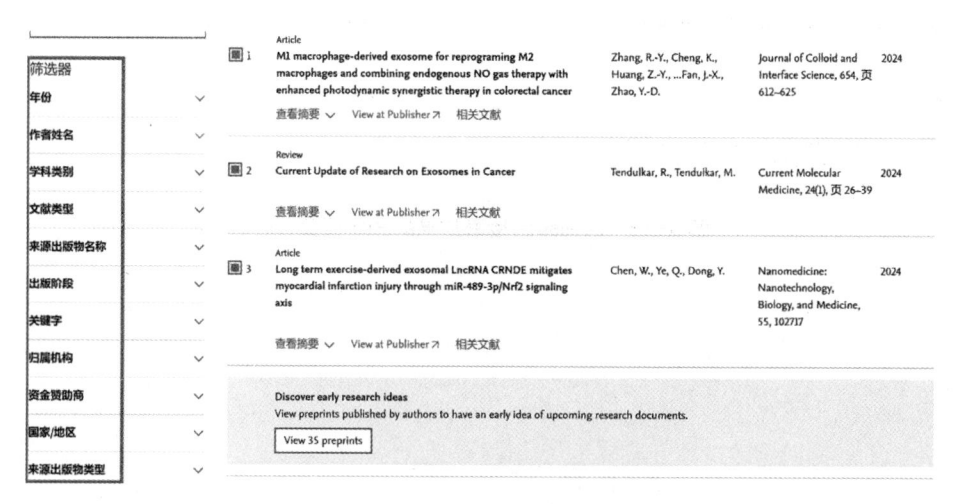

图 3-64　Scopus 的检索结果的精炼

3. 分析检索结果

在检索结果页面的最右侧，点击"分析结果"选项，可以对该课题进行分

143

析，其按照出版年份、出版来源、作者、单位、国家、地区、文献类型、主题领域和赞助商对检索结果进行分类（见图3-65）。通过图表，我们可以看出关于结直肠癌与外泌体的相关研究始于2005年，从2010年起，发文量开始迅速增长（见图3-66）。可以在图表上方的下拉菜单修改年份，点击"分析"，重新进行分析，在图表上单击某一年份所代表的点，可以查看当年的文献记录。若想要了解哪个期刊在该领域发表文章最多，则点击网页下方来源选项卡中的"按来源出版物划分的各年度文献"，排名前五的期刊将显示在页面左侧，单击出版物名称，可以查看到发表在该期刊上的所有文献列表（图3-67）。点击"按作者划分的文献"，我们将了解到哪些科研人员在该领域最为活跃，这也有助于未来挖掘潜在的导师或者评审专家。同理，点击"按照归属机构划分的文献"，我们可以找到该领域科研水平领先的国家。

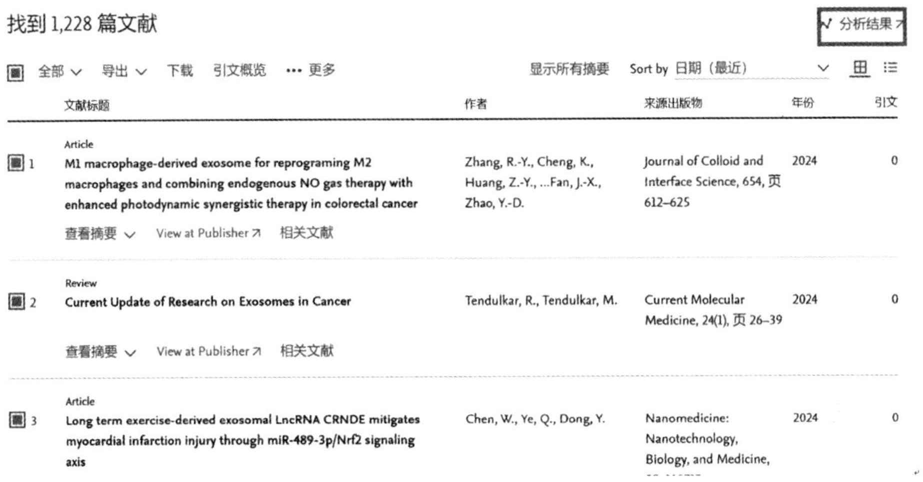

图3-65 Scopus的检索结果的分析页面（1）

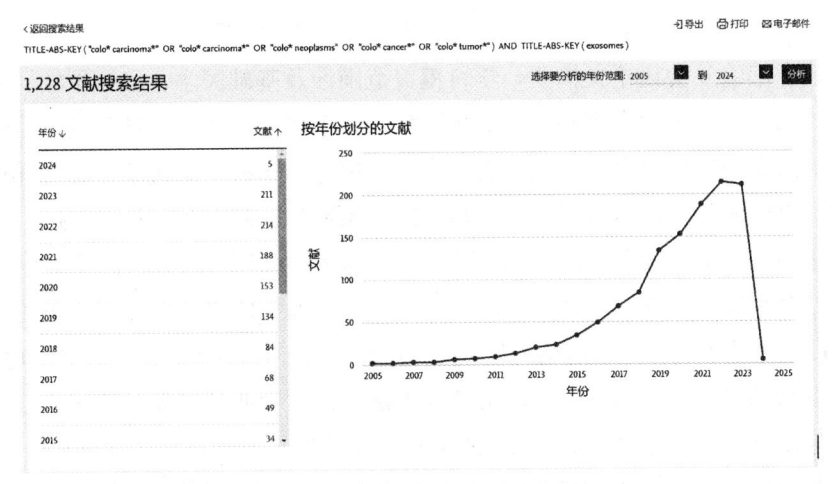

图 3－66　Scopus 的检索结果的分析页面（2）

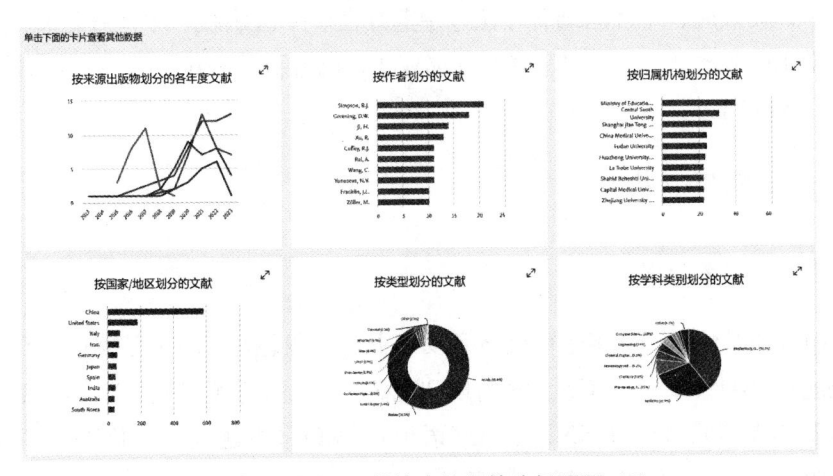

图 3－67　Scopus 的检索结果的分析页面（3）

第二节　中文数据库

一、中国生物医学文献数据库（CBM）

（一）数据库概况

CBM 是国内第一个综合性中文生物医学文献数据库，也是目前国内最大的医药卫生专业文献数据库。该数据库收录了 1978 年至今的 3000 多种生物医学期刊、汇编及会议论文摘要，学科覆盖范围涉及基础医学、临床医学、预防医学、药学、中医学和中药学等生物医学的各个领域。中心网站数据每月更新一次。为满足用户对全文文献的获取需求，中国医学科学院医学信息研究所与维普资讯技术合作，实现了 CBM 文摘数据与维普全文数据的无缝连接，可通过链接浏览，下载全文，2000 年以来全文匹配率为 95%。CBM 注重数据的规范化处理和知识管理，全部题录均根据美国国家医学图书馆的《医学主题词表 MeSH》中译本、中国中医研究院图书情报研究所出版的《中医药主题词表》进行主题标引，并根据《中国图书馆分类法·医学专业分类表》进行了分类标引，除使用 MeSH 表的 82 个副主题词外，还采用了《中医药主题词表》的 11 个副主题词（按摩疗法、气功疗法、气功效应、生产与制备、穴位疗法、针灸疗法、针灸效应、中西医结合疗法、中药疗法、中医病机、中医疗法）。CBM 目前常用的版本为基于互联网的 CBMWeb，网址为：http://www.sinomed.ac.cn/index.jsp。

（二）检索方法

1. 可检索字段

CBM 的记录有 30 多个可检索字段，主要字段包括 AB（文摘）、AD（著者地址）、AU（著者）、CN（国内期刊代码）、CL（分类号）、CT（特征词）、FS（资助类型）、IS（ISSN）、LA（语种）、MH（主题词）、MMH（主要概念主题词）、PG（页码）、PP（出版地）、PS（人名主题）、PY（出版年）、PT（文献类型）、SO（文献出处）等（见表 3-10）。CBM 的检索入口多，检索方式灵活，并提供主题、分类、期刊、作者等多种词表辅助查询功能，可满足简单检索和复杂检索的需求，并与 PubMed 具有良好的兼容性。

表 3-10　CBM 的可检索字段

英文标识符	字段名称	注释
AA	著者文摘	著者提供文摘
AB	中文摘要	
AD	著者单位（或地址）	第一著者地址
ADI	国省市名	第一著者省市名

续表

英文标识符	字段名称	注释
AF	原文出处	译文原文出处
AU	著者	
CA	索取号	医情所会议，汇编内部编码
CN	国内代码	国内期刊代码
CL	分类号	
CRF	参考文献	只列出中文参考文献及著者中含中国人名的外文参考文献
CT	特征词	
FS	赞助类别	
ID	资助编号	期刊的期次
IP	期	国际标准连续出版物编号
IS	ISSN	医情所期刊内部代码
JC	内部代码	缺省值为中文
LA	语种	
MA	会议地址	
MH	主题词	
NI	团体著者	
PA	分册	起止页码
PG	页码	期刊出版地
PP	出版地	
PS	人名主题	显示年月日，但只有出版年可检索
PY	出版年	指综述、译文等
PT	文献类型	
RF	参考数	参考文献数
SU	增刊	
TA	期刊名称	中文题目
TI	标题	
TT	英文标题	期刊的卷次
TW	关键词	

续表

英文标识符	字段名称	注释
VI	卷	
UI	流水号	

2. 逻辑运算符、截词符、通配符

通配符包括：①单字通配符（?）：替代一个字符。如检索式"剖？产"，可检索出含有以下字符串的文献：剖宫产、剖腹产等。②任意通配符（*）：替代任何一个字符。

逻辑运算符包括：①AND：检出记录中同时含有 AND 前后的检索词。②OR：检出记录中至少含有 OR 前后检索词中的一个。③NOT：检出记录中含有 NOT 前的检索词，不含有 NOT 后的检索词。

逻辑运算符的优先级顺序依次为（）＞NOT＞AND＞OR，其中"（）"为优先符号，即括号内先运算。

3. 跨库检索

按检索资源不同，SinoMed 可分为多资源的跨库检索和仅在某一资源（中文文献、西文文献、博硕论文或科普文献）的单库检索，均支持快速检索、高级检索、主题检索和分类检索。同时，将智能检索、精确检索、限定检索、过滤筛选等功能融入相关检索过程中。

进入 SinoMed 数据库首页，首先呈现的是跨库检索。跨库检索能同时在 SinoMed 平台集成的所有资源库进行检索。

首页的检索输入框即是进行跨库检索的快速检索框，其右侧是跨库检索的高级检索，点击后进入跨库检索的高级检索（见图 3-68）。

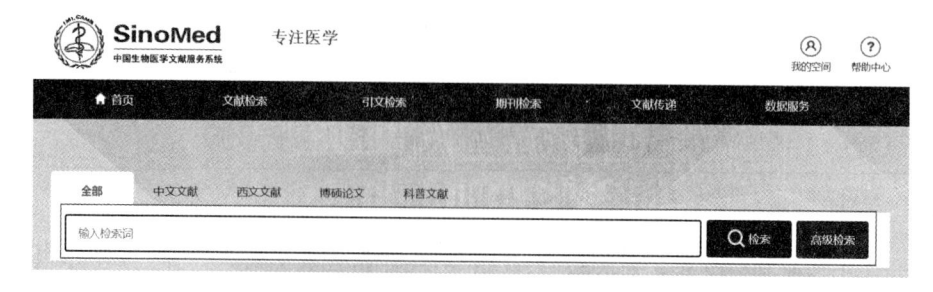

图 3-68　CBM 的跨库检索

在检索式输入框键入检索词或检索式,检索词本身可使用通配符,检索词之间还可以使用逻辑运算符。选择是否进行精确检索。

(1) 精确检索:检索词与检索字符串完全相等,如检索作者马智,仅检索出作者为马智的文献,而不会将作者中含有马智的文献带出。

(2) 所有入口均可进行包含检索。精确检索仅限于作者、关键词、刊名、出版年、期、分类号、主题词、特征词等字段。

可在已有检索结果的范围内进行二次检索,键入新的检索词,选中"二次检索"前面的复选框,点击"检索"按钮即可。二次检索是在已有检索结果基础上再检索,逐步缩小检索范围,与上一个检索词之间的关系为"AND"。

4. 快速检索与智能检索

点击页面上方的"快速检索"按钮,即进入快速检索(见图3-69)。快速检索可用中文主题词、英文主题词及同义词进行查找。

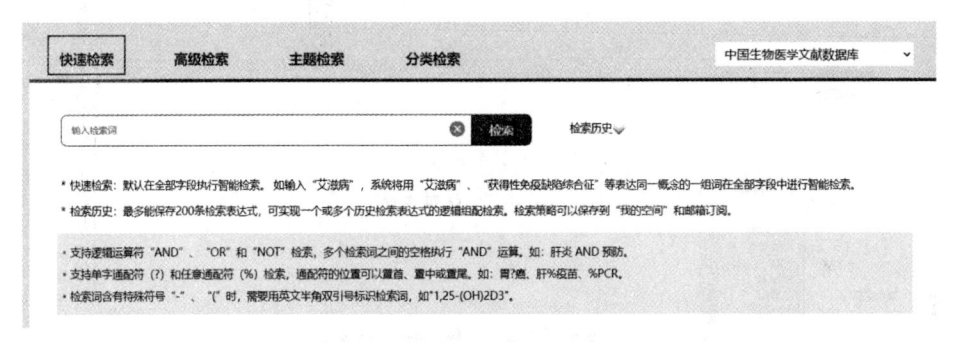

图3-69 CBM 的快速检索

快速检索:默认在全部字段执行智能检索。如输入"艾滋病",系统将用"艾滋病""获得性免疫缺陷综合征"等表达同一概念的一组词在全部字段中进行智能检索。

检索历史:最多能保存200条检索表达式,可实现一个或多个历史检索表达式的逻辑组配检索。检索策略可以保存到"我的空间"和邮箱订阅。

支持逻辑运算符"AND""OR"和"NOT"检索,多个检索词之间的空格执行"AND"运算,如肺癌 AND 化疗。

支持单字通配符(?)和任意通配符(%)检索,通配符可以置于词首、置于词中或置于词尾,如肺?癌、新冠%疫苗、%MRI。

检索词含有特殊符号"-"""("时,需要用英文半角双引号标识检索词,如"z-[hexadiin-(2,4)-yl]-phenol"。

5. 高级检索

高级检索支持多个检索入口、多个检索词之间的逻辑组配检索，方便用户构建复杂检索表达式（见图3-70）。高级检索主要的新增功能：①检索表达式实时显示编辑以及可直接发送至"检索历史"；②构建检索表达式每次可允许输入多个检索词功能；③扩展CBM检索项，新增"核心字段"检索及通讯作者/通讯作者单位检索；④中文资源库中针对作者、作者单位、刊名、基金检索项增加智能提示功能；⑤西文资源库增加刊名智能提示功能。

注意CBM的核心字段由最能体现文献内容的中文标题、关键词、主题词三部分组成，与"常用字段"相比，剔除了"摘要"项，以进一步提高检索准确度。

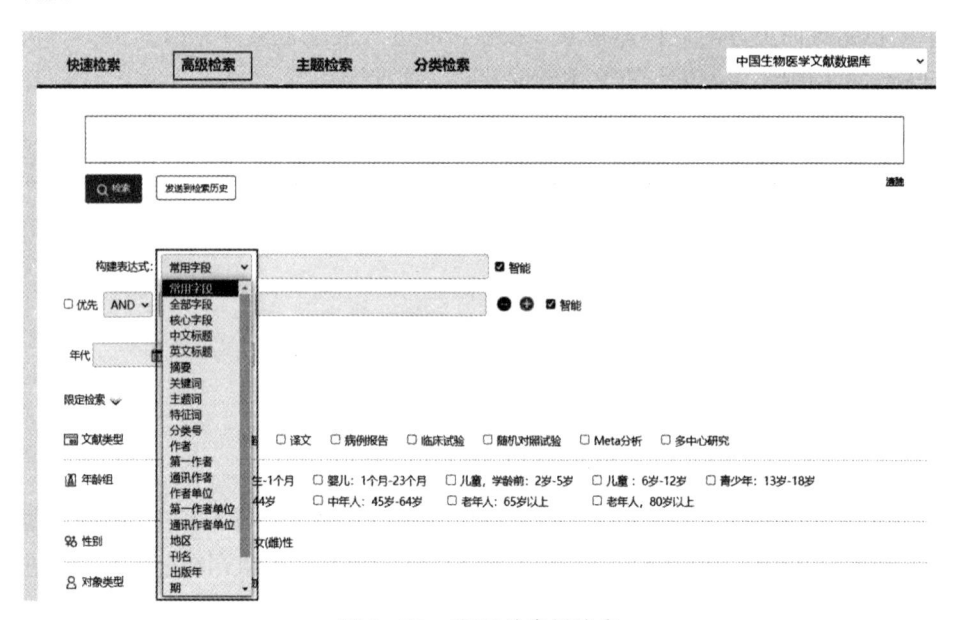

图3-70 CBM的高级检索

案例：在CBM中查找李为民作为通讯作者发表的肺癌方面的文献。

第一步：进入CBM高级检索，在构建表达式中选择"通讯作者"，输入"李为民"，这里默认精确检索，在智能提示下选择其所在单位名称（见图3-71）。

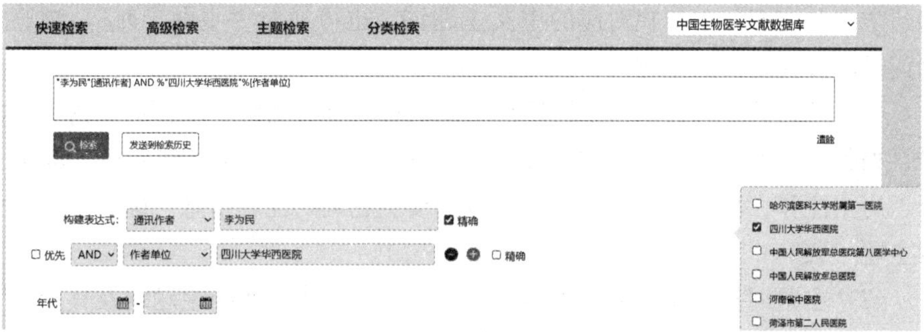

图 3-71　CBM 的高级检索步骤（1）

第二步：增加检索框，选择"核心字段"，输入"肺癌"，这里默认智能；三个检索之间选择"AND"，点击"检索"按钮即可检索（见图 3-72）。

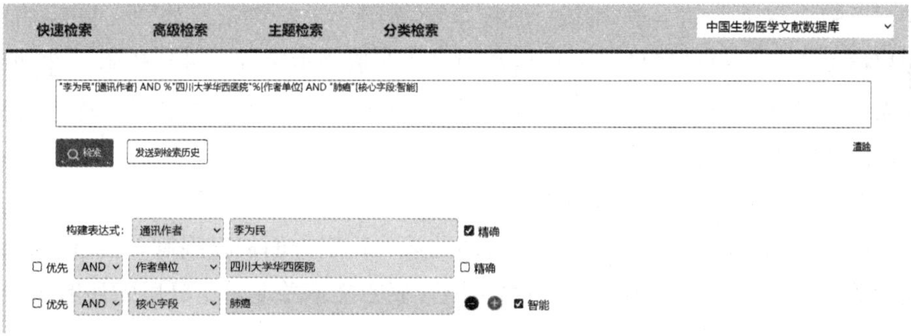

图 3-72　CBM 的高级检索步骤（2）

6. 主题检索

美国国家医学图书馆《医学主题词表（MeSH）》中译本、《中国中医药学主题词表》是 SinoMed 进行主题标引和主题检索的依据。其基于主题概念检索文献，可提高查全率和查准率。可用词语片段查找或主题导航定位相关主题词，通过浏览主题词注释信息和树形结构表，帮助研究人员选定恰当的主题词。通过选择合适的副主题词，设置是否加权、是否扩展，可使检索结果更符合需求。支持多个主题词的同时检索，可使用逻辑运算符"AND""OR"和"NOT"进行组配。

主题检索指基于主题概念检索文献，支持多个主题词同时检索，有利于提高查全率和查准率。通过选择合适的副主题词，设置是否加权（加权检索）、是否扩展（扩展检索），可使检索结果更符合需求。

输入检索词后，系统将在《医学主题词表（MeSH）》中译本及《中国中医药学主题词表》中查找对应的中文主题词。也可通过"主题导航",浏览主题词树,查找需要的主题词。

(1) 主题词注释表包括主题词的中文名称、英文名称、款目词、树状结构号、相关词、可组配的副主题词、药理作用主题词、检索回溯注释、标引注释、历史注释、范畴注释等内容。认真阅读主题词的注释信息,确认是否和检索主题一致。

(2) 主题词扩展检索和非扩展检索:扩展检索指对当前主题词及其所有下位主题词进行检索,非扩展检索则仅限于当前主题词的检索。默认状态为扩展检索,如主题词"HIV 感染",扩展检索指对该主题词和 10 个下位主题词进行检索,不扩展检索仅对"HIV 感染"进行查找。

(3) 主题词加权检索和非加权检索:主题词"加权"表示主题词的重要程度,反映文章论述的主要内容。加权主题词用"*"表示,如"*肝肿瘤"。加权检索表示仅对加星号(*)主题词(主要概念主题词)进行检索,非加权检索表示对加星号主题词和非加星号主题词(非主要概念主题词)均进行检索。默认状态为非加权检索。

(4) 主题词/副主题词组配检索。

副主题词:副主题词用于对主题词的某一特定方面加以限制,强调主题词概念的某些专指方面。如"肝/药物作用"表明文章并非讨论肝脏的所有方面,而是讨论药物对肝脏的影响。

主题词与副主题词的组配规则:副主题词一共有 94 个,表明同一主题的方面。主题词与副主题词的组配有严格的规定,不是所有的副主题词均能与每个主题词进行组配。"可组配副主题词"列出了当前主题词可以组配的所有副主题词。每个副主题词前面都有一个多选框,可以同时选择多个副主题词。点击某个副主题词可弹出该副主题词的注释窗口,有助于正确使用副主题词。

(5) 副主题词扩展检索:一些副主题词之间也存在上下位关系,如副主题词"副作用"的下位词包括"中毒"和"毒性",选择"扩展副主题词",指对该副主题词进行检索,非扩展检索则仅限于当前副主题词"副作用"。

案例:在 CBM 的"主题检索"中查找"2 型糖尿病合并高血压的治疗"方面的文献。

第一步:进入 CBM 的主题检索页面,在检索框中输入"糖尿病"后,点击"查找"按钮。浏览查找结果,在列出的主题词中点击"糖尿病,2 型"(见图 3-73)。

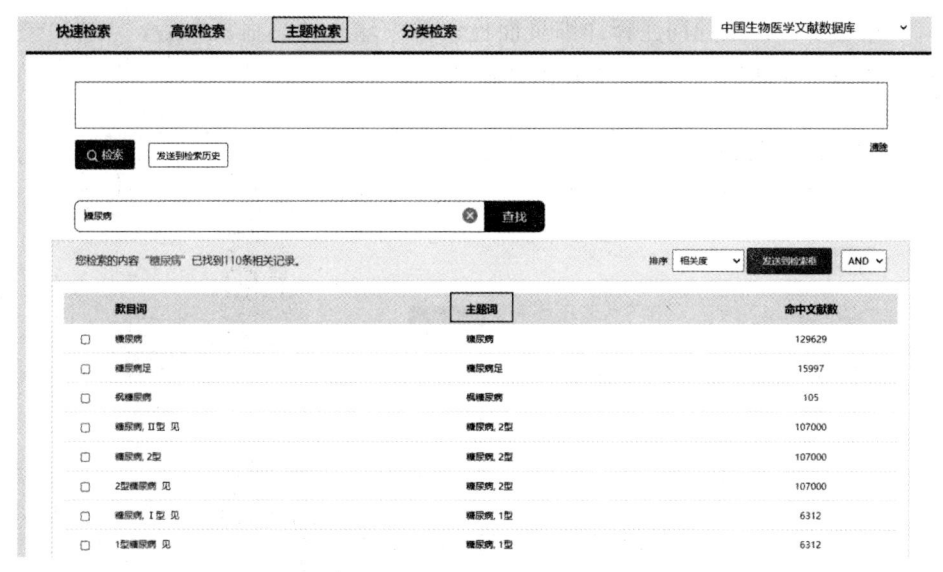

图 3-73　CBM 的主题检索步骤（1）

第二步：在主题词注释详细页面，显示了该主题词可组配的副主题词、主题词的详细解释和所在的树形结构。可以根据检索需要，选择是否"加权检索""扩展检索"（见图 3-74）。"2 型糖尿病的治疗"应选择副主题词"治疗"，然后点击"发送到检索框"。

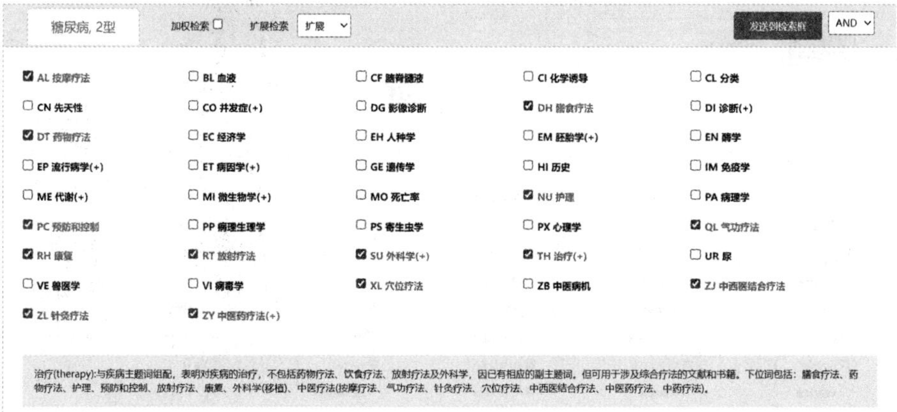

图 3-74　CBM 的主题检索步骤（2）

注：加权是反映主题词对文献重要内容表征作用的一种手段。一般来说，加权主题词与文献核心内容的关联性比非加权主题词更紧密。因此加权检索是一种缩小检索范围、提高检准率的有效方法。扩展检索是对该主题词及其下位词进行检索，相对而言，是一种扩大范围的检索。

| 系统评价中的证据检索及代表性 **案例分析**

第三步：在主题词注释详细页面检索框中输入"高血压"后，点击"查找"按钮，在列出的主题词中点击主题词"高血压"（见图3-75）。

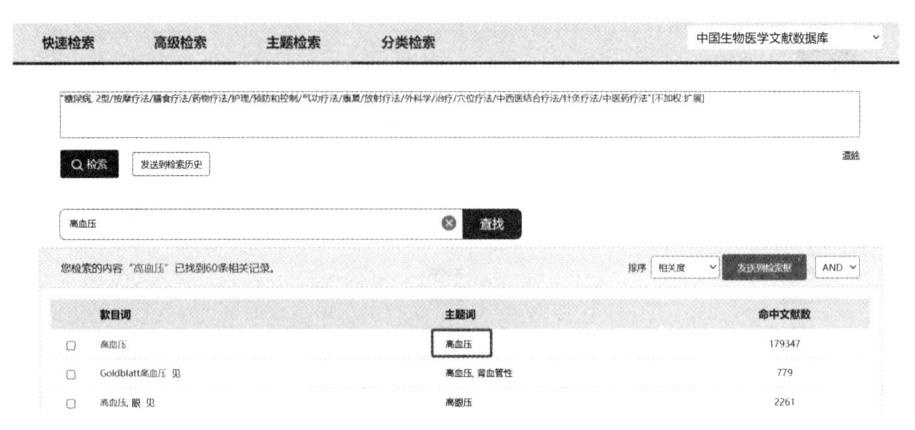

图 3-75　CBM 的主题检索步骤（3）

第四步：在主题词注释详细页面，选择副主题词"治疗"（见图3-76）。在逻辑组配选择框中选择"AND"，"发送到检索框"后点击"检索"按钮，即可检索出"2型糖尿病合并高血压的治疗"方面的文献（见图3-77）。

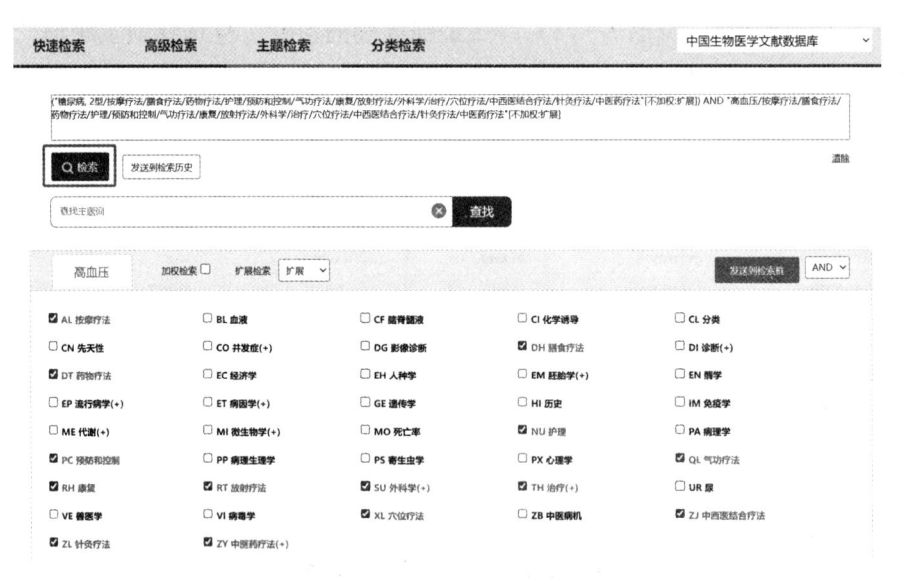

图 3-76　CBM 的主题检索步骤（4）

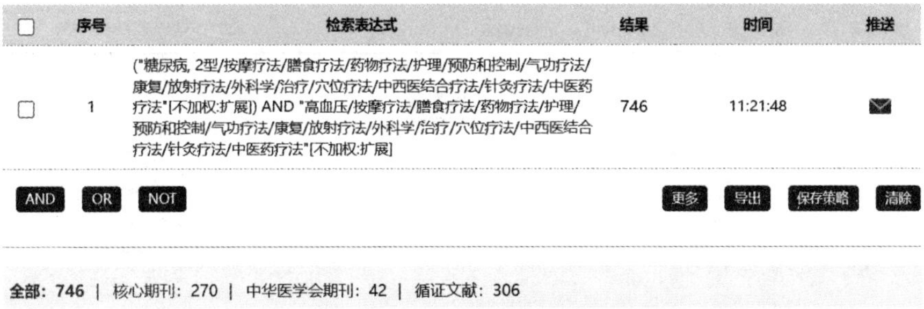

	序号	检索表达式	结果	时间	推送
☐	1	("糖尿病, 2型/按摩疗法/膳食疗法/药物疗法/护理/预防和控制/气功疗法/康复/放射疗法/外科学/治疗/穴位疗法/中西医结合疗法/针灸疗法/中医药疗法"[不加权:扩展]) AND "高血压/按摩疗法/膳食疗法/药物疗法/护理/预防和控制/气功疗法/康复/放射疗法/外科学/治疗/穴位疗法/中西医结合疗法/针灸疗法/中医药疗法"[不加权:扩展]	746	11:21:48	✉

AND　OR　NOT　　　　　　　　　　　　更多　导出　保存策略　清除

全部: 746 ｜ 核心期刊: 270 ｜ 中华医学会期刊: 42 ｜ 循证文献: 306

图 3-77　CBM 的主题检索步骤（5）

7. 分类检索

分类检索是从文献所属的学科角度进行查找，支持多个类目同时检索，能提高族性检索效果。可用类名查找或分类导航定位具体类目，通过选择是否扩展、是否复分，使检索结果更符合需求。

《中国图书馆分类法·医学专业分类表》是 SinoMed 文献分类标引和检索的依据。分类检索单独使用或与其他检索方式组合使用，可发挥其族性检索的优势。

支持多个类目的同时检索，可使用逻辑运算符"AND""OR"和"NOT"进行组配。

点击页面上方的"分类检索"，即进入分类检索页面（见图 3-78）。

分类检索的检索步骤如下：

（1）选择检索入口"类名"或"分类号"，输入检索词，点击"查找"按钮。

（2）在分类表列表中选择合适的类名。

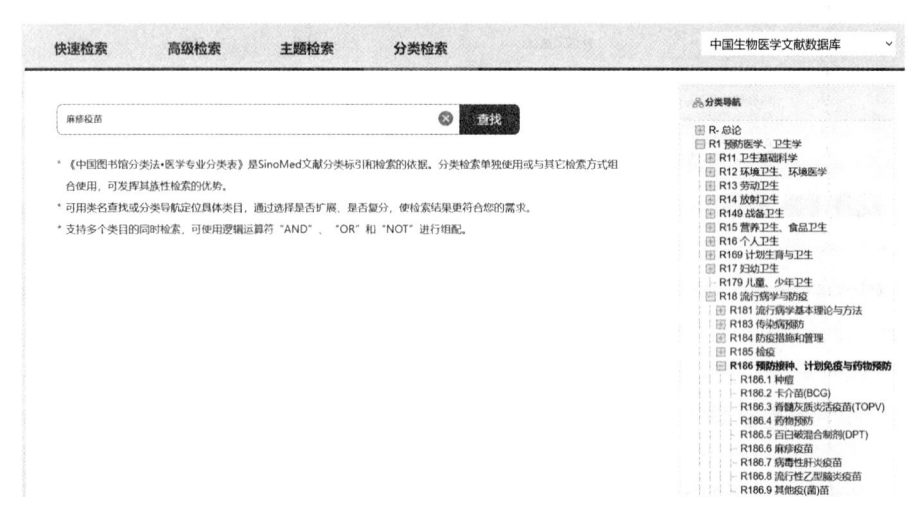

图 3-78 CBM 的分类检索页面

（3）在分类检索页面选择扩展检索、复分组配检索，点击"分类检索"按钮。例如，检索"麻疹疫苗"方面的文献，点选"R1 预防医学、卫生学"，在分类表中选择合适的类名（见图 3-79）。

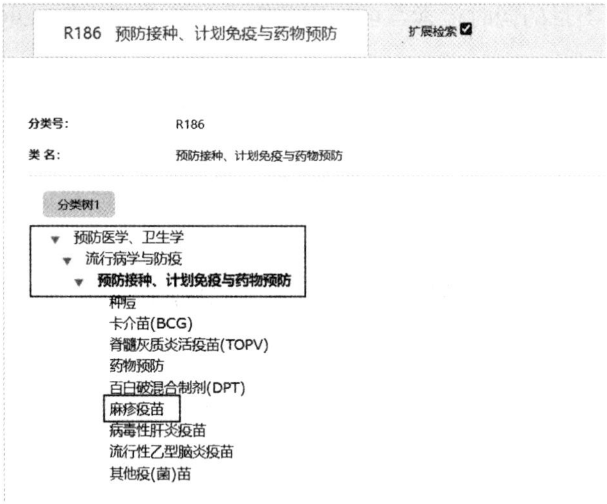

图 3-79 CBM 的分类检索步骤

分类检索的其他功能包括扩展检索和复分组配检索。

（1）扩展/不扩展检索：选中"扩展检索"表示对该类目及其下位类进行查找，不选中"扩展检索"则表示仅对该类目检索。

（2）复分组配检索：复分组配用于对主类号某一特定方面加以限制，强调某些专指方面。例如，复分号"022"表明主类号的"病理学"方面。

类号及其类名下列出了可与当前主类号组配的全部复分号。选择相应复分数与主类号组配，点"分类检索"按钮。其中，选择"全部复分"，表示检索与当前主类号组配及不组配复分号的所有文献；选择"无复分"，表示检索与当前主类号不组配复分号的文献；选择某一复分号，表示仅检索当前主类号组配所选复分号的文献。

不是所有类号都有复分组配，仅以下类号可进行复分组配：R25/278 中医各科及中医急诊学、R5/8 临床各科疾病与"临床医学复分表"进行复分组配，R282.71/77 各种药材与"各种药材专类复分表"进行复分组配。

8. 限定检索

限定检索是在高级检索的基础上，把文献类型、年龄组、性别、对象类型等常用限定条件整合到一起，用于对检索结果的进一步限定，可减少二次检索操作，提高检索效率（见图 3-80）。一旦设置了限定条件，除非用户取消，否则在该用户的检索过程中，限定条件一直有效。

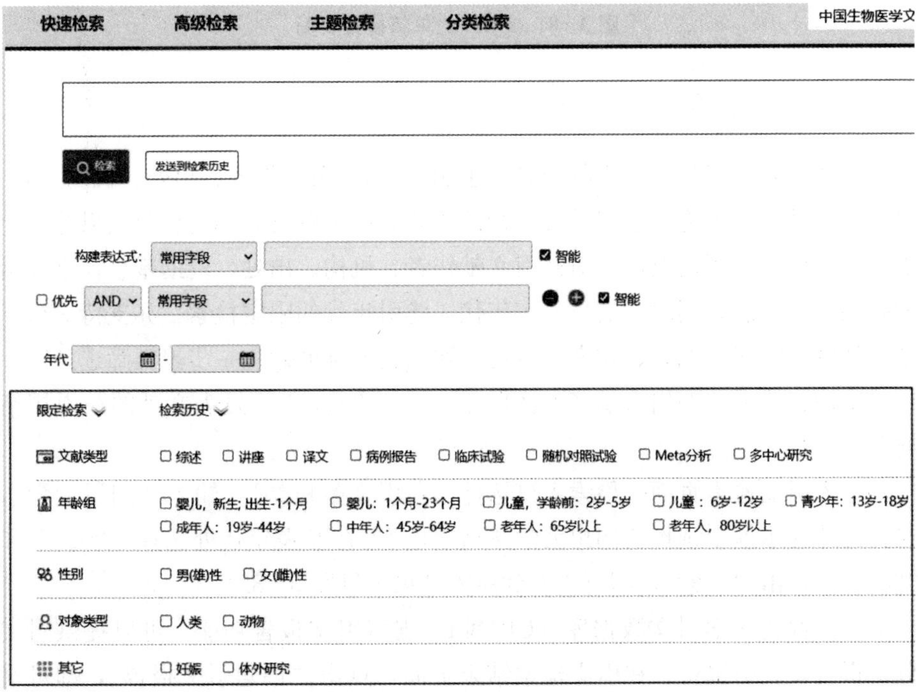

图 3-80　CBM 的限定检索

9. 单篇搜索

单篇搜索是 SinoMed 为方便用户提供的一个小工具，帮助从 CBM 中快速精确地查找特定文献，从主页的"相关工具"栏目下可以选择单篇检索工具（见图 3-81）。

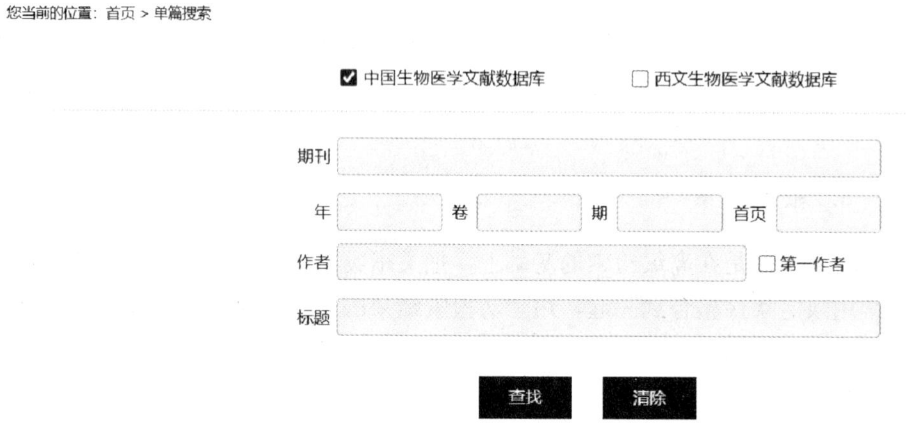

图 3-81 CBM 的单篇检索页面

10. 引文检索

引文检索支持从被引文献题名、主题、作者/第一作者、出处、机构/第一机构、资助基金等途径查找引文，帮助研究人员了解感兴趣的科研成果等在生物医学领域的引用情况，针对被引文献作者、机构、出处、资助基金检索项增加智能提示功能。同时，支持发表年代、施引年代的限定检索，亦支持对检索结果从发表时间、期刊、作者、机构、期刊类型维度做进一步聚类筛选。

案例：检索"四川大学华西医院于 2023—2024 年间发表文献的被引用情况"。

进入引文检索页面，检索入口选择"被引文献机构"，输入"四川大学"，在弹出的提示框中选择"四川大学华西医院"，在发表年代处选择"2023"和"2024"，点击"检索"，即可查看到所需结果（见图 3-82）。

中国生物医学引文数据库（CBMCI）支持引文报告功能，可以提供引文分析报告及查引报告。在引文检索结果页面，点击"创建引文报告"，即可对检索结果的所有引文进行分析，生成引文分析报告（见图 3-83）。需要注意的是，当引文检索结果超过 10000 条时，引文分析报告只分析被引频次排序在前 10000 的记录。

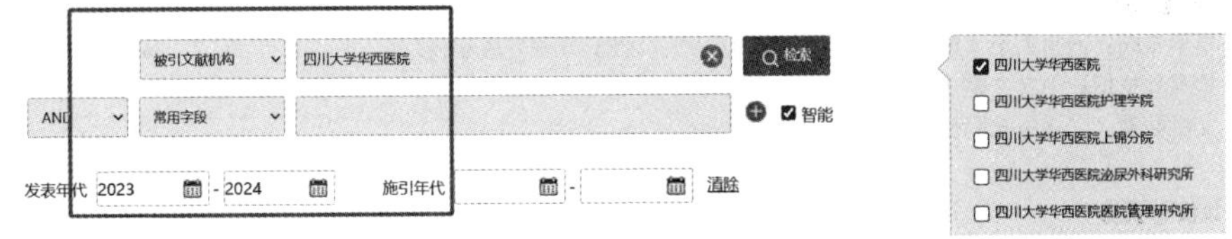

图 3-82　CBM 的引文检索

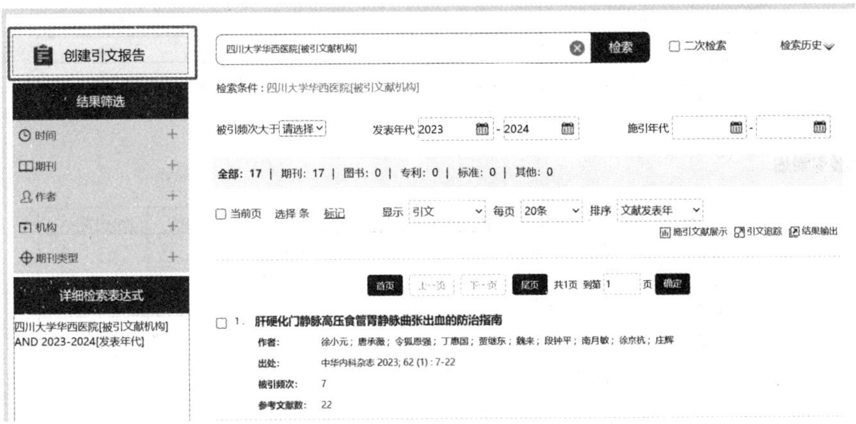

图 3-83　CBM 的引文分析报告生成

引文分析报告由检索结果中全部文献的发文和被引时间分布、引证综合指标统计及论文近 5 年被引情况统计三部分组成。

（1）h 指数：基于"论文历年被引情况"表中"总被引频次"降序排序的文献列表。其含义为检索结果集中有 N 篇文章至少被引用了 N 次，N 即为 h 指数。此度量标准减少了为高度引用或尚未被引用论文分配的不当权重。h 指数值的计算仅包括 CBM 数据库中的项目，不包括未收录期刊中的论文和图书专著等。

（2）论文近 5 年被引情况：按照引文近 5 年总被引频次大小降序排列。表中的"年均引用频次"表示引文自发表后的年均被引频次（计算公式：总被引频次/已发表的年代数）。选择记录前面的复选框时，可以只保存标记记录的引文分析结果。

查引报告由检索条件、被引概览、被引明细及附件四部分组成，点击"引文报告"页面右上角的"查引报告"按钮即可一键式生成（见图 3-84）。其中，他引频次表示去除单篇论文全部作者以外其他人发表文献引用次数之和。

159

查引报告

1.检索条件

检索策略：四川大学华西医院[被引文献机构]AND 2023-2024[发表年代]
检索数据库：中文文献-引文
文献数量：（详情见附件）

2.被引概览

施引文献所在期刊类型	被引频次	他引频次	近5年被引频次	近5年他引频次
全部期刊	106	22	106	96
核心期刊	22	68	78	68
北大中文核心期刊	17	34	42	34
中国科技论文统计源期刊	22	67	77	67
中华医学会期刊	7	24	27	24

3.被引明细

序号	被引作者	被引文献题录（题名,期刊,年,卷,期,页）	被引频次	他引频次
1	詹庆元;解立新;梁宗安	詹庆元,解立新,梁宗安.奥密克戎变异株所致重症新型冠状病毒感染临床救治专家推荐意见.中华结核和呼吸杂志,2023,46(2):101-110	34	4
2	徐小元;唐承薇;令狐恩强;丁惠国;贾继东;魏来;段钟平;南月敏;徐京杭;庄辉	徐小元;唐承薇;令狐恩强;丁惠国;贾继东;魏来;段钟平;南月敏;徐京杭;庄辉.肝硬化门静脉高压食管胃静脉曲张出血的防治指南.中华内科杂志,2023,62(1):7-22	30	6
3	陈骢;郝健淇;彭皓宁;刘伦旭	陈骢;郝健淇;彭皓宁;刘伦旭.BCL-2家族凋亡调控作用及其介导的抗肿瘤药物治疗后耐药的研究进展.中国胸心血管外科临床杂志,2023,30(1):140-148	6	1

图 3-84　CBM 的查引报告

11. 期刊检索

CBM 支持对中文学术期刊、科普期刊及西文学术期刊进行一站式整合检索，直接查看该刊某年、卷期发表的文献。点击页面上方的"期刊检索"按钮，即进入检索页面（见图 3-85）。

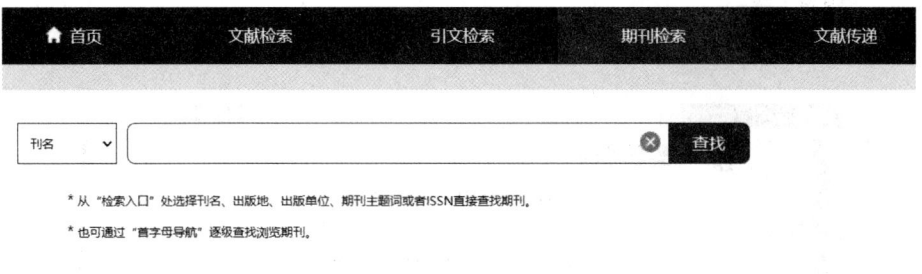

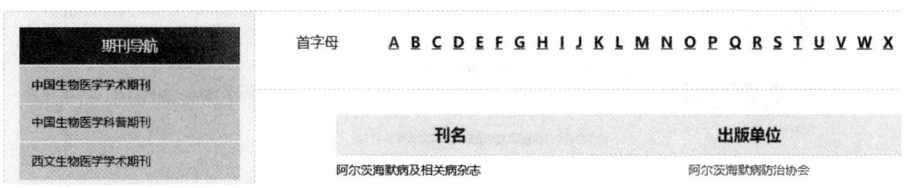

图 3-85 CBM 的期刊检索页面

期刊检索的检索步骤如下：

（1）选择检索入口"刊名""出版单位"或"期刊主题词"，输入检索词，点击"查找"按钮。

（2）从含有该检索词的期刊列表中选择合适的期刊名，如刊名中含有"结核"的期刊，如图 3-86 所示。

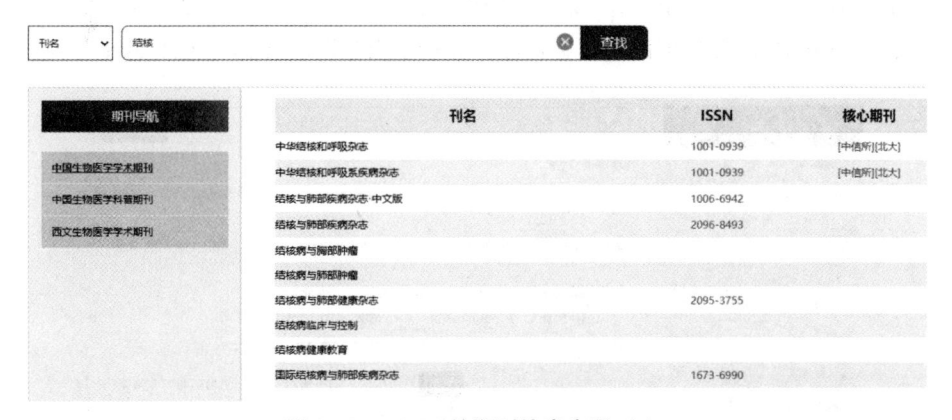

图 3-86 CBM 的期刊检索步骤（1）

（3）设置年代及刊期（默认为全部），选择期刊刊名或期刊代码检索，页面左侧最下方还提供了该刊的基本信息（见图 3-87）。点击"期刊分析"按钮，获得本期刊分析结果。

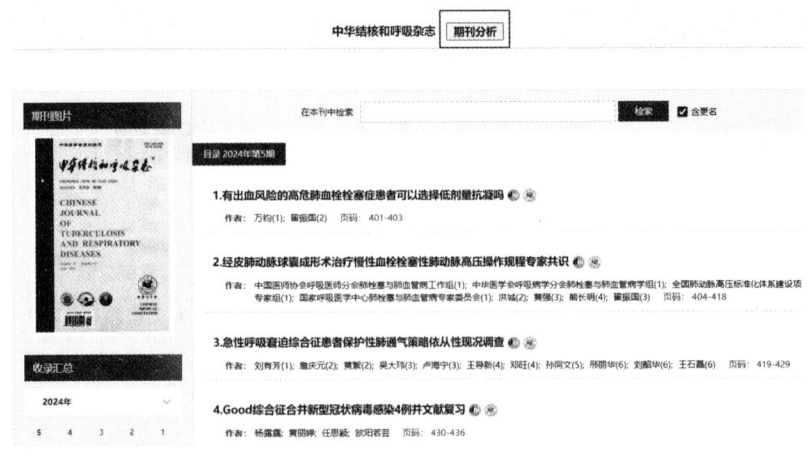

系统评价中的证据检索及代表性 **案例分析**

图 3-87　CBM 的期刊检索步骤（2）

（三）检索结果展示与输出

1. 检索结果展示

在文献检索结果概览页可以设置检出文献的显示格式（题录、文摘）、每页显示条数（20 条、50 条、100 条）、排序规则（入库、年代、作者、期刊、相关度、被引频次），并且可以进行翻页操作和指定页数跳转操作（见图 3-88）。

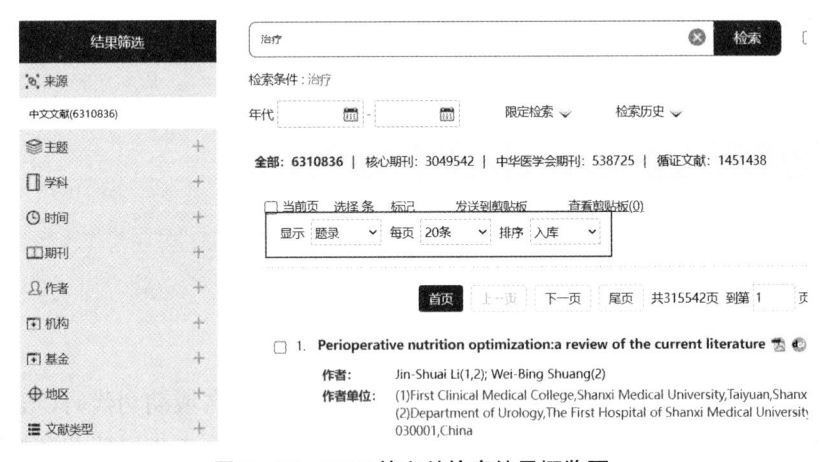

图 3-88　CBM 的文献检索结果概览页

在引文检索结果概览页亦可以设置检出引用文献的显示格式[引文、引文（带机构）]、每页显示条数（20 条、50 条、100 条）、排序规则（文献发表年、被引频次、第一作者、被引文献出处、相关度），并且可以进行翻页操作和指定页数跳转操作（见图3-89）。

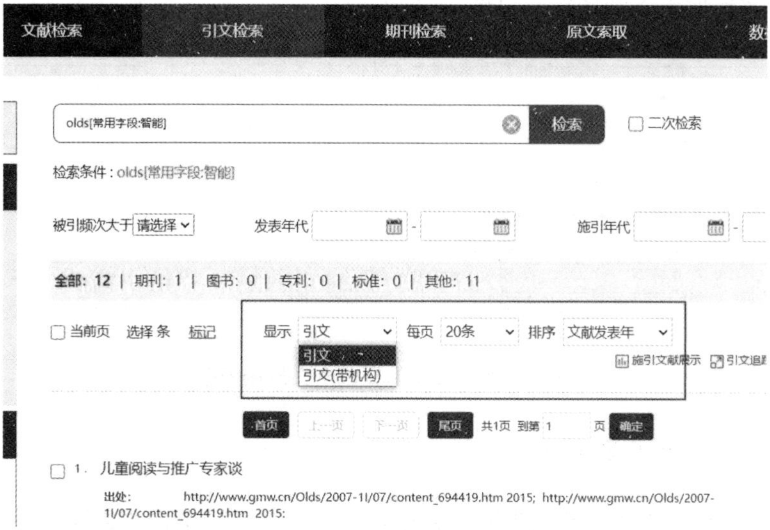

图3-89 CBM的引文检索结果概览页

点击检索结果概览页的文献标题，即可进入文献详情页，显示文献的详细信息。此外，中文文献详情页还显示其施引文献、共引相关文献、主题相关文献、作者相关文献等（见图3-90）。

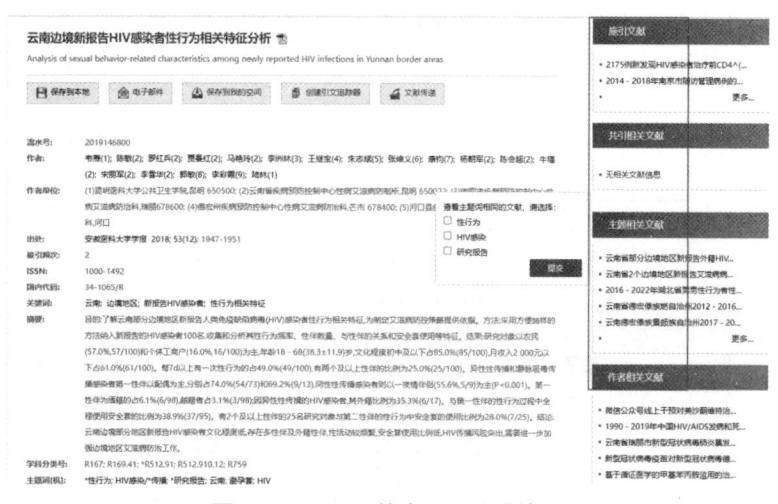

图3-90 CBM的中文文献详情页

2. 全文链接展示

无论是检索结果的概览页还是文献详情页，对于有全文链接的文献，均会

系统评价中的证据检索及代表性 案例分析

在文献标题后或"原文链接"处显示全文链接图标：PDF 图标、DOI 链接图标或各数据库服务商图标（见图3-91）。

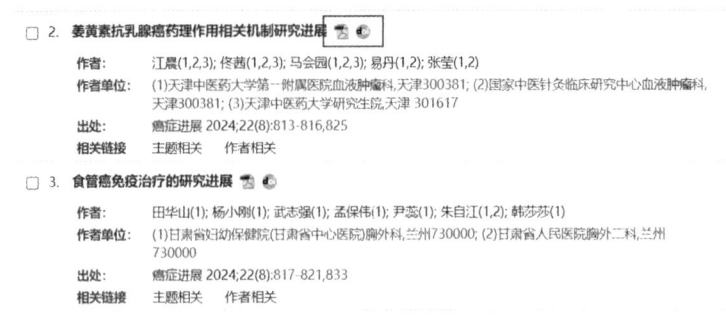

图 3-91　CBM 的文献全文链接图标

3. 检索结果聚类筛选

CBM 支持对检索结果进行多维度聚类筛选，不同资源库的聚类维度略有不同。点击每个维度右侧"+"，展示其下具体的聚类结果，可勾选一个或多个聚类项进行过滤操作，根据需要对检索结果进行筛选精炼（见图3-92）。

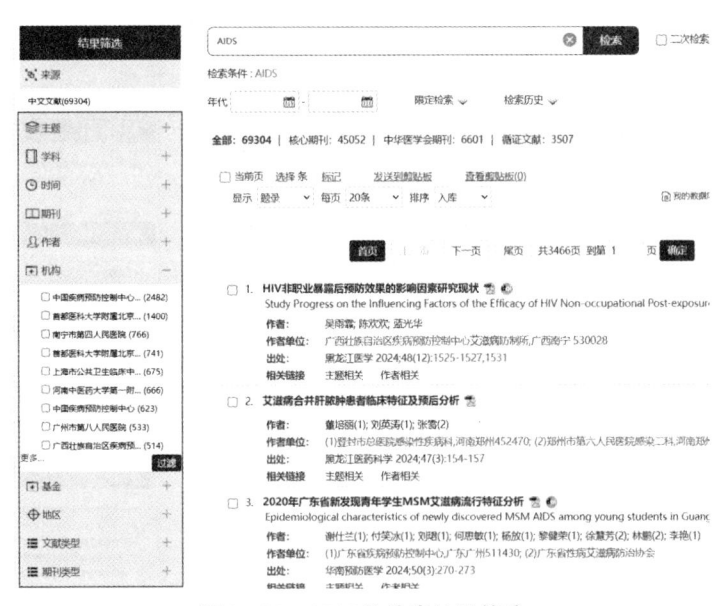

图 3-92　CBM 的检索结果筛选

注：CBM 结果筛选中的"期刊类型"维度，"PKU"表示中文核心期刊要目总览收录的期刊，即北大核心期刊，在过滤检索式中用"1"表示；"ISTIC"表示中国科技期刊引证报告收录的期刊，即中国科学技术信息研究

所（中信所）核心期刊，在过滤检索式中用"2"表示；"CMA"表示中华医学会主办的期刊，在过滤检索式中用"3"表示。

案例：快速检索"发表在北大核心期刊上新冠有关的中文文献"。

在 CBM 快速检索中输入"新冠"，并在"结果筛选"的"期刊类型"中选择"PKU"，"过滤"即可得到相关结果（见图 3-93）。

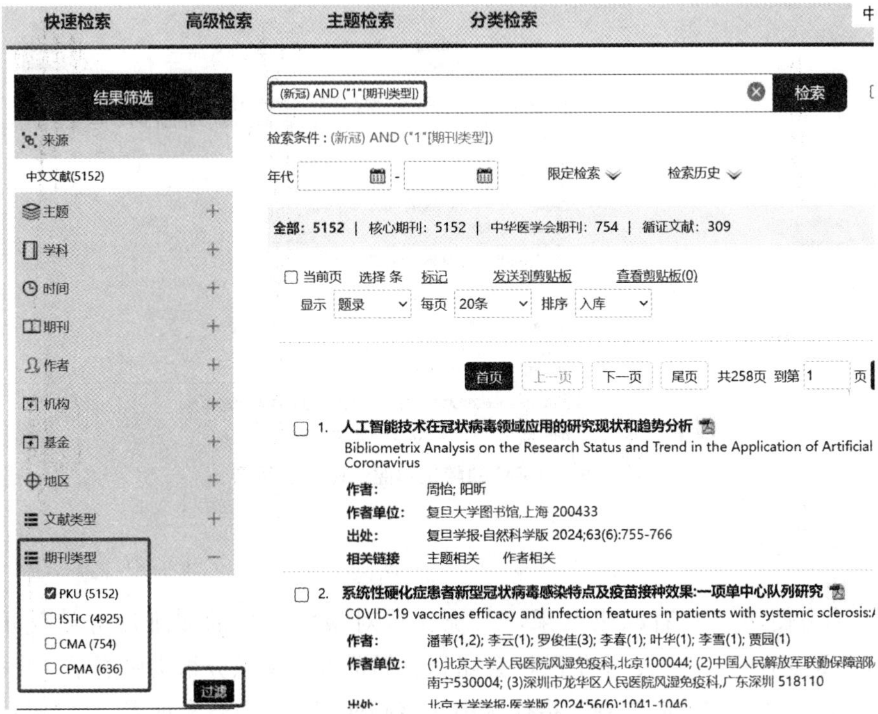

图 3-93 CBM 的检索结果筛选示例

主题聚类：依据 2017 版《中文医学主题词表》进行，展示二级主题树聚类结果，包含所有下位主题。

学科聚类：依据《中国图书馆分类法·医学专业分类表》进行，展示一级类目聚类结果，包含所有下级类目。

除时间维度外，各聚类结果均按由多到少排序显示，默认显示前 10，点击"更多…"后显示前 50。

随机对照试验是系统评价常纳入的文献类型，可通过文献类型筛选随机对照试验。Meta 分析通常是对多个随机对照试验的汇总，所以，通过勾选随机对照试验和 Meta 分析来过滤随机对照试验（见图 3-94）。

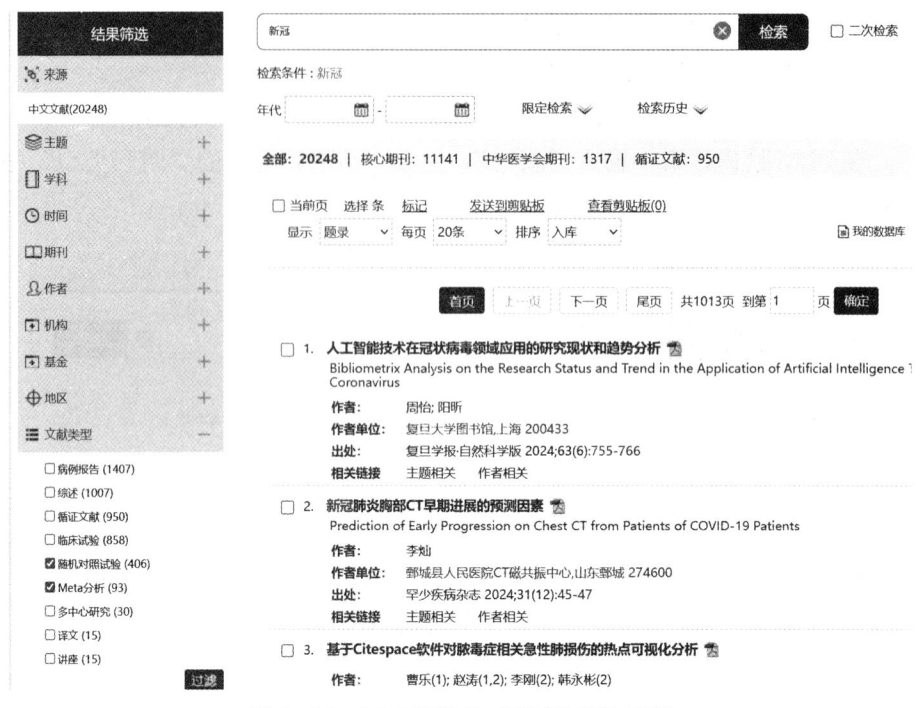

图 3-94　CBM 的随机对照试验筛选示例

4. 检索结果分组

为方便用户查看检索结果，系统支持对检索结果的多维度分组显示。CBM 重点对核心期刊、中华医学会期刊及循证方面文献分组集中展示（见图 3-95）。其中，"核心期刊"指被《中文核心期刊要目总览》或者《中国科技期刊引证报告》收录的期刊文献，"中华医学会期刊"指由中华医学会编辑出版的医学期刊文献，循证文献则指系统对检索结果进行循证医学方面策略限定的文献。

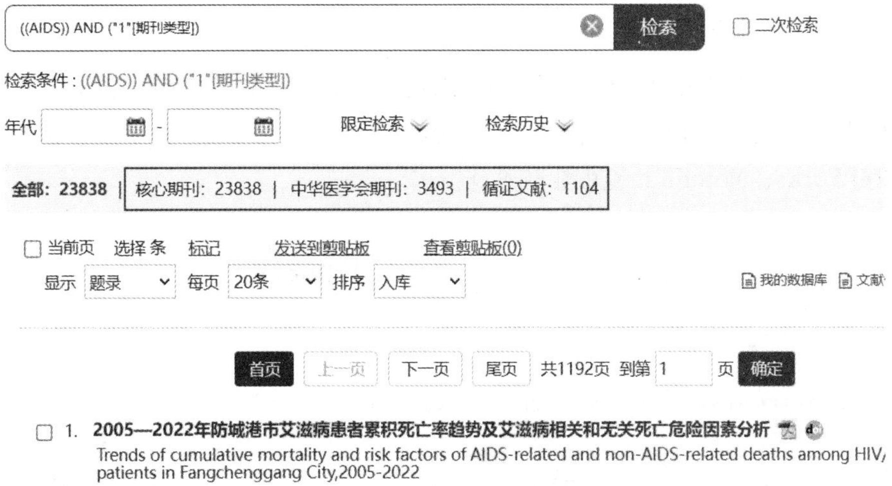

图 3－95　CBM 的中文文献分组

CBM 从文献类型方面对引文检索结果进行分组展示，包括期刊、图书、专利、标准及其他（会议论文、学位论文、网络资源、报纸资源等）（见图 3－96）。

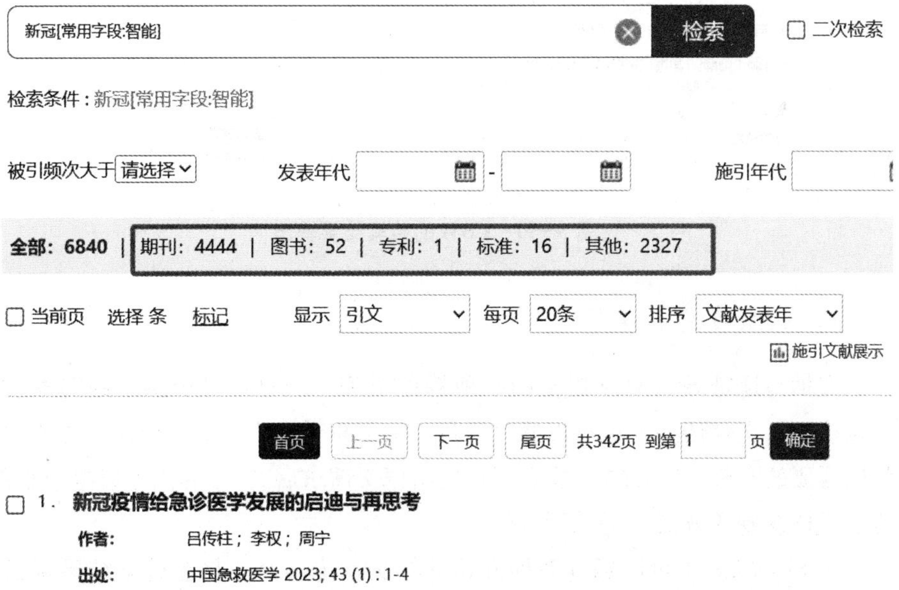

图 3－96　CBM 的引文分组

5. 检索结果输出

在检索结果页面，用户可根据需要选择输出检索结果，包括输出方式、输出范围、保存格式。输出方式有 SinoMed、NoteExpress、EndNote、RefWorks、NoteFirst（见图 3-97）。

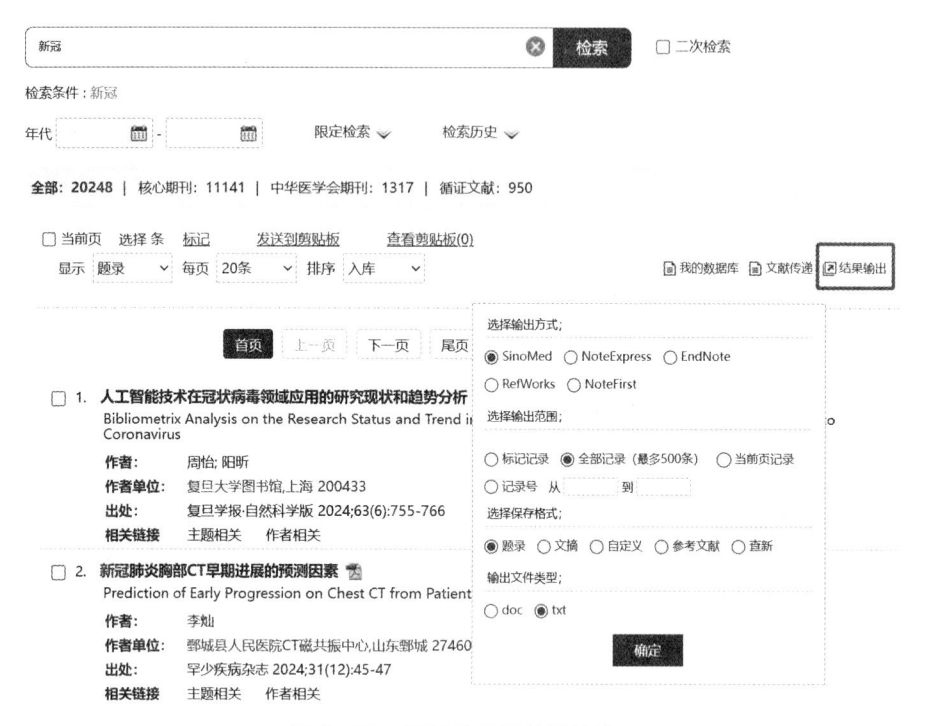

图 3-97　CBM 的检索结果输出

6. 文献传递

文献传递是 SinoMed 提供的一项特色服务。用户可以对感兴趣的检索结果直接进行文献传递，也可以通过填写"全文申请表""文件导入"等方式申请所需要的文献。SinoMed 将在用户发出原文请求后 24 小时内，以电子邮件、传真或特快专递方式，提供所需原文。

在 SinoMed 中可以通过两种方式进行文献传递：一是在检索结果页面直接索取，二是在 SinoMed 首页点击进入"文献传递"。

（1）在 SinoMed 检索结果页面直接索取原文，具体操作如下：

第一步：勾选感兴趣的一篇或多篇文献，点击"文献传递"按钮，登录

SinoMed 文献传递服务系统（见图 3-98）。

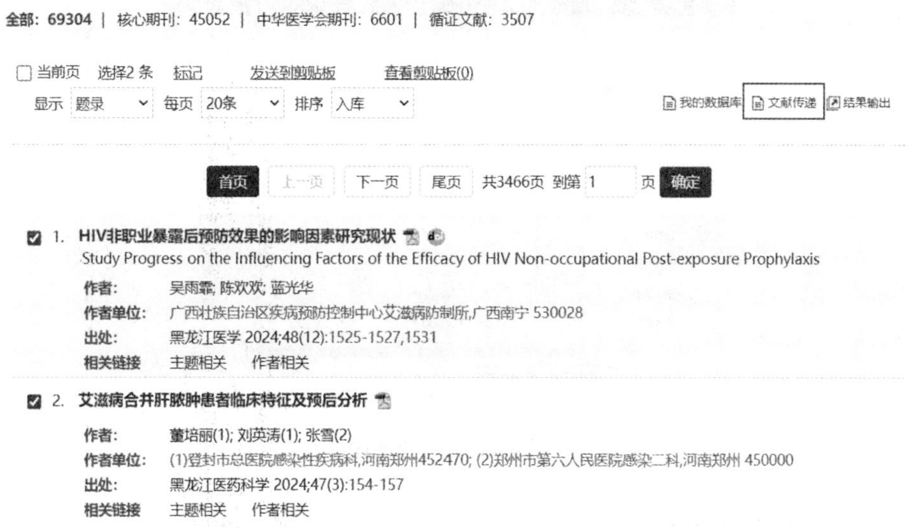

图 3-98　文献传递步骤（1）

第二步：进入检索请求提交页面。在检索结果页面继续添加的"文献传递"请求，将累计添加到"检索请求"中，确认无误后点击"提交订单"进入订单提交页面。如果点击订单提交、订单删除或退出该系统，检索请求页面的内容将不保留。

第三步：在订单提交页面，用户可以对"费用限制""时间限制""添加备注信息"等进行选择修改。

（2）在 SinoMed 首页点击进入"文献传递"，具体操作如下：

第一步：点击 SinoMed 首页"文献传递"按钮，登录文献传递服务系统。

第二步：如果用户明确想要原文题目、出处等信息，可直接进入"代检代查"进行文献传递（见图 3-99）。工作人员将根据用户提交的"全文申请表"查找用户所需文献。根据查得文献全文的来源不同，文献的费用有所不同。馆内文献将在 1 个工作日内发送，NSTL 范围内查找文献需要到国内其他文献信息机构或国外信息机构查找文献时，回复时间将视具体情况而定。国外代查一般费用为 100 元左右/篇。如对"代检代查"费用有其他特殊要求，请在"备注"栏中加以说明。

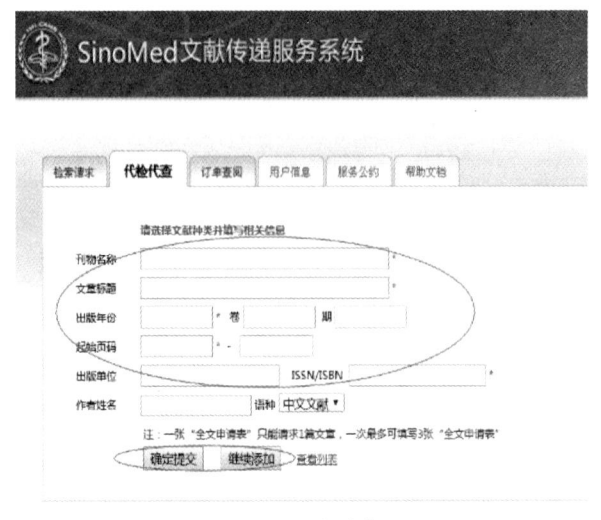

图 3-99　文献传递步骤（2）

7. 个性化服务

在线注册后便能拥有 SinoMed 的"我的空间"，享有检索策略定制、检索结果保存和订阅、检索内容主动推送及邮件提醒、引文跟踪等个性化服务。

（1）检索策略保存。

登录"我的空间"后，从检索历史页面勾选一个或者多个记录，保存为一个检索策略（见图 3-100）。

图 3-100　检索策略保存

保存成功后，可以在"我的空间"里对检索策略进行重新检索、导出和删除操作。这里的重新检索是对其中的全部检索式进行数据更新。点击策略名称进入策略详细页面，可对策略内的检索表达式进行"重新检索""删除"和"推送到邮箱"等操作。通过策略详细页面的"重新检索"，可以查看不同检索时间之间新增的数据文献（见图3－101）。

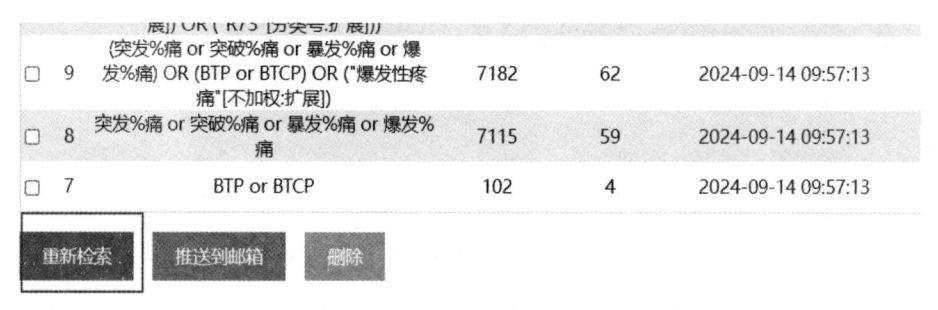

图3－101　检索策略的重新检索

（2）我的订阅。

在已登录"我的空间"的前提下，从检索历史页面可以对历史检索表达式进行"邮箱订阅"操作（见图3－102）。邮箱订阅是指将有更新的检索结果定期推送到用户指定邮箱，可以设置每条检索表达式的推送频率，并可浏览和删除任意记录的邮箱推送服务。

图3－102　检索结果的邮箱订阅

（3）我的数据库。

在已登录"我的空间"的前提下，在检索结果页面可以把感兴趣的检索结果添加到"我的数据库"（见图3－103）。

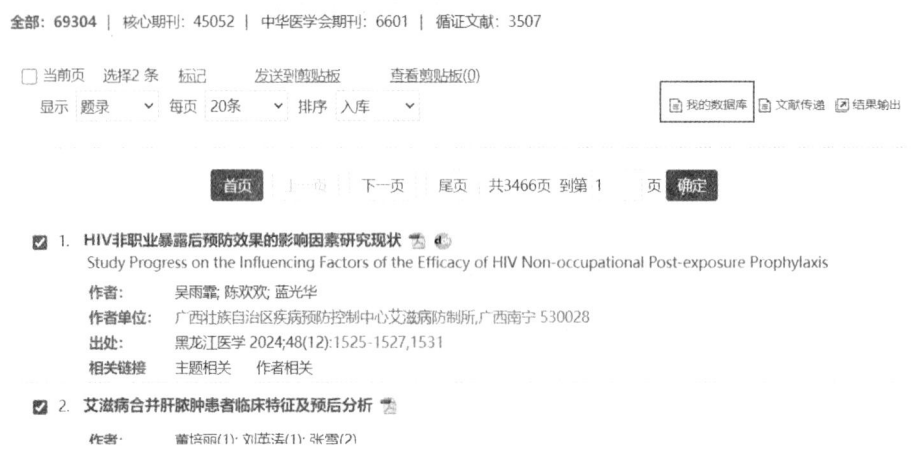

系统评价中的证据检索及代表性 **案例分析**

图 3-103　检索结果添加至"我的数据库"

在"我的数据库"中，可以按照标题、作者和标签查找文献，并且可以对每条记录添加标签和备注信息（见图 3-104）。

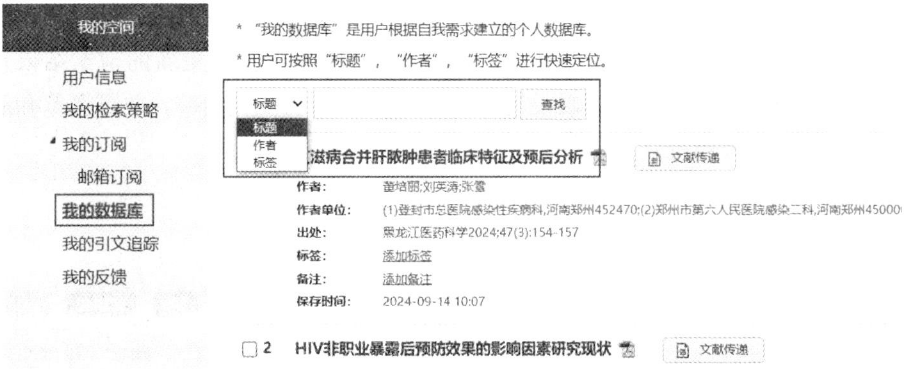

图 3-104　"我的数据库"中的检索页面

（4）引文追踪器。

引文追踪器用于对关注的论文被引情况进行追踪。当有新的论文引用此论文时，用户将收到登录提示和邮件提示。

对于单篇文献，在登录"我的空间"后，可以"创建引文追踪器"（见图 3-105），并发送到"我的空间"，追踪该文献的最新被引情况。

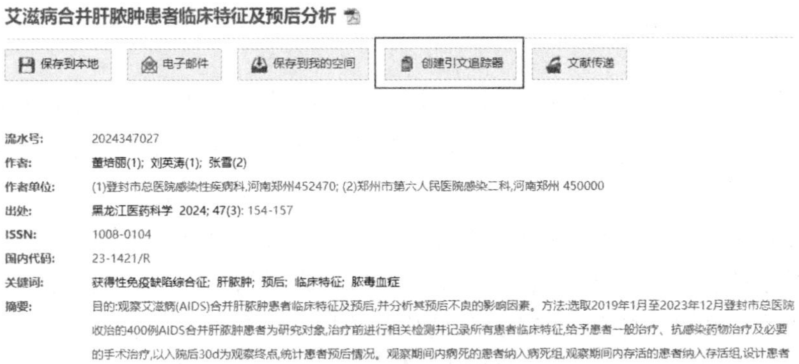

图 3－105　引文追踪器的创建

在"我的引文追踪"页面（见图 3－106），可以对创建的引文追踪进行"重新检索"和"删除"操作。

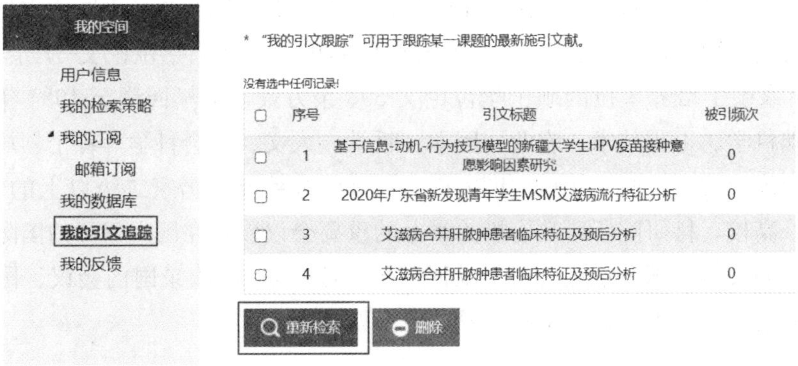

图 3－106　"我的引文追踪"页面

（5）我的反馈。

登录"我的空间"后，用户可以在"我的反馈"中提交 SinoMed 使用过程中的相关疑问和需求，由专人定期回复，回复结果可在"我要查看"页面查询和浏览。

二、中国知网

中国知网（China National Knowledge Infrastructure，CNKI）是以《中国学术期刊（网络版）》（Chinese Academic Journal Network Publishing Database，CAJD）全文数据库为核心的数据库，收录资源包括期刊、博硕士论文、会议论文、报纸等学术与专业资料，覆盖理工、社会科学、电子信息技术、农业、医学等学科，数据每日更新，支持跨库检索。

系统评价中的证据检索及代表性**案例分析**

（一）数据库概况

《中国学术期刊（网络版）》：以全文数据库形式大规模集成出版学术期刊文献的电子期刊，收录自1915年至今出版的期刊，部分期刊回溯至创刊。以学术、工程技术、政策指导、高级科普、行业指导及教育类期刊为主，内容覆盖自然科学、工程技术、农业、哲学、医学、人文社会科学等各个领域。收录国内学术期刊8450余种，全文文献总量6280余万篇。因CNKI总库平台升级后提供中英文整合检索，该库默认的检索结果包含CNKI合作的国外期刊题录数据，只有"中文文献"分组项内的条目是本库全文数据。产品分为十大专辑：基础科学、工程科技Ⅰ、工程科技Ⅱ、农业科技、医药卫生科技、哲学与人文科学、社会科学Ⅰ、社会科学Ⅱ、信息科技、经济与管理科学。十大专辑下分为168个专题。

学位论文库：包括《中国博士学位论文全文数据库》和《中国优秀硕士学位论文全文数据库》，出版530余家博士培养单位的博士学位论文57余万篇，800余家硕士培养单位的硕士学位论文595余万篇，最早回溯至1984年，覆盖基础科学、工程技术、农业、医学、哲学、人文、社会科学等各个领域。

会议论文库：收录1999年以来，中国科协系统及国家二级以上的学会、协会、高校、科研院所，政府机关举办的重要会议以及在国内召开的国际会议上发表的文献，部分重点会议文献回溯至1953年。已收录国内会议、国际会议论文集3万余本，累计文献总量380余万篇。

（二）检索方法

1. 检索字段

不同数据库检索字段有所不同，通用可检索字段有主题（SU）、篇关摘（TKA）、关键词（KY）、篇名（TI）、全文（FT）、作者（AU）、第一作者（FI）、通讯作者（RP）、作者单位（AF）、基金（FU）、摘要（AB）、小标题（CO）、参考文献（RF）、分类号（CLC）、文献来源（LY）、DOI（DOI）、被引频次（CF）。除此之外，中国学术期刊还有SN（ISSN）、CN（CN）、栏目信息（QKLM）、第一单位（FAF），学位论文库还有导师（TU）、第一导师（FTU）、学科专业名称（XF）、发表时间（PT），会议论文库还有会议名称（CV）、主办单位（HAF）。需注意的是，有的虽是通用检索字段，可在具体数据中的名称是不同的，如LY（文献来源），在期刊库中为期刊名称，在学位论文库中为学位授予单位,在会议库中为论文集名称。

2. 运算符

CNKI的运算符分为逻辑运算符、匹配运算符、比较运算符、复合运算符、位置描述符。逻辑运算符、位置描述符适用于字段间的逻辑关系运算,复合运算符主要用于检索关键字的复合表示,可以表达复杂、高效的检索语句。逻辑运算符、匹配运算符、比较运算符、复合运算符、位置描述符的符号和功能见表3-11。

表3-11 运算符的符号和功能

运算符	符号	含义	适用字段	例子
逻辑运算符	AND	逻辑"与"	适用于字段间的逻辑关系运算	AF=四川大学华西医院 and TI=肺结节,检索四川大学华西医院发表的篇名含肺结节的文章
	OR	逻辑"或"		FI=费明明 or FI=费平,检索第一作者为费明明或费平的文献
	NOT	逻辑"非"		TI=肺癌 not TI=放疗,在篇名中检索肺癌非放疗的文献
匹配运算符	=	='str'表示检索与str相等的记录	KY、AU、FI、RP、AF、FU、CLC、SN、CN、CF	KY=肿瘤,精确检索关键词为肿瘤的文献,但不检索肺肿瘤
		='str'表示包含完整str的记录	TI、AB、FT、RF	TI=肺腺癌,精确检索篇名中含肺腺癌的文献,但不检索肺癌的文献
	%	%'str'表示包含完整str的记录	KY、AU、FI、RP、JN、FU	KY%肺癌,模糊检索关键词含肺癌的文献,如肺癌、肺腺癌、非小细胞肺癌、肺癌术后、肺癌防治等
		%'str'表示包含str及str分词的记录	TI、AB、FT、RF	TI%肺癌防治,模糊检索篇名包含肺癌和防治的文献,肺癌和防治两词不分顺序和间隔,如肺癌防治、防治肺癌、防治非小细胞肺癌等
		%'str'表示一致匹配或与前面部分串匹配的记录	CLC	CLC%R544.1/高血压,检索分类号为R544.1/高血压、R544.11/恶性高血压、R544.14/肾性高血压等的文献
		%='str'表示相关匹配str的记录	SU	SU%=肺癌防治,检索主题与肺癌防治相关的文献
		%='str'表示包含完整str的记录	CLC、ISSN、CN	CLC%=544,检索分类号包含544的文献,如s544/一年生禾本科牧草、R544/血压异常、H544/锡伯语、K544.1/上古史等

系统评价中的证据检索及代表性 **案例分析**

续表

运算符	符号	含义	适用字段	例子
比较运算符	>	大于	CF	CF>100,检索被引频次大于100的文献
	<	小于		CF<100,检索被引频次小于100的文献
	>=	大于等于		CF>=100,检索被引频次大于等于100的文献
	<=	小于等于		CF<=100,检索被引频次小于等于100的文献
复合运算符	*	'str1 * str2':同时包含str1和str2	所有字段	SU%=肺癌*单抗,检索肺癌单抗治疗的文献
	+	'str1 + str2':包含str1或包含str2		TI=肺癌+肺腺癌,检索篇名中含有肺癌或肺腺癌的文献
	—	'str1-str2':包含str1但不包含str2		TI=肺癌-单抗,检索篇名含肺癌,但不包含单抗的文献
位置描述符	#	'STR1 # STR2':表示包含STR1和STR2,且STR1、STR2在同一句中	TI、AB、FT	AB=诊断 # 神经网络,检索摘要某个句子中同时出现神经网络和诊断的文献
	%	'STR1 % STR2':表示包含STR1和STR2,且STR1与STR2在同一句中,且STR1在STR2前面		AB=诊断 # 神经网络,表示检索摘要某个句子中同时出现神经网络和诊断,且诊断出现在神经网络前面的文献
	/NEAR N	'STR1 /NEAR N STR2':表示包含STR1和STR2,且STR1与STR2在同一句中,且相隔不超过N个字词		AB=诊断/NEAR 5 神经网络,表示检索摘要某个句子中同时出现诊断和神经网络,且两个词间隔不超过5个字词的文献
	/PREV N	'STR1 /PREV N STR2':表示包含STR1和STR2,且STR1与STR2在同一句中,STR1在STR2前面不超过N个字词		AB=诊断/PREV 5 神经网络,表示检索摘要某个句子中同时出现诊断和神经网络的文献,诊断出现在神经网络前,且间隔不超过5个字词
	/AFT N	'STR1 /AFT N STR2':表示包含STR1和STR2,且STR1与STR2在同一句中,STR1在STR2后面且超过N个字词		AB=诊断/AFT 5 神经网络,表示检索摘要某个句子中同时出现诊断和神经网络的文献,诊断出现在神经网络后,且间隔不超过5个字词

续表

运算符	符号	含义	适用字段	例子
位置描述符	/SEN N	'STR1 /SEN N STR2'：表示包含 STR1 和 STR2，且 STR1 与 STR2 在同一段中，且这两个词所在句子的序号差不大于 N	TI、AB、FT	FT＝诊断 /SEN 1 神经网络，表示检索全文中某个段落同时包含诊断和神经网络的文献，且检索词所在句子间隔不超过 1 句
	/PRG N	'STR1 /PRG N STR2'：表示包含 STR1 和 STR2，且 STR1 与 STR2 相隔不超过 N 段		FT＝诊断 /PRG 1 神经网络，表示检索全文中包含诊断和神经网络，且这两个词所在段落间隔不超过 1 段
	$ N	'STR $ N'：表示所查关键词 STR 最少出现 N 次		FT＝神经网络 $ 50，表示检索在全文中神经网络出现至少 50 次的文献

3. 检索方式

CNKI 检索方式有一框式检索、高级检索、专业检索、作者发文检索、句子检索等。

（1）一框式检索。

一框式检索将检索功能浓缩至"一框"中，根据不同检索项的需求特点采用不同的检索机制和匹配方式，体现智能检索优势，操作便捷，检索结果兼顾检全和检准。

一框式检索根据检索项的特点，采用不同的匹配方式。主题、篇关摘、篇名、全文、摘要、小标题、参考文献、文献来源采用相关度匹配，根据检索词在该字段的匹配度，得到相关度高的结果。关键词、作者、第一作者、通讯作者采用精确匹配，作者单位、基金、分类号、DOI 采用模糊匹配。

CNKI 平台首页（https://www.cnki.net/）为一框式检索，在平台首页选择拟检索数据库，点击主题旁的下拉式按钮选择检索项，在检索框内输入检索词，点击检索按钮或键盘回车，执行检索（见图 3-107）。

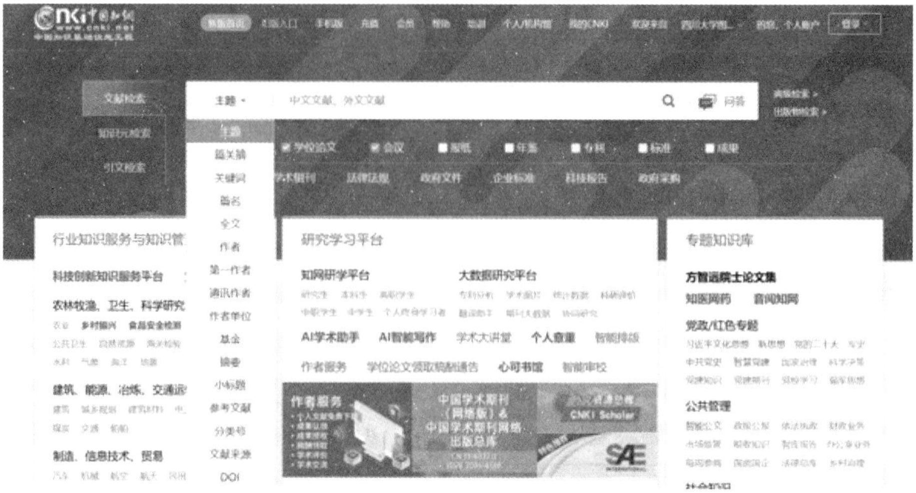

|系统评价中的证据检索及代表性**案例分析**

图 3-107 一框式检索

①主题检索：以 CNKI 标引的主题（机标关键词）为核心检索内容，同时涵盖所有内容相关字段，在检索过程中嵌入了专业词典、主题词表、中英对照词典、停用词表等工具，并采用关键词截断算法，将低相关或微相关文献进行截断。

②篇关摘检索：篇关摘检索是指在篇名、关键词、摘要范围内进行检索。

③关键词检索：检索文献原文给出的中、英文关键词，以及对文献全文内容进行分析计算后机器标引出的关键词。

④篇名检索：期刊、会议、学位论文、集刊的篇名为文章的中、英文标题。

⑤全文检索：在文献的全部文字范围内进行检索，包括文献篇名、关键词、摘要、正文、参考文献等。

⑥作者检索：期刊、会议、学位论文、集刊的作者为文章中、英文作者。

⑦第一作者检索：只有一位作者时，该作者即为第一作者。有多位作者时，将排在第一个的作者认定为文献的第一责任人。

⑧通讯作者检索：可以根据通讯作者的姓名来查找期刊文献。

⑨作者单位检索：期刊、会议、集刊的作者单位为原文给出的作者所在机构的名称。学位论文的作者单位包括作者的学位授予单位及原文给出的作者任职单位。

⑩基金检索：在期刊、会议、学位论文、集刊中，根据基金名称，可检索受到此基金资助的文献。

⑪摘要检索：期刊、会议、学位论文、集刊的摘要为原文的中、英文摘要，原文未明确给出摘要的，提取正文内容的一部分作为摘要。

⑫小标题检索：期刊、会议的小标题为原文的各级标题名称，学位论文的小标题为原文的中英文目录。

⑬参考文献检索：检索期刊、会议、学位论文、集刊中参考文献里包含检索词的文献。

⑭分类号检索：通过分类号检索，可以查找到同一类别的所有文献。如肿瘤，分类号 R73 可检索所有有关肿瘤的文献。

⑮文献来源检索：文献来源指文献出处。期刊、集刊、会议的文献来源为文献所在的刊物。学位论文的文献来源为相应的学位授予单位。

⑯DOI 检索：DOI，数字对象唯一标识符（Digital Object Unique Identifier）。国内的期刊、学位论文、会议只支持检索在 CNKI 注册 DOI 的文献。

（2）高级检索：点击图 3−108 中的"高级检索"进入高级检索页面。

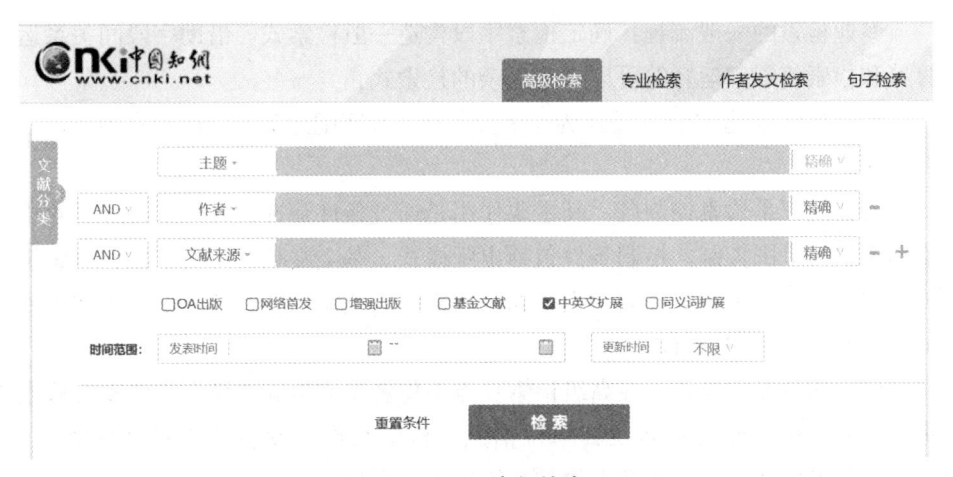

图 3−108　高级检索

高级检索支持多字段逻辑组合，并可通过选择精确或模糊的匹配方式、检索控制等方法完成较复杂的检索，得到符合需求的检索结果。多字段组合检索的运算优先级，按从上到下的顺序依次进行。

（3）专业检索：专业检索可以通过使用运算符和检索词构建复杂的检索式进行文献检索，是系统评价检索中常用的检索方式。在高级检索页点击专业检索标签切换到专业检索页，可进行专业检索（见图3-109）。

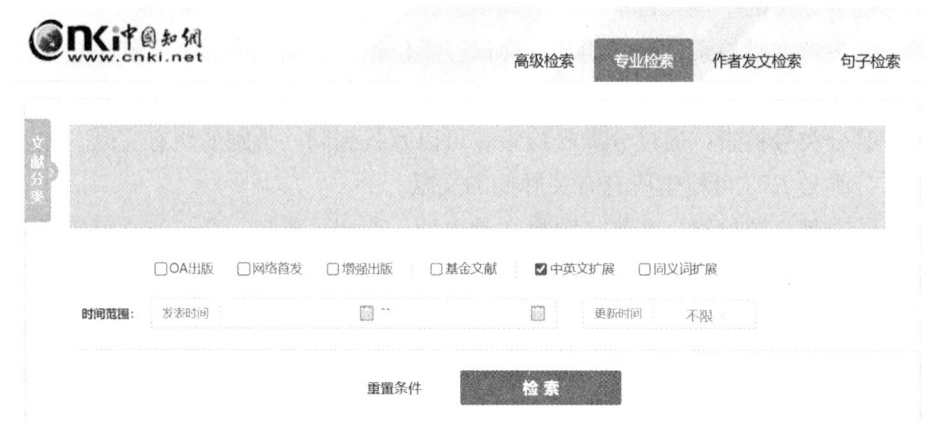

图3-109 专业检索

专业检索的一般流程：确定检索字段构造一般检索式，借助字段间关系运算符和检索值限定运算符可以构造复杂的检索式。

专业检索表达式的一般式为<字段代码><匹配运算符><检索值>，如TI=肺癌。

页面底部是检索控制区，其主要作用是通过条件筛选、时间选择等，对检索结果进行范围控制。控制条件包括出版模式、基金文献、时间范围、检索扩展。默认为进行中英文扩展检索，如果不需要中英文扩展，则点击中英文扩展前框中的对号，即可取消。

（4）作者发文检索：在高级检索页点击作者发文检索切换到作者发文检索页面，通过输入作者姓名及其单位信息，检索某作者发表的文献（见图3-110）。作者发文检索功能及操作与高级检索基本相同。

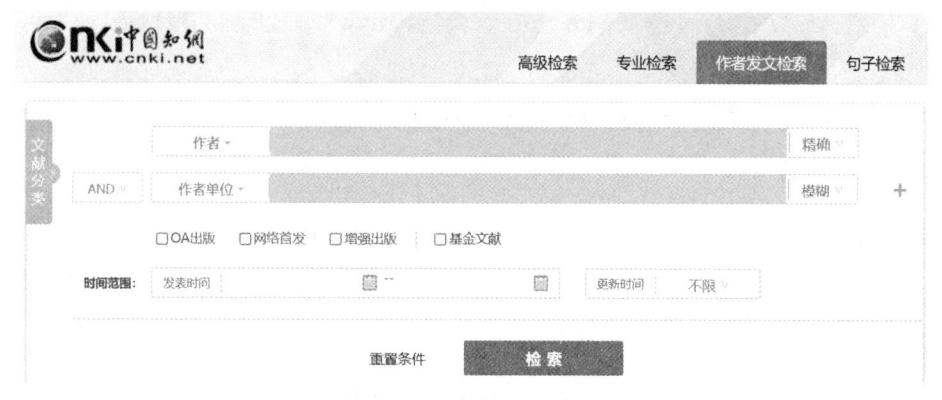

图 3-110　作者发文检索

（5）句子检索：在高级检索页点击句子检索，进入句子检索页面。句子检索是通过输入的两个检索词，在全文范围内查找同时包含这两个词的句子，找到有关事实的问题答案。句子检索不支持空检，同句检索时必须输入两个检索词，如检索同一句包含神经网络和诊断的文献（见图 3-111）。

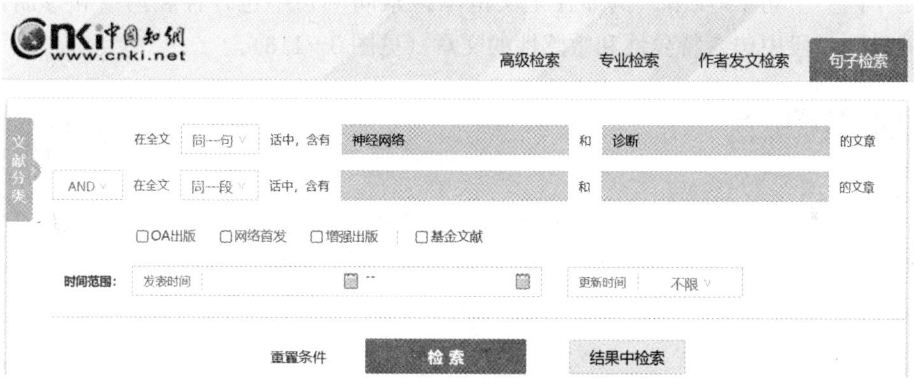

图 3-111　句子检索（1）

检索结果如图 3-112 所示，句子 1 为查找到的句子原文，"句子来自"为这个句子出自的文献题名。

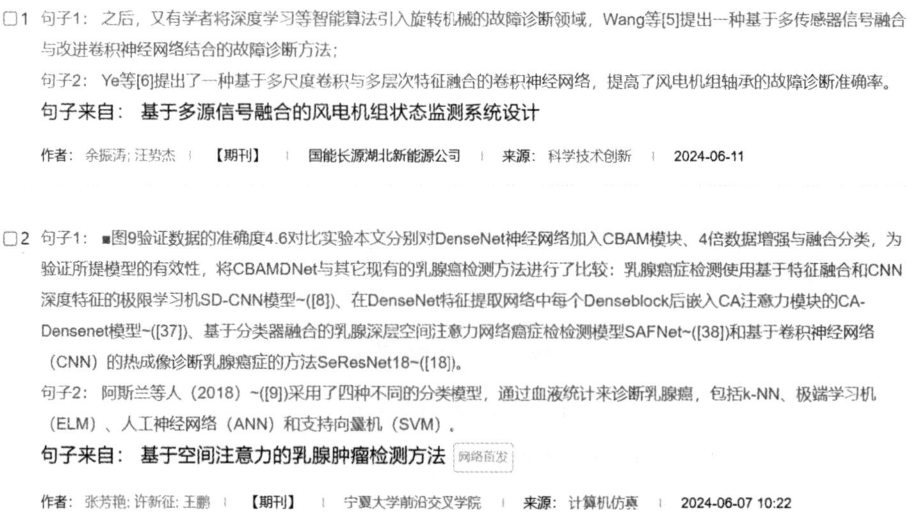

系统评价中的证据检索及代表性**案例分析**

☐ 1 句子1：之后，又有学者将深度学习等智能算法引入旋转机械的故障诊断领域，Wang等[5]提出一种基于多传感器信号融合与改进卷积神经网络结合的故障诊断方法；
句子2：Ye等[6]提出了一种基于多尺度卷积与多层次特征融合的卷积神经网络，提高了风电机组轴承的故障诊断准确率。
句子来自： 基于多源信号融合的风电机组状态监测系统设计

作者：余振涛；汪驽杰　【期刊】　国能长源湖北新能源公司　|　来源：科学技术创新　|　2024-06-11

☐ 2 句子1：■图9验证数据的准确度4.6对比实验本文分别对DenseNet神经网络加入CBAM模块、4倍数据增强与融合分类，为验证所提模型的有效性，将CBAMDNet与其它现有的乳腺癌检测方法进行了比较；乳腺癌症检测使用基于特征融合和CNN深度特征的极限学习机SD-CNN模型~([8])、在DenseNet特征提取网络中每个Denseblock后嵌入CA注意力模块的CA-Densenet模型~([37])、基于分类器融合的乳腺深层空间注意力网络癌症检测模型SAFNet~([38])和基于卷积神经网络（CNN）的热成像诊断乳腺癌症的方法SeResNet18~([18])。
句子2：阿斯兰等人（2018）~([9])采用了四种不同的分类模型，通过血液统计来诊断乳腺癌，包括k-NN、极端学习机（ELM）、人工神经网络（ANN）和支持向量机（SVM）。
句子来自： 基于空间注意力的乳腺肿瘤检测方法　网络首发

作者：张芳艳；许新征；王鹏　【期刊】　宁夏大学前沿交叉学院　|　来源：计算机仿真　|　2024-06-07 10:22

图3-112　句子检索（2）

句子检索支持同句或同段的组合检索，两组句子检索的条件独立，无法限定于同一个句子/段落。例如在全文范围检索同一句中包含神经网络和诊断，并且同一段中包含特异性和敏感性的文章（见图3-113）。

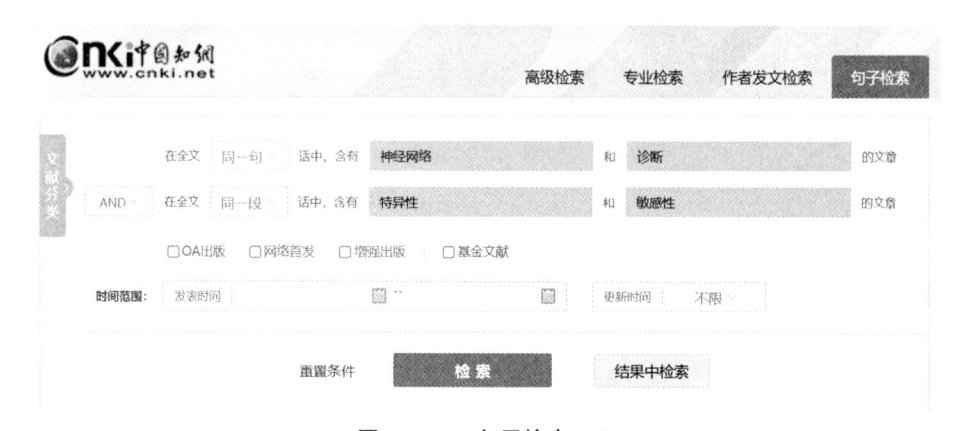

图3-113　句子检索（3）

（三）检索结果管理

检索结果如图3-114所示，总库下面的数字为学术期刊、学位论文、会议的中文命中记录数，可点击学术期刊、学位论文、会议查看对应的文献。点击外文，查看检索结果中的外文文献。

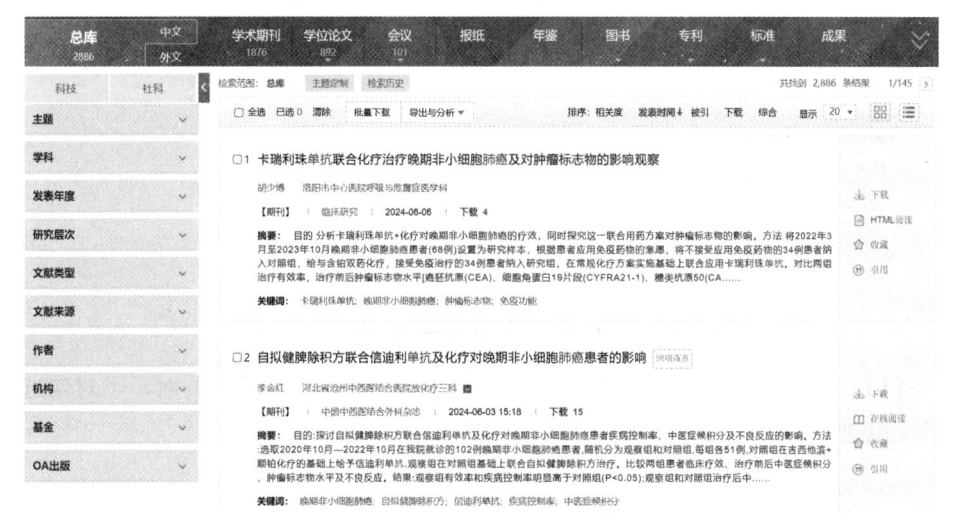

图3-114 检索结果

在检索结果的左上方显示检索范围和检索条件，并提供查看检索历史、检索表达式的定制功能。检索结果的左侧为分组筛选区，提供多层面的筛选角度，并支持多个条件的组合筛选，以快速、精准地从检索结果中筛选出所需的优质文献。默认展开主要主题分组项的10个词组，点击展开按钮，可查看检索设置中设定的分组最大显示条数的分组项。分组最大显示条数可以是20、50或100。

检索结果默认按相关度排序，相关度排序是在兼顾发表时间的情况下降序排列的。CNKI平台还提供发表时间、被引、下载、综合排序，可根据需要选择相应的排序方式。综合排序是根据相关度、重要性系数、时间系数等计算后得到的一个综合值进行排序。

点击"显示"旁的下拉式菜单，可选择每页显示记录数，最多每页显示50条，默认为20条。

检索结果的浏览模式分为详情模式和列表模式，默认为详情模式，点击右上方的列表图标，切换为列表模式（见图3-115）。详情模式显示较为详细的文献信息，可通过浏览题录信息确定是否为所查找的文献。详情模式的页面布局分为两个部分，左半部分为题录摘要区，右半部分为下载、HTML阅读、收藏、引用等操作功能区。列表模式以列表形式展示检索结果，提供文章题名、作者、来源、发表时间、被引频次、下载频次等关键信息，同时也提供下载、阅读等功能，操作及跳转规则与详情模式相同，便于用户快速浏览和勾选所需文章。

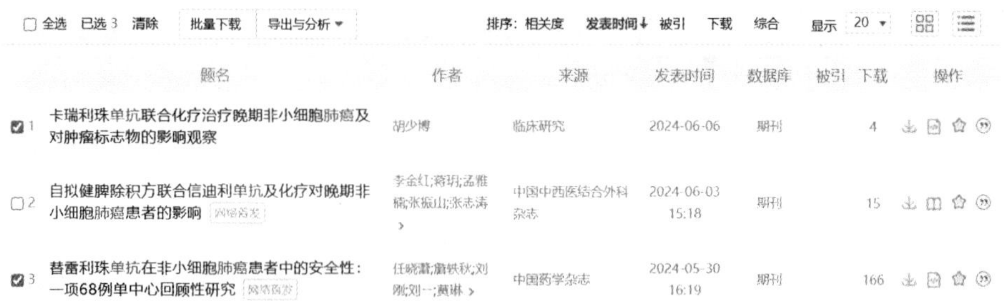

系统评价中的证据检索及代表性**案例分析**

图 3-115　检索结果列表模式

（1）结果导出与分析：点击导出与分析，进入对应的操作页面，可对勾选的文献进行检索结果导出和分析（见图 3-116）。

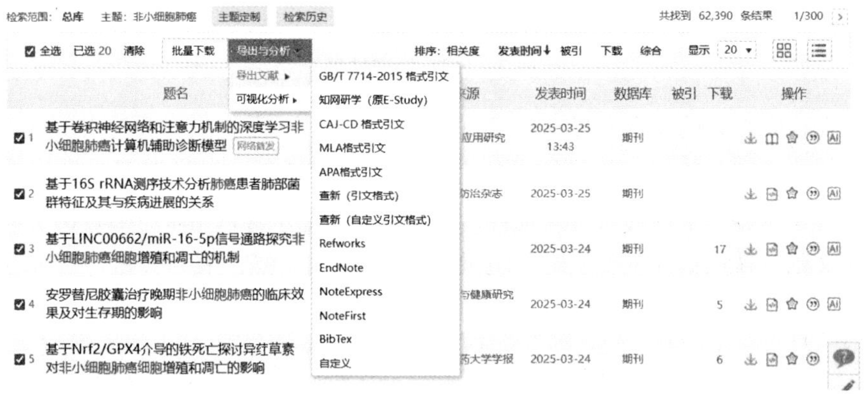

图 3-116　导出与分析

（2）文献管理中心：点击已选后面的记录数，进入文献管理中心（见图 3-117）。已选文献以列表形式显示，可对已选文献进行再次选择，并对再次选择的文献进行导出题录、生成检索报告等功能操作。导出题录和生成检索报告最多为 100 条记录。可点击任意一条已选文献后的叉号删除当前文献；也可勾选文献前的复选框，选择一篇或多篇文献，点击上方删除按钮，删除选中的多条文献。点击计量分析按钮，进入已选文献计量可视化分析页面（见图 3-118），支持最多选择 200 篇文献进行分析。

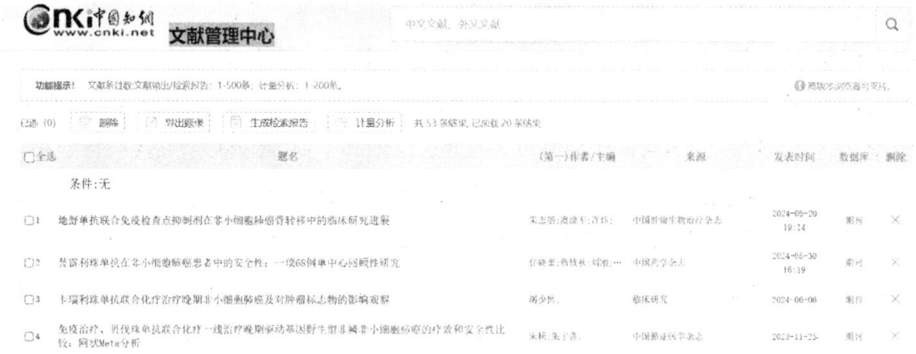

图 3-117　文献管理中心

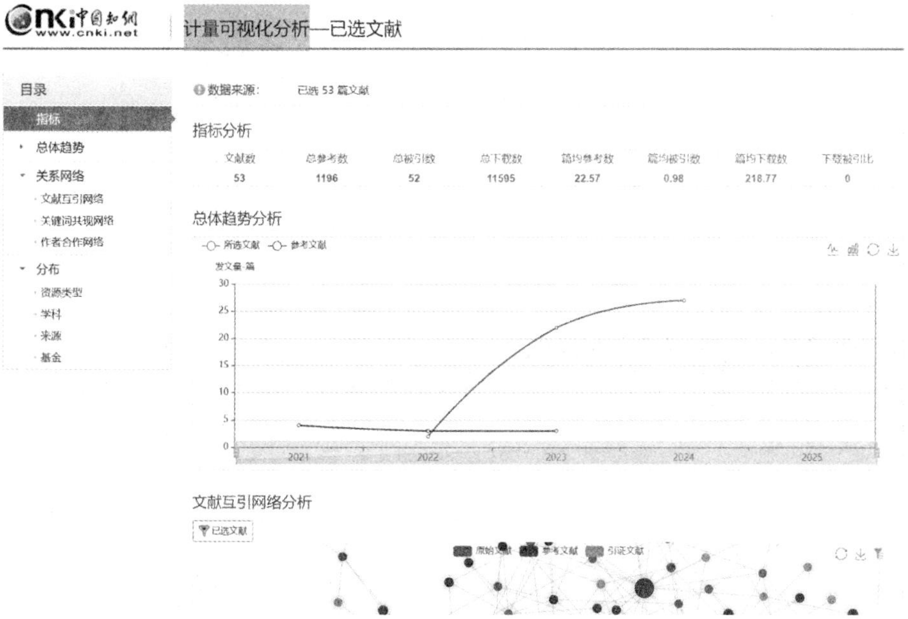

图 3-118　计量可视化分析

（四）检索实例

实例：早、晚服用降压药对高血压患者血压的影响。

首先对该案例进行分析，抽取检索词，然后构建检索式。本例涉及高血压、早/晚服药，高血压相关检索词为高血压、R544.1（中图分类号），早/晚服药相关检索词为早上、白天、醒后、清晨、起床、早晨、凌晨、早间、上午、晚上、晚间、睡前、时间治疗、时间疗法、服药时间、不同时间、给药时间、时间给药、时辰、择时、早晚。

登录CNKI，勾选期刊论文、学位论文、会议论文数据库，然后点击首页的高级检索，再点击专业检索切换到专业检索模式。在检索框根据已准备好的检索词，用 * 、and 和 + 、or 表示逻辑关系，( )表示运算的顺序，从而构建检索式。该例为（TKA=高血压 OR CLC%R544.1）AND（TKA=时间治疗+时间疗法+服药时间+不同时间+给药时间+时间给药+时辰+择时+早晚 or（TKA=早上+白天+醒后+清晨+起床+早晨+凌晨+早间+上午 AND TKA=晚上+晚间+睡前））（见图3-119），可以在发表时间处进行限制，然后点击检索即可得到检索结果。点击已选文献，导出标记文献，以便后续系统评价时进一步分析评价。

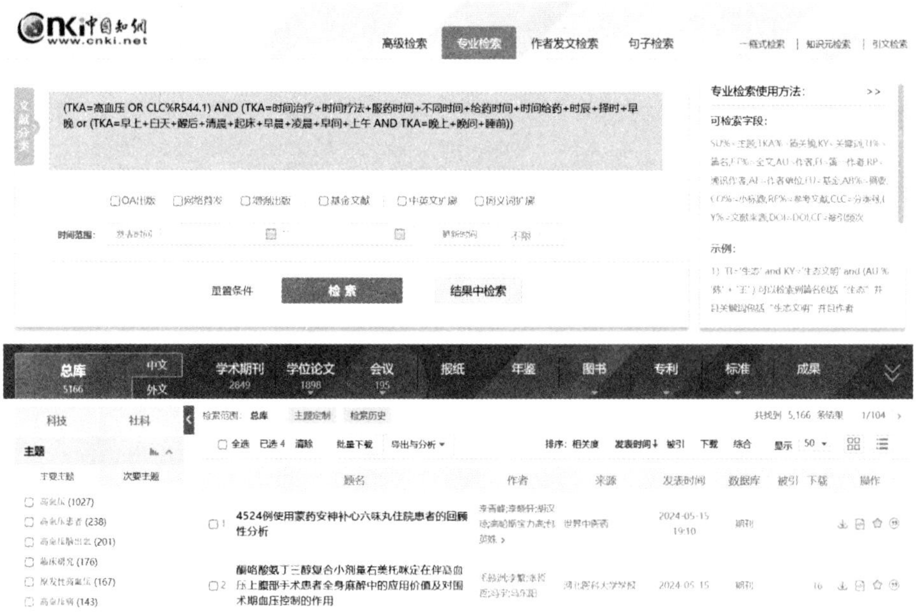

图3-119 检索实例

三、万方数据知识服务平台

（一）概述

万方数据知识服务平台是万方数据股份有限公司推出的学术资源发现平台，整合海量学术文献，包括学术期刊、学位论文、会议论文、科技报告、专利、标准、科技成果、法律法规、地方志、机构、科技专家等子库。与系统评价相关的数据库为学术期刊、学位论文、会议论文。

中国学术期刊数据库（China Online Journals，COJ）的收录始于1998年，包含8000余种期刊，其中包含北京大学、中国科学技术信息研究所、中国科学院文献情报中心、南京大学、中国社会科学院历年收录的核心期刊3300余种，年增300万篇，每天更新，涵盖自然科学、工程技术、医药卫生、农业科学、哲学政法、社会科学、科教文艺等各个学科。

中国学位论文全文数据库（China Dissertations Database）的收录始于1980年，年增42余万篇，涵盖基础科学、理学、工业技术、人文科学、社会科学、医药卫生、农业科学、交通运输、航空航天和环境科学等各学科领域。

中国学术会议文献数据库（China Conference Proceedings Database）的会议资源包括中文会议和外文会议。中文会议收录始于1982年，年收集约2000个重要学术会议，年增15万篇论文，每月更新。外文会议主要来源于NSTL外文文献数据库，收录了1985年以来世界各主要学协会、出版机构出版的学术会议论文共计1100万篇全文（部分文献有少量回溯），每年增加论文约20余万篇，每月更新。

（二）检索方法

1. 运算符

(1) AND（与）：逻辑与，所有词同时出现在文献中。
(2) OR（或）：逻辑或，至少一个词出现在文献中。
(3) NOT（非）：逻辑非，后面的词不出现在文献中。
(4)" "：精确匹配，引号内容作为整体进行检索。
(5) ( )：限定检索顺序，括号内容作为一个子查询。
(6)?：通配符，一个问号代表一个字符。
(7) 逻辑运算优先级顺序：( ) > NOT > AND > OR。
注意：运算符需使用英文半角输入形式。

2. 可检索字段

中国学术期刊数据库可检索字段：全部、主题、题名或关键词、题名、第一作者、作者单位、作者、关键词、摘要、DOI、通讯作者、基金、中图分类号、期刊名称/刊名、ISSN/CN、期、栏目。

中国学位论文全文数据库可检索字段：全部、主题、题名或关键词、题名、第一作者、作者单位、作者、关键词、摘要、DOI、专业、中图分类号、学位授予单位、导师、学位。

中国学术会议文献数据库可检索字段：全部、主题、题名或关键词、题名、第一作者、作者单位、作者、关键词、摘要、DOI、中图分类号、会议名称、主办单位。

3. 基本检索

在万方数据知识服务平台首页（https://w.wanfangdata.com.cn/index.html?index=true），点击检索输入框前的全部按钮（见图3-120），选择期刊、学位、会议数据库，然后单击检索输入框选择题名、作者、作者单位、关键词、摘要等字段（见图3-121），输入检索词，点击检索按钮即可完成检索。默认情况下是检索全部数据库和全部字段。

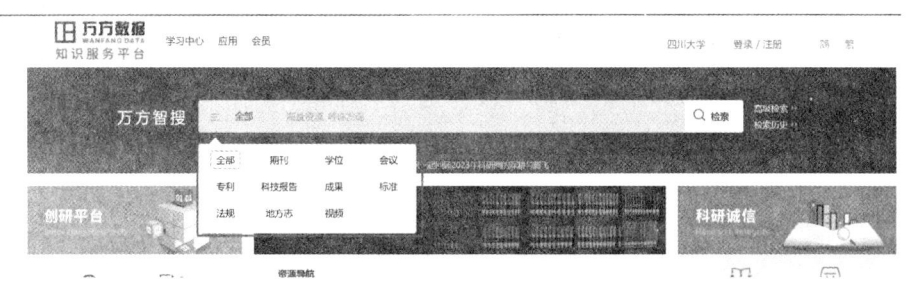

图3-120 基本检索：数据库选择

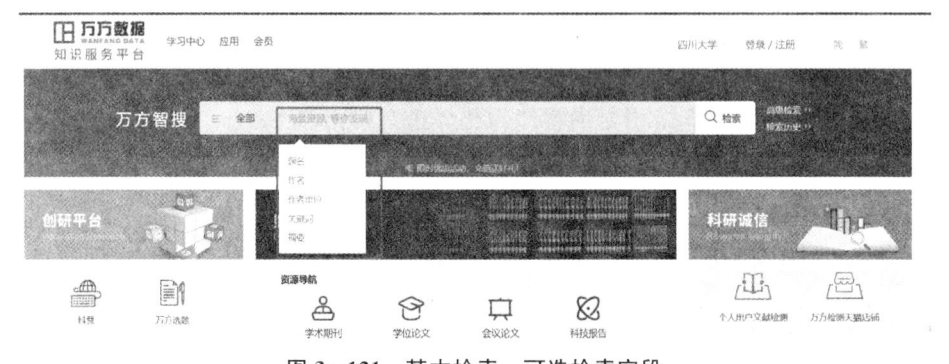

图3-121 基本检索：可选检索字段

4. 高级检索

点击万方数据知识服务平台首页的高级检索进入高级检索页面，高级检索页有高级检索、专业检索和作者发文检索三种模式（见图3-122）。系统评价中最常用的是专业检索，以下重点介绍专业检索的方法。

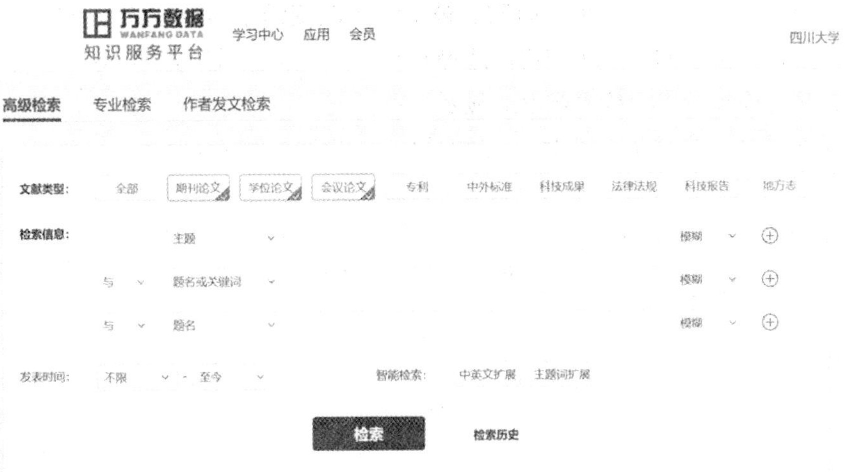

图 3-122　高级检索页面

点击专业检索，进入专业检索模式。首先在文献类型一栏选择期刊论文、学位论文、会议论文数据库，检索框中输入检索式（见图 3-123），点击检索即可完成四川大学发表的关于胸腔镜手术治疗肺癌的文献，这里的主题是包含题名、关键词和摘要的复合字段。

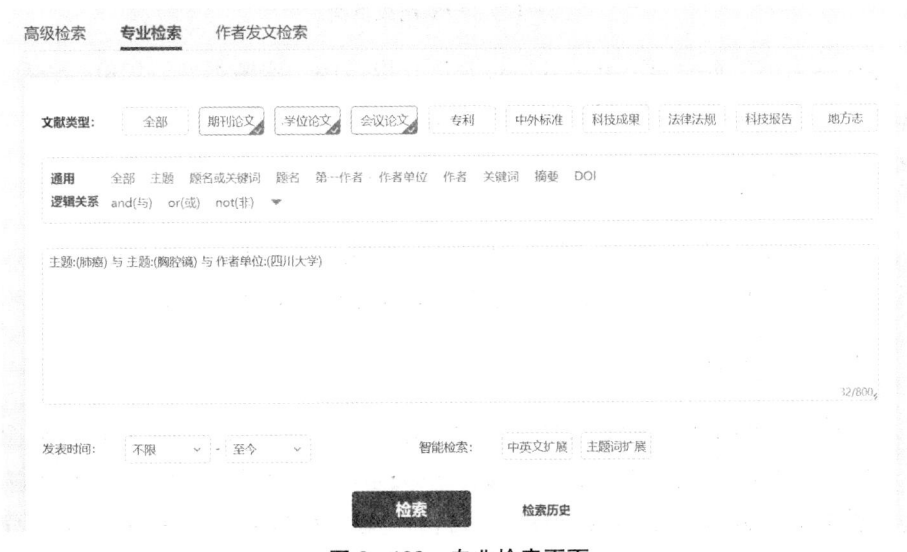

图 3-123　专业检索页面

（三）检索结果管理

在检索结果页面，默认情况下是按相关度来排序的，每页显示 20 条记录，可通过点击排序中的出版时间、被引频次改变结果显示方式（见图 3－124）。点击显示条数的下拉式按钮，选择每页显示的记录数，最多 50 条。点击表格按钮，检索结果将按表格形式显示。点击前（＜）后（＞）按钮，进入前一页或下一页。点击在线阅读或下载按钮，可以阅读或下载原文。

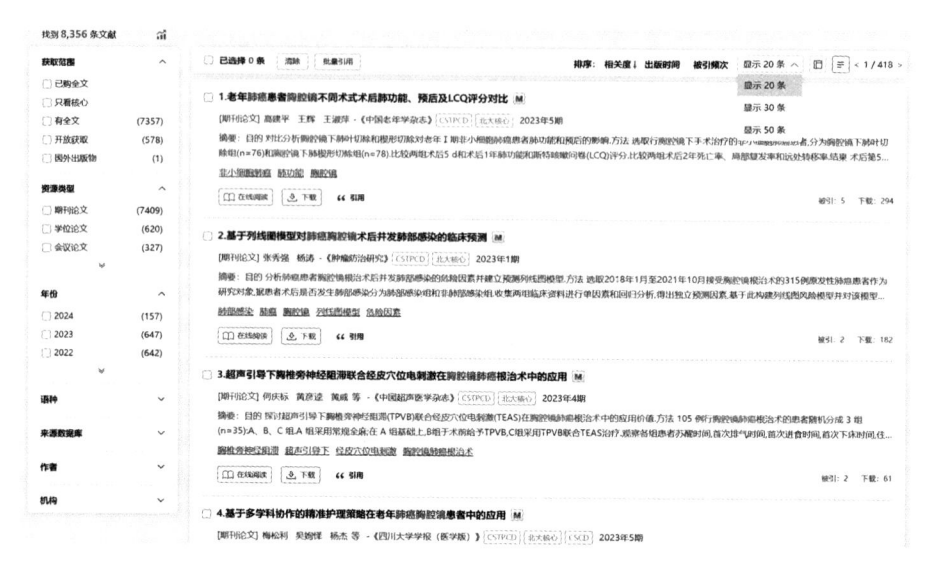

图 3－124　检索结果页面

在检索结果页面的左侧，可通过勾选获取范围、资源类型、年份、语种、来源数据库、作者、机构等对检索结果进行进一步的筛选。

1. 结果分析

点击文献旁的分析统计按钮，进入结果分析页面，可按年份、关键词、作者、机构、学科、期刊、基金及资源类型进行分析（见图 3－125）。

2. 结果输出

点击检索结果页面的已选择×条中的记录数，进入结果输出页面（见图3－126），默认是参考文献格式。需要注意的是，万方数据知识服务平台勾选记录数的上限是 500 条，系统评价检索到的文献往往多余 500 条，因此为了导出＞500 条的记录，只能分段勾选记录进行导出，如 1～500 条、501～1000 条。为了将勾选的记录导出到相应的参考文献管理工具，对来源于不同数据库的数据进行重复文献的删除，下载时需选择相应的参考文献管理工具格式，如 EndNote，然后点击复制，导出输出检索结果。

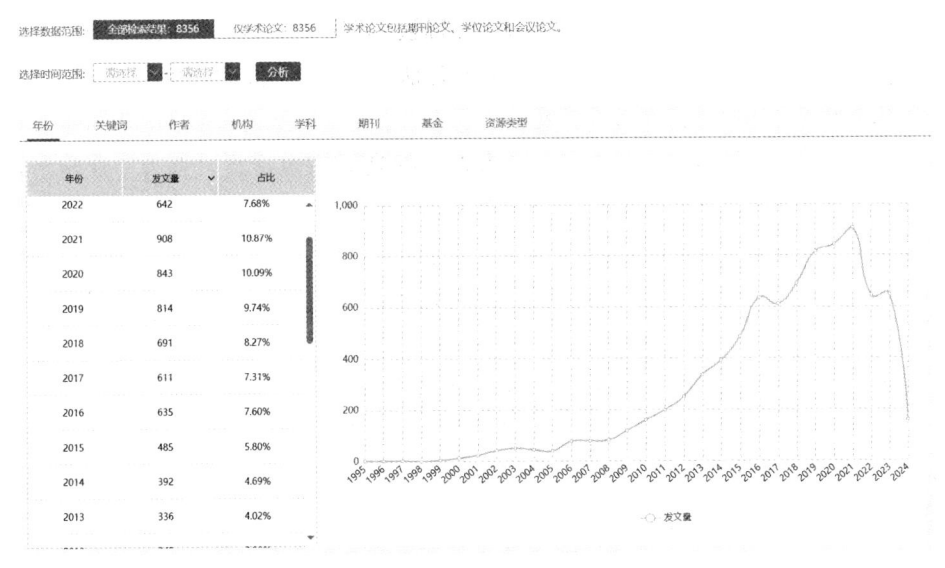

图 3-125　结果分析页面

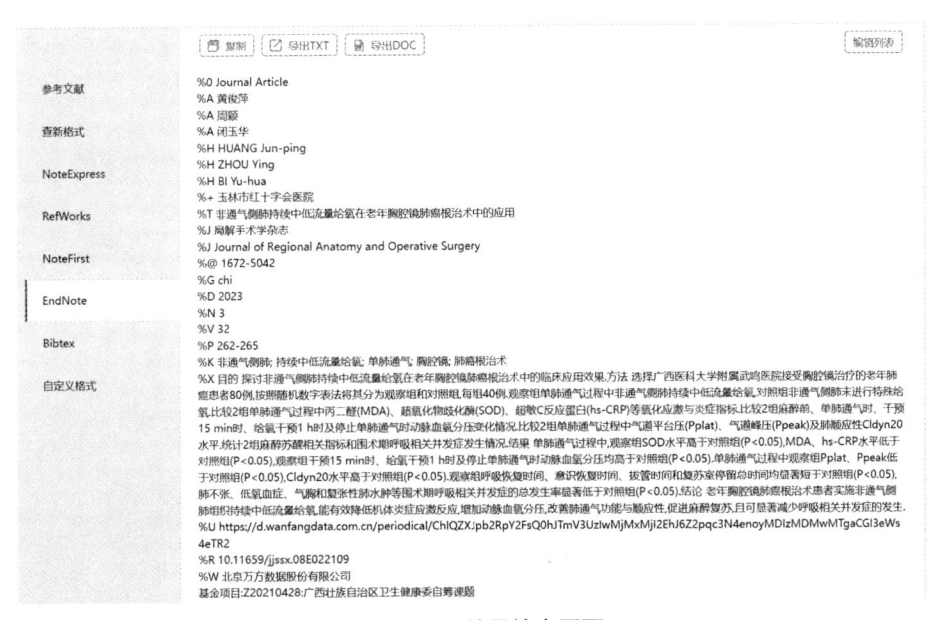

图 3-126　结果输出页面

（四）检索实例

实例：早、晚服用降压药对高血压患者血压的影响。

首先对该案例进行分析，抽取检索词，然后构建检索式。本例涉及高血压、早/晚服药，高血压相关检索词为高血压、R544.1（中图分类号），早/晚

191

系统评价中的证据检索及代表性**案例分析**

服药相关检索词为早上、白天、醒后、清晨、起床、早晨、凌晨、早间、上午、晚上、晚间、睡前、时间治疗、时间疗法、服药时间、不同时间、给药时间、时间给药、时辰、择时、早晚。

登录万方数据知识服务平台,点击首页的高级检索,然后点击专业检索,勾选期刊论文、学位论文、会议论文数据库,在检索框根据已准备好的检索词,用 and 和 or 表示逻辑关系,( ) 表示运算的顺序,从而构建检索式。该例为(全部:("高血压") or 中图分类号:(R544.1)) and (全部:("时间治疗" or "时间疗法" or "服药时间" or "不同时间" or "给药时间" or "时间给药" or "时辰" or "择时" or "早晚") or (全部:("早上" or "白天" or "醒后" or "清晨" or "起床" or "早晨" or "凌晨" or "早间" or "上午") and 全部:("晚上" or "晚间" or "睡前")))(见图 3-127),可以在发表时间处进行限制,然后点击检索即可得到检索结果。

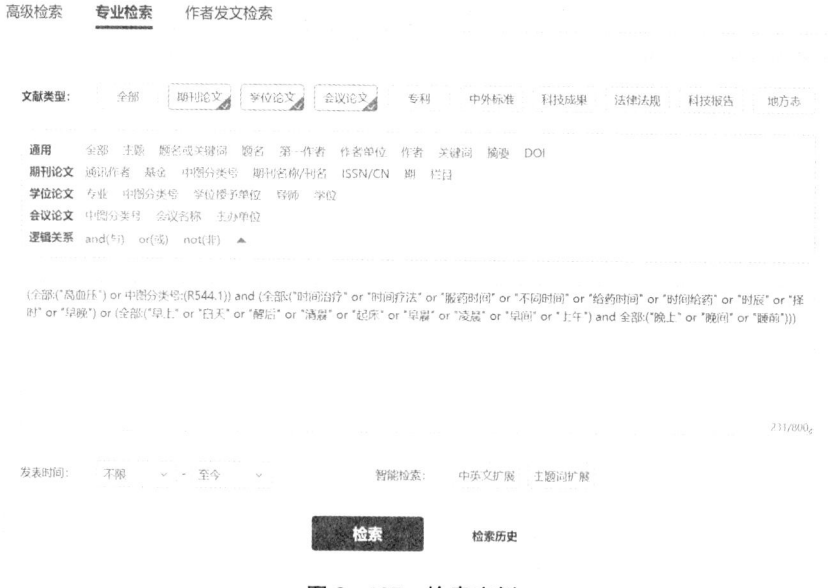

图 3-127 检索实例

参考文献

[1] 刘丹丹. 医学信息检索 [M]. 北京:人民卫生出版社,2016.
[2] 仇晓春,张文浩. 医学文献检索 [M]. 2 版. 北京:科学出版社,2006.
[3] 张桂云,龙莉艳,赵炜. 医学文献数据库检索技术与操作教程 [M]. 北京:中国科学技术出版社,2009.
[4] 杨克虎,张晓华,王慧忠. 新编医学文献检索 [M]. 兰州:甘肃教育出版社,2000.

第四章 代表性证据检索案例分析

第一节 补充维生素 D 与死亡率关系的系统评价[①]

一、研究背景

人们提倡补充维生素 D 来维持和改善肌肉骨骼健康。观察性研究的结果表明，维生素 D 水平低与癌症和心血管疾病等引起的死亡率较高相关。目前关于补充维生素 D 能否降低死亡率的临床研究结论尚不统一，如观察性研究显示维生素 D 水平与死亡率呈负相关，而系统综述和随机对照试验的 Meta 分析提示，补充维生素 D 对总死亡率的影响较小。因此，本案例将探讨补充维生素 D 是否与较低的成人死亡率相关。

二、题目的 PICOS 转换

在将临床问题转化为用于检索证据的检索式时，可以先根据 PICOS 模型将临床问题进行分解，从而提取出关键的检索词。本案例研究的是维生素 D 补充与死亡率的关系，根据 PICOS 模型可以将研究问题转换为：

研究对象 P：人类，具体为成人（年龄≥18）。

干预措施 I：维生素 D 补充，其中维生素 D 包括维生素 D2（麦角骨化醇）、维生素 D3（胆骨化醇）、骨化三醇（1,25-羟基维生素 D3）、1-α-羟化维生素 D、帕立骨化醇和多塞骨化醇。

对照组 C：安慰剂或没有干预。

[①] Zhang Yu, Fang Fang, Tang Jingjing, et al: Association between vitamin D supplementation and mortality: systematic review and meta-analysis, British medical journal, 2019, 366: l4673.

结局指标 O：死亡率、肿瘤发生率、心血管事件（包括心肌梗死、卒中）。其中，肿瘤发生率和心血管事件作为结局指标来源于研究背景中维生素 D 水平低与癌症和心血管疾病所导致的死亡率较高相关，而会导致死亡的心血管事件主要包括心肌梗死和卒中。

研究设计 S：RCT。RCT 包括半随机对照试验和整群随机试验两种方式。

三、制定排除和纳入标准

通过 PICOS 模型的转换后，可以从中提取出纳入标准：处于任何健康状况的成年人（年龄≥18），将补充任何计量的维生素 D 与安慰剂组或无治疗措施进行比较［包含同时给予其他药物（如钙）的研究，但给予其他药物的剂量必须相同］，提供了非意外死亡和任何原因死亡的信息，随机对照试验（包含半随机对照试验和整群随机试验）。

排除标准应全面考虑不纳入研究的潜在参与者特征，本案例中研究对象 P 在成人的范围内排除了孕妇、哺乳期妇女或危重患者；干预措施 I 排除了所有参与者都服用了维生素 D 的研究，或参与者使用羟化维生素 D 或维生素 D 类似物的研究（因为这些化合物的使用效果和安全性与天然维生素 D 不同，且有较低的跌倒风险和较高的高钙血症风险）的情况；研究设计 S 排除了非 RCT，包括病例报告、病例系列研究或观察性研究。

四、收集拟纳入研究作为分析和验证数据集

系统评价旨在整理符合预先指定的纳入标准的证据来回答特定的研究问题，这些证据主要来源于已发表或未发表的文献中。因此，在调研研究背景、制定排除和纳入标准的过程中，会收集到一定数量的相关文献。因此，在相关文献中可以初步筛选出符合纳入标准的文献，组成分析和验证数据集以验证所制定检索策略的准确性和全面性。本案例中前期整理的数据集如下：

［1］BJORKMAN M，SORVA A，RISTELI J，et al. Vitamin D supplementation has minor effects on parathyroid hormone and bone turnover markers in vitamin D-deficient bedridden older patients［J］. Age and ageing，2008，37（1）：25-31.

［2］BOLTON-SMITH C，MCMURDO M E，PATERSON C R，et al. Two-year randomized controlled trial of vitamin K1（phylloquinone）and vitamin D3 plus calcium on the bone health of older women［J］. Journal of bone and mineral research，2007，22（4）：509-519.

[3] BRAZIER M, GRADOS F, KAMEL S, et al. Clinical and laboratory safety of one year's use of a combination calcium + vitamin D tablet in ambulatory elderly women with vitamin D insufficiency: results of a multicenter, randomized, double-blind, placebo-controlled study [J]. Clinical therapeutics, 2005, 27 (12): 1885-1893.

[4] BROE K E, CHEN T C, WEINBERG J, et al. A higher dose of vitamin d reduces the risk of falls in nursing home residents: a randomized, multiple-dose study [J]. Journal of the American geriatrics society, 2007, 55 (2): 234-239.

[5] CHAPUY M C, ARLOT M E, DUBOEUF F, et al. Vitamin D3 and calcium to prevent hip fractures in elderly women [J]. The New England journal of medicine, 1992, 327 (23): 1637-1642.

[6] CHAPUY M C, PAMPHILE R, PARIS E, et al. Combined calcium and vitamin D3 supplementation in elderly women: confirmation of reversal of secondary hyperparathyroidism and hip fracture risk: the Decalyos II study [J]. Osteoporosis international, 2002, 13 (3): 257-264.

[7] CHEL V, WIJNHOVEN H A, SMIT J H, et al. Efficacy of different doses and time intervals of oral vitamin D supplementation with or without calcium in elderly nursing home residents [J]. Osteoporosis international, 2008, 19 (5): 663-671.

[8] COOPER L, CLIFTON-BLIGH P B, NERY M L, et al. Vitamin D supplementation and bone mineral density in early postmenopausal women [J]. The American journal of clinical nutrition, 2003, 77 (5): 1324-1329.

[9] CORLESS D, DAWSON E, FRASER F, et al. Do vitamin D supplements improve the physical capabilities of elderly hospital patients? [J]. Age and ageing, 1985, 14 (2): 76-84.

[10] DAWSON-HUGHES B, HARRIS S S, KRALL E A, et al. Effect of calcium and vitamin D supplementation on bone density in men and women 65 years of age or older [J]. The New England journal of medicine, 1997, 33 (10): 670-676.

[11] FLICKER L, MACINNIS R J, STEIN M S, et al. Should older people in residential care receive vitamin D to prevent falls? Results of a randomized trial [J]. Journal of the American geriatrics gociety, 2005, 53

(11): 1881-1888.

[12] GALLAGHER J C, SAI A, TEMPLIN T, et al. Dose response to vitamin D supplementation in postmenopausal women: a randomized trial [J]. Annals of internal medicine, 2012, 156 (6): 425-437.

[13] GLENDENNING P, ZHU K, INDERJEETH C, et al. Effects of three-monthly oral 150,000 IU cholecalciferol supplementation on falls, mobility, and muscle strength in older postmenopausal women: a randomized controlled trial [J]. Journal of bone and mineral research, 2012, 27 (1): 170-176.

[14] HARWOOD R H, SAHOTA O, GAYNOR K, et al. A randomised, controlled comparison of different calcium and vitamin D supplementation regimens in elderly women after hip fracture: the nottingham neck of femur (NONOF) study [J]. Age and ageing, 2004, 33 (1): 45-51.

[15] JORDE R, SOLLID S T, SVARTBERG J, et al. Vitamin D 20,000 IU per week for five years does not prevent progression from prediabetes to diabetes [J]. The journal of clinical endocrinology and metabolism, 2016, 101 (4): 1647-1655.

[16] KRIEG M A, JACQUET A F, BREMGARTNER M, et al. Effect of supplementation with vitamin D-3 and calcium on quantitative ultrasound of bone in elderly institutionalized women: a longitudinal study [J]. Osteoporosis international, 1999, 9 (6): 483-488.

[17] LAPPE J M, TRAVERS-GUSTAFSON D, DAVIES K M, et al. Vitamin D and calcium supplementation reduces cancer risk: results of a randomized trial [J]. The American journal of clinical nutrition, 2007, 85 (6): 1586-1591.

[18] LATHAM N K, ANDERSON C S, LEE A, et al. A randomized, controlled trial of quadriceps resistance exercise and vitamin D in frail older people: the frailty interventions trial in elderly subjects (FITNESS) [J]. Journal of the American geriatrics society, 2003, 51 (3): 291-299.

[19] LEHOUCK A, MATHIEU C, CARREMANS C, et al. High doses of vitamin D to reduce exacerbations in chronic obstructive pulmonary disease: a randomized trial [J]. Annals of internal medicine, 2012, 156 (2): 105-114.

[20] LIPS P, BINKLEY N, PFEIFER M, et al. Once-weekly dose of 8400 IU vitamin D(3) compared with placebo: effects on neuromuscular function and tolerability in older adults with vitamin D insufficiency [J]. The American journal of clinical nutrition, 2010, 91 (4): 985-991.

五、确定检索需求

根据文献的纳入标准，可以分析出本案例需要检索的文献范围：检索成人维生素 D 补充与死亡率相关的随机、半随机和整群随机对照试验（RCT）。但我们不能确定在成人维生素 D 补充相关的文献中，是否会将死亡率相关的结果作为主要分析和讨论的对象，因此还可以考虑更大的检索范围：检索成人维生素 D 补充的随机、半随机和整群随机对照试验（RCT），以免漏检文献。

六、确定检索词

从检索需求中可以确定本案例中的主题包括维生素 D 补充、成人、死亡率和随机对照。主题确定后，需要收集主题相关的检索词（包括主题词、自由词、同义词、缩写、单数、复数、形容词、药物名、商品名、通用名等），进而用逻辑运算符（AND/OR/NOT）将检索词组合以构建检索式。

（一）主题词的查找

用户主要通过 Ovid MEDLINE 数据库来查找 MeSH 主题词和通过 Ovid Embase 数据库来查找 Emtree 主题词。主题词查找过程中还应注意收集相关主题的常用词（USED FOR），以尽量全面地收集该主题的所有检索词。

1. MeSH 主题词查找

首先，查找维生素 D 的主题词，而 vitamin D 包括 vitamin D2 (ergocalciferol)、vitamin D3 (cholecalciferol)、calcitriol (1,25-hydroxyvitamin D3)、1-α-hydroxylated versions of vitamin D、paricalcitol 和 doxercalciferol，因此需要分别找到这些检索词所对应的主题词。在 Ovid MEDLINE 数据库的 Search Tools 栏目 Map Term 工具中输入 vitamin D 进行检索，数据库推荐的标准主题词包括 Vitamin D、Vitamin D Deficiency、Dietary Supplements 和 Vitamins（见图 4-1）。

系统评价中的证据检索及代表性 **案例分析**

Select	Subject Heading	Explode	Focus
☐	Humans	☐	☐
☐	Vitamin D	☐	☐
☐	Vitamin D Deficiency	☐	☐
☐	Female	☐	☐
☐	Male	☐	☐
☐	Adult	☐	☐
☐	Dietary Supplements	☐	☐
☐	Animals	☐	☐
☐	Middle Aged	☐	☐
☐	Vitamins	☐	☐
☐	vitamin D.mp. search as Keyword		

图 4-1 Vitamin D 的主题词检索

选择 Vitamin D，点击 scope 可以查看主题词的含义和常用词。此外，点击进入主题词可以通过树状结构查看该词的上位词和下位词。Vitamin D 的下位词包括 Cholecalciferol、Hydroxycholecalciferols、Calcifediol、Dihydroxycholecalciferols、Calcitriol、24,25-Dihydroxyvitamin D3、Ergocalciferols、Dihydrotachysterol、25-Hydroxyvitamin D2（见图 4-2）。

[-] ☐	Secosteroids	352
[-] ☑	Vitamin D	44386
[-] ☐	Cholecalciferol	8750
[-] ☐	Hydroxycholecalciferols	3884
☐	Calcifediol	4726
[-] ☐	Dihydroxycholecalciferols	2115
☐	Calcitriol	14897
☐	24,25-Hydroxyvitamin D 3	835
[-] ☐	Ergocalciferols	3293
☐	Dihydrotachysterol	725
☐	25-Hydroxyvitamin D 2	911

图 4-2 Vitamin D 主题词的下位词

输入 vitamin D2，发现其标准主题词为 Ergocalciferols，常用词有 calciferols；d2, vitamin；ergocalciferol；ergocalciferols 和 vitamin d2，下位词包括 Dihydrotachysterol 和 25-Hydroxyvitamin D2（见图 4-3）。

[-] ☑	Ergocalciferols	3293	☐
☐	Dihydrotachysterol	725	☐
☐	25-Hydroxyvitamin D 2	911	☐

图 4-3 Vitamin D2 的主题词和下位词

输入 vitamin D3，发现其标准主题词为 Cholecalciferol，常用词有 calciol、cholecalciferols、vitamin d3，下位词包括 Hydroxycholecalciferols、Calcifediol、Dihydroxycholecalciferols、Calcitriol 和 24,25-Dihydroxyvitamin D3（见图 4-4）。

[-] ☑ Cholecalciferol	8750	☐
[-] ☐ Hydroxycholecalciferols	3884	☐
☐ Calcifediol	4726	☐
[-] ☐ Dihydroxycholecalciferols	2115	☐
☐ Calcitriol	14897	☐
☐ 24,25-Dihydroxyvitamin D 3	835	☐

图 4-4　Vitamin D3 的主题词和下位词

输入 calcitriol，发现其标准主题词为 Calcitriol，常用词有 1 alpha，25 dihydroxyvitamin d3；1,25 dihydroxycholecalciferol；1,25 dihydroxyvitamin d3；bocatriol；calcijex；calcitriol；calcitriol kyramed；calcitriol nefro；decostriol；osteotriol；renatriol；rocaltrol；silkis；sitriol；soltriol 和 tirocal。

输入 paricalcitol，发现 Ovid MEDLINE 推荐的标准主题词为 Ergocalciferols、Calcitriol 和 Vitamin D。输入 doxercalciferol，发现 Ovid MEDLINE 推荐的标准主题词为 Ergocalciferols、Vitamin D、Vitamins 和 Calcitriol。

通过对维生素 D 主题的各个检索词来看，其他各个检索词都属于主题词 Vitamin D 的下位词，而通过扩展检索主题词的方式就可以检索到其下位词所标引的文献，因此最终选定 Vitamin D 为本次检索的 MeSH 主题词。

2. Emtree 主题词查找

同样地，在 Ovid Embase 的 Map Term 工具中输入 vitamin D 进行检索，数据库推荐的标准主题词包括 vitamin D、alpha tocopherol、retinol 和 calcitriol，其下位词包括 dihydrotachysterol、ergocalciferol derivative、colecalciferol derivative 等（见图 4-5）。Ovid Embase 数据中的"Narrower Terms"下罗列的是 vitamin D 的下位词，主题词后带［+NT］表示该 Emtree 词还有下位词。

vitamin D	102688
[Broader Terms]	
calcium regulating agents	15
vitamin	46760
[Narrower Terms]	
24 25 dihydroxyvitamin D	336
25 hydroxyvitamin D	29368
9.10 secocholesta 5.7.10(19) trien 23 yne 1.3.25 triol	4
9.10 secocholesta 5.7.10(19) trien 23 yne 3.25 diol	3
9.10 secocholesta 5.7.10(19).16 tetraen 23 yne 1.3.25 triol	78
9.10 secocholesta 5.7.10(19).22 tetraene 1.3.25.26 tetrol	6
ascorbic acid plus fluoride plus retinol plus vitamin D	0
calcium carbonate plus ferrous fumarate plus vitamin D	2
calcium phosphate dibasic plus ferrous sulfate plus manganese sulfate plus nicotinic acid plus riboflavin plus thiamine plus vitamin D	0
colecalciferol derivative [+NT]	1367
dihydrotachysterol	1199
ergocalciferol derivative [+NT]	174
lunacalcipol	3
vitamin D derivative	3983
vitamin d 2 ▼	
vitamin d 25 hydroxy ▼	
vitamin d 3 ▼	
vitamin D 4 ▼	
vitamin d analog ▼	
vitamin D assay kit ▼	
vitamin D binding globulin ▼	
vitamin D binding protein ▼	4042

图 4-5　vitamin D 的 Emtree 主题词及下位词

输入 vitamin D2，发现其标准主题词为 ergocalciferol，点击后可看到该主题词的常用词及上位词（ergocalciferol derivative），继续追溯发现 ergocalciferol derivative 的上位词为 vitamin D。

输入 vitamin D3，发现其标准主题词为 colecalciferol，点击该主题词可以看到其常用词及上位词（colecalciferol derivative），继续追溯发现 colecalciferol derivative 的上位词为 vitamin D。

输入1,25-hydroxyvitamin D3 或 calcitriol，发现其标准主题词为 calcitriol，点击该主题词可以看到其常用词及上位词（colecalciferol derivative），继续追溯发现 colecalciferol derivative 的上位词为 vitamin D。

输入 paricalcitol，发现其标准主题词为 paricalcitol，点击该主题词可以看到其常用词及上位词（ergocalciferol derivative），继续追溯发现 ergocalciferol derivative 的上位词为 vitamin D。

输入 doxercalciferol，发现其标准主题词为 doxercalciferol，点击该主题词可以看到其常用词及上位词（ergocalciferol derivative），继续追溯发现 ergocalciferol derivative 的上位词为 vitamin D。

从对维生素 D 主题的各个检索词来看，其他各个检索词都属于主题词 vitamin D 的下位词，同样地选定 vitamin D 为本次检索的 Emtree 主题词。

(二) 自由词查找

在数据库中并不是所有文献都已经被主题词标引过，特别是较新的文献还来不及被人工处理加上主题词，因此在检索时需要把主题词检索和自由词检索结合起来使用，而拟检索主题的自由词应该尽可能包括其所有的同义词、近义词、相关词和拼写异形等不同形式词组。本案例选择了 Vitamin D 作为主题词进行主题词检索，但 Vitamin D 的概念较为宽泛而且包含有下位词，因此需要收集 Vitamin D 及其下位概念的相关自由词。自由词可以从主题词查找过程中数据库给出的常用词中进行收集，还需要从文献阅读中收集相关主题的常用名称、缩写、化学名、商品名等。需要注意的是，并不是所有常用词都要作为检索词使用，应将其在数据库中进行检索，根据检索结果来判断是否将其作为本次检索的自由词。

本案例中 vitamin D 检索的自由词包括：vit d、vit-d、vit d2、vit d3、vit d 2、vit d 3、vitamin D、vitamin D2、vitamin D3、dihydroxyvitamin D、dihydroxyvitamin D2、dihydroxyvitamin D3、dihydroxy-vitamin D、dihydroxy vitamin D2、dihydroxy-vitamin D3、hydroxyvitamin D、hydroxyvitamin D、hydroxyvitamin D2、hydroxyvitamin D3、hydroxyl vitamin d、hydroxyl vitamin d、hydroxyl vitamin d2、hydroxyl vitamin d3、dihydrotachysterol、colecalciferol、epicalcitriol、oxacalcitriol、alfacalcidol、calcifediol I、calciferol、calciferols、calcipotriol、calcitriol、dihydroxycolecalciferol、hydroxycolecalciferol、seocalcitol、tacalcitol、oxavitamin、hydroxycholecalciferol、hydroxycholecalciferols、calcidiol、calcipotriene、dihydroxycholecalciferol、dihydroxycholecalciferols、dihydroxy-cholecalciferol、cholecalciferol、cholecalciferol、ergocalciferol、ergocalciferols、epiergocalciferol、dihydroxyergocalciferol、dihydroxy-ergocalciferol、hydroxyl-ergocalciferol、hydroxyergocalciferol、doxercalciferol、hydroxycalciferol、hydroxylcalciferol、dihydroxy-calciferol、dihydroxycalciferol、dihydrotachysterin、calcamine、ercalcidiol。

维生素 D 补充涉及服用维生素 D 的各种方式，从文献阅读中可以总结出"补充"检索的自由词包括：supplements、supplementation、therapy、treat、treatment、prevent、prevented、preventive、daily、received、regimen、dose、doses、oral、orally、intramuscular、inject、injection。

成人检索的自由词包括：adult、adults、aged、older、$\geqslant$ 18 years、elderly。

死亡率检索的自由词包括：mortality、death、died、end-of-life. mors、die、dying、fatal、fatality、nonsurvivor、nonsurvivors。

随机对照的检索词采用 Cochrane 提供的高敏感性检索策略（过滤器）来帮助完成，具体如下：

(1) Ovid MEDLINE 随机对照过滤器。

1　randomized controlled trial. pt.

2　controlled clinical trial. pt.

3　random*. mp.

4　placebo. ab.

5　drug therapy. fs.

6　trial. ab.

7　groups. ab.

8　or/1-7

(2) Ovid Embase 随机对照过滤器。

1　randomized controlled trial/

2　crossover procedure/

3　double blind procedure/

4　single blind procedure/

5　(random* or factorial* or crossover* or placebo* or assign* orallocat* or volunteer* or (doubl* adj5 blind*) or (singl* adj5 blind*)). mp.

6　or/1-5

七、数据库选择

常用数据库包括 CENTRAL、PubMed/MEDLINE 和 Embase。本案例根据研究计划选择 Ovid Embase、Ovid MEDLINE 和 Ovid CENTRAL 进行检索。需要注意的是，由于数据库访问是有权限限制的，所以在权限范围内应尽可能多地选择与研究计划内容相关的数据库，以保证证据收集的全面性。对于无访问权限的数据库，建议向有访问权限的高校图书馆寻求帮助。

八、检索策略制定

(一) 主题词检索的检索策略构建

用主题词与副主题的组配来表达一个主题概念，对大部分人来讲是有一定难度的。因此，对已收集的数据集中的文献进行主题词标引分析尤为重要。经过对已收集的数据集中的文献进行分析发现，Ovid MEDLINE 中，约 75% 的文献主题标引为 exp Vitamin D/ad［Administration & Dosage］，其余文献的主题标引为 exp Vitamin D/pd［Pharmacology］、exp Vitamin D/tu［Therapeutic Use］，只有约 40% 的文献通过 Vitamin D 和 Dietary Supplements 的组合来表示维生素 D 的补充，所以考虑与维生素 D 治疗相关的 MeSH 主题词与副主题组配来表达维生素 D 的补充，即 exp Vitamin D/ad、ae、pd、tu［Administration & Dosage、Adverse Effects、Pharmacology、Therapeutic Use］（见图 4-6）。

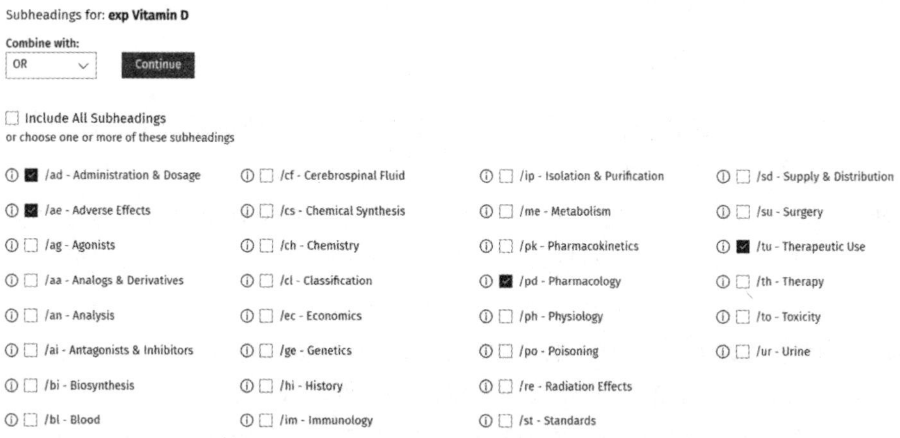

图 4-6　维生素 D MeSH 主题词与副主题的组配检索

同理，Ovid Embase 中，维生素 D 补充通过 Vitamin D 和投药方式、治疗等相关副主题的组配来表达维生素 D 补充这一概念，即 exp vitamin D/ae、ct、ad、cb、cm、cr、do、dt、ei、ce、ci、dl、du、ig、ly、im、na、os、tl、ur、ut、va、iv、vi、po、pa、oc、pd、cj、sb、li、tp、td［Adverse Drug Reaction、Clinical Trial、Drug Administration、Drug Combination、Drug Comparison、Drug Concentration、Drug Dose、Drug Therapy、Epidural Drug Administration、Intracerebral Drug Administration、Intracisternal Drug

Administration、Intradermal Drug Administration、Intraduodenal Drug Administration、Intragastric Drug Administration、Intralymphatic Drug Administration、Intramuscular Drug Administration、Intranasal Drug Administration、Intraosseous Drug Administration、Intrathecal Drug Administration、Intraurethral Drug Administration、Intrauterine Drug Administration、Intravaginal Drug Administration、Intravenous Drug Administration、Intravitreal Drug Administration、Oral Drug Administration、Parenteral Drug Administration、Periocular Drug Administration、Pharmacology、Subconjunctival Drug Administration、Sublabial Drug Administration、Sublingual Drug Administration、Topical Drug Administration、Transdermal Drug Administration]。需要注意的是，Ovid Embase 与 Ovid MEDLINE 的副主题词是不同的。

Ovid 平台中 CENTRAL 数据库检索采用的是 MEDLINE 的标引系统，所以检索 CENTRAL 数据库时也采用 exp Vitamin D/ad, ae, pd, tu [Administration & Dosage, Adverse Effects, Pharmacology, Therapeutic Use] 作为维生素 D 补充的主题表达。

（二）自由词检索的检索策略构建

自由词检索策略的构建应建立在熟悉数据库检索规则的基础上，选择合适的截词符和通配符（如 *、?、♯）、位置运算符（adj）、布尔逻辑运算符（AND/OR/NOT）和检索字段来进行检索。首先，对于有相同词干的自由词，可以分析需要截取的字符数量来选择使用无限截词"*"或者有限截词"?"。如案例中的自由词 dihydroxyvitamin D、dihydroxyvitamin D2、dihydroxyvitamin D3 在词尾有 0 到 1 个字符的不同，则可以采用 dihydroxyvitamin D? 来表示；supplements 和 supplementation 词尾不同的字符数较多，则可以用 supplement* 来表示。此外，有时还会需要进行自由词的合并，如 vit d 相关的自由词有 vit d、vit-d、vit d2、vit d 2、vit d3、vit d 3 等，可以用 vit-d? 来表示。

在处理完自由词的词形变化后，需要将同一主题的自由词用 OR 连接，也需要用逻辑词将不同主题的自由词连接起来。一般情况下会选择用 AND 连接不同主题检索的结果，从而逐渐缩小文献范围，达到精确检索的目的。但是本案例在表达维生素 D 补充的检索时，如果只是将维生素 D 和补充的检索用 AND 连接，则检索到的是两个词同时出现的结果，势必会出现较多的与维生素 D 补充毫不相关的内容。因此，为了更精准地表达维生素 D 补充这一概念，通过阅读相关文献，掌握维生素 D 补充的表述方式，如 vitamin D supplementation、participants received either oral cholecalciferol 150000 IU、dose of 8400 IU vitamin D 等。因此，可以采用位置运算符 adj 将两个主题的检索词相连接，如（vitamin d? or cholecalciferol）adj5（supplement* or receiv* or dose?），从而增加检索的准确性。选择相邻 5 个单词，是因为从文献中发现维生素 D 和补充之间中间相隔没有超过 5 个单词。

九、检索策略的调整

系统评价中证据检索的宗旨是检索的全面性，因此有时候为了保证查全率可能会降低检索的查准率。一般检索式构建的过程为先检索重要的主题，先满足大的检索需求，然后再逐步通过合并其他的主题来缩小检索范围。检索式初步构建完成后会先选择一个数据库进行检索，并利用前面构建的测试集文献来检测检索式的查全率。本案例在 Ovid MEDLINE 数据库中测试初步构建的检索策略，具体如表 4-1 所示。

表 4-1 初步构建的检索策略

序号	检索式	检索结果
1	exp Vitamin D/ad, ae, pd, tu [Administration & Dosage, Adverse Effects, Pharmacology, Therapeutic Use]	35926
2	((vit-d? or vitamin-d? or dihydroxyvitamin D? or dihydroxy-vitamin D? orhydroxyvitamin D? or hydroxyl-vitamin d? or dihydrotachysterol or colecalciferol or epicalcitriol or oxacalcitriol or alfacalcidol or calcifediol I or calciferol? or calcipotriol or calcitriol or dihydroxycolecalciferol or hydroxycolecalciferol or seocalcitol or tacalcitol or oxavitamin or hydroxycholecalciferol? or calcidiol or calcipotriene or dihydroxycholecalciferol? or dihydroxy-cholecalciferol or cholecalciferol? or ergocalciferol? or epiergocalciferol or dihydroxyergocalciferol or dihydroxy-ergocalciferol or hydroxyl-ergocalciferol or hydroxyergocalciferol or doxercalciferol or hydroxycalciferol or hydroxyl-calciferol or dihydroxy-calciferol or dihydroxycalciferol or dihydrotachysterin or calcamine or ercalcidiol) adj5 (supplement* or therap* or treat* or prevent* or daily or receiv* or regimen or dose? or oral* or intramuscular or inject*)). mp.	32694
3	randomized controlled trial. pt.	610610
4	controlled clinical trial. pt.	95510
5	random*. mp.	1755494

续表

序号	检索式	检索结果
6	placebo.ab.	247296
7	drug therapy.fs.	2683685
8	trial.ab.	692751
9	groups.ab.	2662489
10	or/3-9	6310603
11	(1 or 2) and 10	25550
12	limit 11 to "all adult (19 plus years)"	10728
13	exp Mortality/	426413
14	exp Death/	167721
15	(end-of-life or mors or mortalit* or died or die or dying or death or fatal* or nonsurvivor*).mp.	2739282
16	or/13-15	2841286
17	12 and 16	822
18	(Vitamin D supplementation has minor effects on parathyroid hormone and bone turnover markers in vitamin D-deficient bedridden older patients).m_titl.	1
19	(Two-year randomized controlled trial of vitamin K1 and vitamin D3 plus calcium on the bone health of older women).m_titl.	1
20	(Clinical and laboratory safety and combination calcium* and vitamin D tablet in ambulatory elderly women with vitamin D insufficiency).m_titl.	1
21	A higher dose of vitamin d reduces the risk of falls in nursing home residents.m_titl.	1
22	(Vitamin D3 and calcium to prevent hip fractures in elderly women).m_titl.(1)	1
23	(Combined calcium and vitamin D3 supplementation in elderly women: confirmation).m_titl.	1
24	(Efficacy of different doses and time intervals of oral vitamin D supplementation).m_titl.	2
25	(Vitamin D supplementation and bone mineral density in early postmenopausal women).m_titl.	1

续表

序号	检索式	检索结果
26	Vitamin D Supplements Improve the Physical Capabilities of Elderly Hospital Patients. m _ titl.	1
27	(calcium and vitamin D supplementation on bone density in men and women). m _ titl.	1
28	older people in residential care receive vitamin D to prevent falls. m _ titl.	1
29	Dose response to vitamin D supplementation in postmenopausal women. m _ titl.	1
30	three－monthly oral 150,000 IU cholecalciferol supplementation on falls. m _ titl.	1
31	(randomised, controlled comparison of different calcium and vitamin D supplementation regimens in elderly women). m _ titl.	1
32	calcium supplementation reduces cancer risk: results of a randomized trial. m _ titl.	1
33	(controlled trial of quadriceps resistance exercise and vitamin D in frail older people). m _ titl.	1
34	High doses of vitamin D to reduce exacerbations in chronic obstructive pulmonary. m _ titl.	1
35	(dose of 8400 IU vitamin and compared with placebo: effects on neuromuscular function and tolerability). m _ titl.	1
36	(Vitamin D and Week for Five Years Does and Prevent Progression From Prediabetes to Diabetes). m _ titl.	1
37	calcium on quantitative ultrasound of bone in elderly institutionalized women. m _ titl.	1
38	or/18－37	22
39	17 and 38	1
40	12 and 38	20
41	12 not 17	9906

检索式1、2为检索维生素D补充相关文献，检索式3～10为检索随机对照试验的相关文献，检索式11为检索维生素D补充的随机、半随机和整群随机对照试验（RCT），检索式12为检索较大范围需求［成人维生素D补充的随机、半随机和整群随机对照试验（RCT）］，检索式13～17则是在较大范围

需求的基础上限制与死亡相关的文献,以满足范围较小的需求［成人维生素D补充与死亡率相关的随机、半随机和整群随机对照试验（RCT）］。检索式18~38为分析和验证数据集。通过对检索式39和41的结果分析,发现在检索策略中加入死亡相关的检索词（检索式13~16）后,数据集中的文献仅检索到1篇,大部分测试集中的文献未检中,同时检索结果41中有较多的符合纳入标准的文献遗漏。通过阅读测试集中文献的原文后发现关于死亡的数据主要来自全文,而文摘型数据库是无法进行全文检索的,因此在检索策略中加入死亡相关检索词会导致高的漏检率。

十、检索结果呈现

分析上述检索结果后,进一步调整检索策略,从而得到Ovid MEDLINE数据库中的最终检索策略（见表4-2）。

表4-2 Ovid MEDLINE 数据库的最终检索策略

序号	检索式	检索结果
1	exp Vitamin D/ad, ae, pd, tu [Administration & Dosage, Adverse Effects, Pharmacology, Therapeutic Use]	30296
2	((vit-d? or vitamin-d? or dihydroxyvitamin D? or dihydroxy-vitamin D? or hydroxyvitamin D? or hydroxyl-vitamin d? or dihydrotachysterol or colecalciferol or epicalcitriol or oxacalcitriol or alfacalcidol or calcifediol I or calciferol? or calcipotriol or calcitriol or dihydroxycolecalciferol or hydroxycolecalciferol or seocalcitol or tacalcitol or oxavitamin or hydroxycholecalciferol? or calcidiol or calcipotriene or dihydroxycholecalciferol? or dihydroxy-cholecalciferol or cholecalciferol? or ergocalciferol? or epiergocalciferol or dihydroxyergocalciferol or dihydroxy-ergocalciferol or hydroxyl-ergocalciferol or hydroxyergocalciferol or doxercalciferol or hydroxycalciferol or hydroxyl-calciferol or dihydroxy-calciferol or dihydroxycalciferol or dihydrotachysterin or calcamine or ercalcidiol) adj5 (supplement* or therap* or treat* or prevent* or daily or receiv* or regimen or dose? or oral* or intramuscular or inject*)).mp.	23153
3	randomized controlled trial. pt.	472058
4	controlled clinical trial. pt.	92771
5	random*. mp.	1235825
6	placebo. ab.	193707
7	drug therapy. fs.	2065354

续表

序号	检索式	检索结果
8	trial. ab.	446799
9	groups. ab.	1858094
10	or/3—9	4587425
11	exp animals/ not humans. sh.	4519948
12	10 not 11	3961476
13	(1 or 2) and 12	16982
14	limit 13 to "all adult (19 plus years)"	8430

由于不同数据库使用的标引系统和检索规则不同，因此不同数据库构建的检索式也是有区别的，需要在不同数据库中进行单独检索。Ovid Embase 数据库的最终检索策略如表 4-3 所示。

表 4-3 Ovid Embase 数据库的最终检索策略

序号	检索式	检索结果
1	exp vitamin D/ae, ct, ad, cb, cm, cr, do, dt, ei, ce, ci, dl, du, ig, ly, im, na, os, tl, ur, ut, va, iv, vi, po, pa, oc, pd, cj, sb, li, tp, td [Adverse Drug Reaction, Clinical Trial, Drug Administration, Drug Combination, Drug Comparison, Drug Concentration, Drug Dose, Drug Therapy, Epidural Drug Administration, Intracerebral Drug Administration, Intracisternal Drug Administration, Intradermal Drug Administration, Intraduodenal Drug Administration, Intragastric Drug Administration, Intralymphatic Drug Administration, Intramuscular Drug Administration, Intranasal Drug Administration, Intraosseous Drug Administration, Intrathecal Drug Administration, Intraurethral Drug Administration, Intrauterine Drug Administration, Intravaginal Drug Administration, Intravenous Drug Administration, Intravitreal Drug Administration, Oral Drug Administration, Parenteral Drug Administration, Periocular Drug Administration, Pharmacology, Subconjunctival Drug Administration, Sublabial Drug Administration, Sublingual Drug Administration, Topical Drug Administration, Transdermal Drug Administration]	41677

续表

序号	检索式	检索结果
2	((vit－d? or vitamin－d? or dihydroxyvitamin D? or dihydroxy－vitamin D? or hydroxyvitamin D? or hydroxyl－ vitamin d? or dihydrotachysterol or colecalciferol or epicalcitriol or oxacalcitriol or alfacalcidol or calcifediol I or calciferol? or calcipotriol or calcitriol or dihydroxycolecalciferol or hydroxycolecalciferol or seocalcitol or tacalcitol or oxavitamin or hydroxycholecalciferol? or calcidiol or calcipotriene or dihydroxycholecalciferol? or dihydroxycholecalciferol or cholecalciferol? or ergocalciferol? or epiergocalciferol or dihydroxyergocalciferol or dihydroxy－ergocalciferol or hydroxyl－ergocalciferol or hydroxyergocalciferol or doxercalciferol or hydroxycalciferol or hydroxyl－calciferol or dihydroxy－calciferol or dihydroxycalciferol or dihydrotachysterin or calcamine or ercalcidiol) adj5 (supplement* or therap* or treat* or prevent* or daily or receiv* or regimen or dose? or oral* or intramuscular or inject*)).mp.	36502
3	randomized controlled trial/	527802
4	crossover procedure/	57606
5	double blind procedure/	156224
6	single blind procedure/	33370
7	(random* or factorial* or crossover* or placebo* or assign* or allocat* or volunteer* or (doubl* adj5 blind*) or (singl* adj5 blind*)).mp.	2330598
8	or/3-7	2330598
9	exp animal/	23506001
10	human/	19009525
11	9 not 10	4496476
12	8 not 11	2105846
13	(1 or 2) and 12	13165
14	limit 13 to (adult <18 to 64 years> or aged <65+ years>)	5251

CENTRAL 采用的是 MEDLINE 的标引系统，而且其收录的文献均为随机对照试验，不需要用 RCT 过滤器来限定，具体检索策略如表 4-4 所示。

表 4-4 Ovid CENTRAL 数据库的最终检索策略

序号	检索式	检索结果
1	exp Vitamin D/ad, ae, pd, tu [Administration & Dosage, Adverse Effects, Pharmacology, Therapeutic Use]	702
2	((vit－d? or vitamin－d? or dihydroxyvitamin D? or dihydroxy－vitamin D? or hydroxyvitamin D? or hydroxyl－vitamin d? or dihydrotachysterol or colecalciferol or epicalcitriol or oxacalcitriol or alfacalcidol or calcifediol I or calciferol? or calcipotriol or calcitriol or dihydroxycolecalciferol or hydroxycolecalciferol or seocalcitol or tacalcitol or oxavitamin or hydroxycholecalciferol? or calcidiol or calcipotriene or dihydroxycholecalciferol? or dihydroxy－cholecalciferol or cholecalciferol? or ergocalciferol? or epiergocalciferol or dihydroxyergocalciferol or dihydroxy－ergocalciferol or hydroxyl－ergocalciferol or hydroxyergocalciferol or doxercalciferol or hydroxycalciferol or hydroxyl－calciferol or dihydroxy－calciferol or dihydroxycalciferol or dihydrotachysterin or calcamine or ercalcidiol) adj5 (supplement* or therap* or treat* or prevent* or daily or receiv* or regimen or dose? or oral* or intramuscular or inject*)).mp.	7606
3	1 or 2	7688

第二节　维生素 D 补充对预防糖尿病前期患者发展为 2 型糖尿病的影响[①]

一、研究背景

观察性研究表明维生素 D 缺乏与糖尿病之间存在关联，但尚不清楚补充维生素 D 是否能降低 2 型糖尿病的风险。系统综述和 Meta 分析表明维生素 D 补充剂不会降低糖尿病前期人群患 2 型糖尿病的风险，但这些综述主要纳入小型试验的研究结果，其统计效力不足。还有一些综述包含混合干预（例如，维生素 D 加钙与安慰剂对照），这难以评估单独使用维生素 D 的效果。近年有两

[①] Zhang Yu, Tan Huiwen, Tang Jingjing, et al: Effects of Vitamin D Supplementation on Prevention of Type 2 Diabetes in Patients With Prediabetes: A Systematic Review and Meta－analysis, Diabetes care, 2020, 43 (7): 1650－1658.

项维生素 D 与 T2DM 和活性维生素 D 预防糖尿病的大型试验结果公布，这两项试验分别显示，维生素 D 组与安慰剂组相比其新发 T2DM 的风险呈下降趋势，但这些结果没有统计学意义。因此，本案例将利用 Meta 分析来评估维生素 D 补充在糖尿病前期人群中对 2 型糖尿病的风险的影响。

二、题目的 PICOS 转换

本案例的研究题目是维生素 D 是否能降低 2 型糖尿病的风险，PICOS 可以转换为：

研究对象 P：人类，具体为成年人（年龄≥18 岁）且处于糖尿病前期。糖尿病前期定义为空腹血糖受损［根据世界卫生组织标准（6.1~6.9 mmol/L）或美国糖尿病协会定义（5.6~6.9 mmol/L）］、糖耐量受损（口服葡萄糖耐量试验后 2 小时血浆葡萄糖为 7.8~11.0 mmol/L）或糖化血红蛋白（HbA1c）升高［根据美国糖尿病协会标准（39~47 mmol/mol）或英国国家卫生与临床优化研究所标准（42~47 mmol/mol）］。当研究"糖尿病前期"这一概念时，需要考虑到它是一个介于正常血糖与糖尿病之间的过渡阶段，通常包括空腹血糖受损（Impaired Fasting Glucose，IFG）和糖耐量受损（Impaired Glucose Tolerance，IGT）两种情况。同时，由于早期 2 型糖尿病也包括糖尿前期，因此在文献检索时纳入 2 型糖尿病的相关内容也是必要的，以获取更全面的信息。所以，关于"糖尿病前期"的检索词应包括糖尿病前期、2 型糖尿病、空腹血糖受损、糖耐量受损、血糖不耐受、胰岛素抵抗、非胰岛素依赖型糖尿病。

干预措施 I：维生素 D 补充，其中维生素 D 包括维生素 D2（麦角骨化醇）、维生素 D3（胆骨化醇）、骨化三醇（1,25－羟基维生素 D3）、1－α－羟化维生素 D、帕立骨化醇和多塞骨化醇。

对照组 C：安慰剂或没有干预。

结局指标 O：主要结果是新发 2 型糖尿病。次要结果包括血清 25（OH）D 浓度、空腹血糖、HbA1c、胰岛素抵抗稳态模型评估（HOMA－IR）和空腹胰岛素的平均变化。

研究设计 S：RCT。RCT 包括半随机对照试验和整群随机试验两种方式。

三、制定排除和纳入标准

我们可以从 PICOS 模型中提取出纳入标准：糖尿病前期成人（≥18 岁）；试验组使用维生素 D，对照组使用安慰剂或空白对照；RCT 包括半随机对照试验和整群随机试验两种方式。排除标准：孕妇、哺乳期妇女或危重患者，试验持续时间小于3个月。病例报告、病例系列和观察性研究。

四、收集拟纳入研究作为分析和验证数据集

系统评价旨在整理符合预先指定的纳入标准的证据来回答特定的研究问题，这些证据主要来源于已发表或未发表的文献中。因此，在调研研究背景、制定排除和纳入标准的过程中，会收集到一定数量的相关文献。在相关文献中初步筛选出符合纳入标准的文献组成分析和验证检索策略的数据集。本案例中前期整理的符合纳入标准的数据集如下：

[1] PITTAS A G, DAWSON-HUGHES B, SHEEHAN P, et al. Vitamin D supplementation and prevention of type 2 diabetes [J]. New England journal of medicine, 2019, 381 (6): 520-530.

[2] KAWAHARA T, SUZUKI G, INAZU T, et al. Eldecalcitol, a vitamin D analog, for diabetes prevention in impaired glucose tolerance: DPVD study [J]. Diabetologia, 2018, 62 (S1): S78-S79.

[3] DAVIDSON M B, DURAN P, LEE M L, et al. High-dose vitamin D supplementation in people with prediabetes and hypovitaminosis D [J]. Diabetes care, 2013, 36 (2): 260-266.

[4] DUTTA D, MONDAL S A, CHOUDHURI S, et al. Vitamin-D supplementation in prediabetes reduced progression to type 2 diabetes and was associated with decreased insulin resistance and systemic inflammation: an open label randomized prospective study from Eastern India [J]. Diabetes research and clinical practice, 2014, 103 (3): e18-e23.

[5] BARENGOLTS E, MANICKAM B, EISENBERG Y, et al. Effect of high dose vitamin D repletion on glycemic control in African-American males with prediabetes and hypovitaminosis D [J]. Endocrine practice, 2015, 21 (6): 604-612.

[6] KUCHAY M S, LAWAY B A, BASHIR M I, et al. Effect of vitamin D supplementation on glycemic parameters and progression of prediabetes to diabetes: a 1-year, openlabel randomized study [J]. Indian journal of endocrinology and metabolism, 2015, 19 (3): 387-392

[7] JORDE R, SOLLID S T, SVARTBERG J, et al. VitaminD 20,000 IU per week for five years does not prevent progression from prediabetes to

diabetes [J]. The journal of clinical endocrinology and metabolism, 2016, 101 (4): 1647-1655.

[8] NIROOMAND M, FOTOUHI A, IRANNEJAD N, et al. Does high-dose vitamin D supplementation impact insulin resistance and risk of development of diabetes in patients with pre-diabetes? a double-blind randomized clinical trial [J]. Diabetes research and clinical practice, 2019, 148: 1-9.

五、确定检索需求

根据文献的纳入标准，分析该案例需求的文献范围：处于糖尿病前期的成人维生素 D 补充的随机、半随机和整群随机对照试验（RCT）。

六、确定检索词

从前面的分析中，可以确定案例中的主题包括糖尿病前期患者、维生素 D 和随机对照。"糖尿病前期"的英文检索词有 prediabetic、type 2 diabetes、impaired fasting glucose、impaired glucose tolerance、glucose intolerance、insulin resistance、non insulin dependent diabetes。维生素 D 的英文检索词有 vitamin D2（ergocalciferol）、vitamin D3（cholecalciferol）、calcitriol（1,25-hydroxyvitamin D3）、1-α-hydroxylated versions of vitamin D、paricalcitol、doxercalciferol。随机对照的英文检索词有 RCT、controlled clinical trial。

（一）主题词的查找

1. MeSH 主题词查找

关于维生素 D 的主题词查找，我们已经在"补充维生素 D 与死亡率关系的系统评价"中进行了阐述，在本案例中就不再赘述。

在本案例中，我们主要针对研究对象（P）"糖尿病前期"（prediabetic）这一检索概念进行分析。

首先，在 Ovid MEDLINE 数据库的 Search Tools 栏目中在 Map Term 工具中输入 prediabetic 进行检索，数据库推荐的标准主题词为 Prediabetic State；Diabetes Mellitus, Type 2；Diabetes Mellitus, Type 1；Diabetes Mellitus 等（见图 4-7）。

[−] ☐ Diabetes Mellitus		145407
☐	Diabetes Mellitus, Experimental	52104
[+] ☐	Diabetes Mellitus, Type 1	88471
[+] ☐	Diabetes Mellitus, Type 2	181264
☐	Diabetes, Gestational	16594
☐	Donohue Syndrome	83
☐	Latent Autoimmune Diabetes in Adults	196
☐	Prediabetic State	9778

图 4−7　prediabetic 的主题词检索

糖尿病前期作为糖尿病发展的一个关键阶段，其相关研究往往与糖尿病的整体研究紧密相连。由于糖尿病前期的标准定义随着医学研究和临床实践的发展而发生变化，而且早期的 2 型糖尿病范围包括糖尿病前期这一概念。如果仅仅针对"Prediabetic State"进行主题检索，很有可能遗漏相关的重要文献。因此，除了选择"Prediabetic State"进行主题检索以外，还需要选择"Diabetes Mellitus，Type 2"进行主题检索，这样才可以确保覆盖到包括糖尿病前期在内的广泛研究内容，从而避免遗漏那些可能间接提及或隐含糖尿病前期信息的文献。

葡萄糖耐受不良（glucose intolerance）是糖尿病前期的一个阶段，特别是 2 型糖尿病。所以，我们也要选择 glucose intolerance 进行检索。在 Ovid MEDLINE 数据库 Map Term 工具中输入 glucose intolerance，发现系统推荐的标准主题词为 Glucose Intolerance。

另外，糖尿病的重要特征之一就是胰岛素抵抗（insulin resistance）。胰岛素抵抗通常指的是身体细胞对胰岛素的敏感性降低，导致身体需要更多的胰岛素来降低血糖水平。这种情况在 2 型糖尿病中尤为常见。所以，我们还要选择 insulin resistance 进行检索，在 Ovid MEDLINE 数据库 Map Term 工具中输入 insulin resistance，系统推荐的标准主题词为 Insulin Resistance。

最终，我们选择 Prediabetic State；Diabetes Mellitus，Type 2；Insulin Resistance；Glucose Intolerance 这四个标准主题词进行主题词检索。

2. Emtree 主题词查找

同样地，在 Ovid Embase 的 Map Term 工具中输入 prediabetic 进行检索，发现 Emtree 推荐的主题词与 MEDLINE 数据库中 MeSH 主题词不同，Ovid Embase 推荐的标准主题词为 impaired glucose tolerance、diabetes mellitus、non insulin dependent diabetes mellitus。点击 impaired glucose tolerance 发现，它的下位词包括 diabetes mellitus。点击 non insulin dependent diabetes mellitus 发现，它的下位词也包括 diabetes mellitus。所以我们最终选择 non insulin dependent diabetes mellitus 以及 impaired glucose tolerance 为标准的主题词。

在 Ovid Embase 的 Map Term 工具中输入 glucose intolerance 进行检索，发现 Emtree 主题词与 MEDLINE 数据库中的 MeSH 主题词相同，都为 glucose intolerance。

在 Ovid Embase 的 Map Term 工具中输入 insulin resistance 进行检索，发现 Emtree 主题词与 MEDLINE 数据库中的 MeSH 主题词相同，都为 insulin resistance。

最终，在 Ovid Embase 数据库中，我们选择 non insulin dependent diabetes mellitus、impaired glucose tolerance、insulin resistance、glucose intolerance 这四个标准主题词进行主题词检索。

（二）自由词查找

本案例中选择了 Vitamin D 作为主题词进行主题词检索，因为 Vitamin D 的概念广泛，且存在多个下位词和相关的自由词。我们可以从数据库给出的常用词中收集与 Vitamin D 相关的自由词。这些自由词可能包括维生素 D 的简写、化学名、商品名等，并且存在不同形式的拼写。同时，通过广泛阅读相关领域的文献，特别是综述文章和最新研究成果，收集更多关于 vitamin D 的术语等。需要注意的是，并不是所有收集到的常用词都需要作为检索词使用。将收集到的自由词逐一在数据库中进行检索，观察检索结果的相关性、数量和质量。根据检索结果，选择那些能够最有效地捕获目标文献的词汇作为本次检索的自由词。

本案例中 vitamin D 检索的自由词包括：vit d、vit－d、vit d2、vit d3、vit d 2、vit d 3、vitamin D2、vitamin D3、dihydroxyvitamin D、dihydroxyvitamin D2、dihydroxyvitamin D3、dihydroxy－vitamin D、dihydroxy vitamin D2、dihydroxy－vitamin D3、hydroxyvitamin D、hydroxyvitamin D、hydroxyvitamin D2、hydroxyvitamin D3、hydroxyl vitamin d、hydroxyl vitamin d、hydroxyl vitamin d2、hydroxyl vitamin d3、dihydrotachysterol、colecalciferol、epicalcitriol、oxacalcitriol、alfacalcidol、calcifediol I、calciferol、calciferols、calcipotriol、calcitriol、dihydroxycolecalciferol、hydroxycolecalciferol、seocalcitol、tacalcitol、oxavitamin、hydroxycholecalciferol、hydroxycholecalciferols、calcidiol、calcipotriene、dihydroxycholecalciferol、dihydroxycholecalciferols、dihydroxy－cholecalciferol、cholecalciferol、cholecalciferol、ergocalciferol、ergocalciferols、epiergocalciferol、 dihydroxyergocalciferol、dihydroxy-ergocalciferol、hydroxyl-ergocalciferol、hydroxyergocalciferol、doxercalciferol、hydroxycalciferol、hydroxylcalciferol、dihydroxy-calciferol、dihydroxycalciferol、dihydrotachysterin、calcamine、ercalcidiol。

维生素 D 补充涉及服用维生素 D 的各种方式,从文献阅读中可以总结出"补充"检索的自由词包括:supplements、supplementation、therapy、treat、treatment、prevent、prevented、preventive、daily、received、regimen、dose、doses、oral、orally、intramuscular、inject、injection。

同样,对"糖尿病前期"这一概念的自由词的查找,我们也参考 MeSH 主题词以及 Emtree 主题词提供的常用词功能,发现它的常用词为 prediabetes; prediabetic state; prediabetic states; state, prediabetic; states, prediabetic。MeSH 主题词"Diabetes Mellitus、Type 2"的常用词有 type 2 diabetes、mody、non-insulin-dependent diabetes mellitus 等。Emtree 主题词"non insulin dependent diabetes mellitus"的常用词有 diabetes type 2、NIDDM、non insulin dependent diabetes、non insulin dependent diabetes mellitus、noninsulin dependent diabetes、noninsulin dependent diabetes mellitus 等。结合数据库的常用词查找,并查阅相关文献,最终纳入"糖尿病前期"这一概念的自由词包括:prediabetic、prediabetes、diabetes、diabetic、dm2、dm-2、impaired glucose tolerance、IGT、impaired fasting glucose、IFG、insulin resistance、insulin resist、glucose intolerance、MODY、NIDDM、IIDM、non-insulin-dependent diabetes、non-insulin-depend diabetes、noninsulin depend diabetes、noninsulin dependent diabete、noninsulindepend diabetes、noninsulindependent diabetes、non insulindependent diabetes、non insulin-dependent diabetes。

随机对照的检索词采用 Cochrane 提供的高敏感性检索策略(过滤器)来帮助完成,具体如下:

(1) Ovid MEDLINE 随机对照过滤器。

1   randomized controlled trial. pt.

2   controlled clinical trial. pt.

3   random*. mp.

4   placebo. ab.

5   drug therapy. fs.

6   trial. ab.

7　groups. ab.
8　or/1-7

（2）Ovid Embase 随机对照过滤器。

1　randomized controlled trial/
2　crossover procedure/
3　double blind procedure/
4　single blind procedure/
5　(random* or factorial* or crossover* or placebo* or assign* orallocat* or volunteer* or (doubl* adj5 blind*) or (singl* adj5 blind*)). mp.
6　or/1-5

七、数据库选择

本案例根据研究计划选择 Ovid Embase、Ovid MEDLINE 和 Ovid CENTRAL 进行检索。

八、检索策略制定

（一）主题词检索的检索策略构建

在本案例中，我们关注的核心主题词是"维生素 D"和"糖尿病前期"。首先，对于"维生素 D"这一主题词，纳入的文献要与维生素 D 给药以及治疗相关。

在 Ovid MELINE 数据库中，在 Map Term 工具中输入 vitamin D 后，选中 Vitamin D 主题词并勾选 Explode（表明扩展检索）后点击 Continue 就可以进入副主题词的选择页面，选择副主题词 Administration & Dosage（给药方式与剂量）、Adverse Effects（不良反应）、Pharmacology（药理）、Therapeutic Use（治疗用途）。

而 Embase 与 MEDLINE 的副主题词不同。在 Ovid Embase 数据库中输入主题词 vitamin D 进行扩展检索，最终纳入与本案例研究相关的副主题词有 Adverse Drug Reaction［不良药物反应］、Clinical Trial［临床试验］、Drug Administration［给药］、Drug Combination［联合用药］、Drug Comparison［药物比较］、Drug Concentration［药物浓度］、Drug Dose［药物剂量］、Drug Therapy［药物治疗］、Epidural Drug Administration［硬膜外药物给

药]、Intracerebral Drug Administration［脑内给药］、Intracisternal Drug Administration［脑室内给药］、Intradermal Drug Administration［皮内注射给药］、Intraduodenal Drug Administration［十二指肠内给药］、Intragastric Drug Administration［胃内给药］、Intralymphatic Drug Administration［淋巴管内给药］、Intramuscular Drug Administration［肌肉注射给药］、Intranasal Drug Administration［鼻腔给药］、Intraosseous Drug Administration［骨内给药］、Intrathecal Drug Administration［鞘内给药］、Intraurethral Drug Administration［尿道内给药］、Intrauterine Drug Administration［宫内给药］、Intravaginal Drug Administration［阴道内给药］、Intravenous Drug Administration［静脉给药］、Intravitreal Drug Administration［眼内注射给药］、Oral Drug Administration［口服给药］、Parenteral Drug Administration［肠外给药］、Periocular Drug Administration［眼周给药］、Subconjunctival Drug Administration［结膜下给药］、Sublabial Drug Administration［唇下给药］、Sublingual Drug Administration［舌下给药］、Topical Drug Administration［局部给药］、Transdermal Drug Administration［经皮给药］。

Ovid平台中CENTRAL数据库检索采用的是MEDLINE的标引系统，所以也采用exp Vitamin D/ad, ae, pd, tu［Administration & Dosage, Adverse Effects, Pharmacology, Therapeutic Use］作为维生素D补充的主题表达。

关于"糖尿病前期"这一个主题词，我们已经通过在Ovid MEDLINE和Ovid CENTRAL数据库中查找，找到其相关的主题词为Diabetes Mellitus, Type 2; Prediabetic State; Insulin Resistance; Glucose Intolerance。主题词"Diabetes Mellitus, Type 2"存在下位词，副主题词有bl-（Blood）［血液］、cf-（Cerebrospinal Fluid）［脑脊液］、ci-（Chemically Induced）［化学诱导］、cl-（Classification）［分类］、co-（Complications）［并发症］、cn-（Congenital）［先天性］、di-（Diagnosis）［诊断］、dg-（Diagnostic Imaging）［诊断成像］、dh-（Diet Therapy）［饮食治疗］、dt-（Drug Therapy）［药物治疗］、ec-（Economics）［经济学］、em-（Embryology）［胚胎学］、en-（Enzymology）［酶学］、ep-（Epidemiology）［流行病学］、eh-（Ethnology）［人种学］、et-（Etiology）［病因学］、ge-（Genetics）［遗传学］、hi-（History）［历史］、im-（Immunology）［免疫学］、me-（Metabolism）［代谢］、mi-（Microbiology）［微生物学］、mo-（Mortality）［死亡率］、nu-（Nursing）［护理］、ps-（Parasitology）［寄生虫学］、pa-（Pathology）［病理学］、pp-（Physiopathology）［生理病理学］、pc-

(Prevention & Control)[预防与控制]、px－(Psychology)[心理学]、rt－(Radiotherapy)[放射治疗]、rh－(Rehabilitation)[康复]、su－(Surgery)[外科手术]、th－(Therapy)[治疗]、tm－(Transmission)[传播]、ur－(Urine)[尿液]、ve－(Veterinary)[兽医学]、vi－(Virology)[病毒学]。因此，对于"Diabetes Mellitus, Type 2"，我们将进行扩展检索以囊括其所有下位词，且对所有副主题词进行检索（见图4－8），即检索式 exp Diabetes Mellitus, Type 2/，这样可以确保覆盖到与主题相关的所有可能方面，从而提高检索的全面性。

☑ Include All Subheadings or choose one or more of these subheadings			
ⓘ ☐ /bl - Blood	ⓘ ☐ /dt - Drug Therapy	ⓘ ☐ /im - Immunology	ⓘ ☐ /px - Psychology
ⓘ ☐ /cf - Cerebrospinal Fluid	ⓘ ☐ /ec - Economics	ⓘ ☐ /me - Metabolism	ⓘ ☐ /rt - Radiotherapy
ⓘ ☐ /ci - Chemically Induced	ⓘ ☐ /em - Embryology	ⓘ ☐ /mi - Microbiology	ⓘ ☐ /rh - Rehabilitation
ⓘ ☐ /cl - Classification	ⓘ ☐ /en - Enzymology	ⓘ ☐ /mo - Mortality	ⓘ ☐ /su - Surgery
ⓘ ☐ /co - Complications	ⓘ ☐ /ep - Epidemiology	ⓘ ☐ /nu - Nursing	ⓘ ☐ /th - Therapy
ⓘ ☐ /cn - Congenital	ⓘ ☐ /eh - Ethnology	ⓘ ☐ /ps - Parasitology	ⓘ ☐ /tm - Transmission
ⓘ ☐ /di - Diagnosis	ⓘ ☐ /et - Etiology	ⓘ ☐ /pa - Pathology	ⓘ ☐ /ur - Urine
ⓘ ☐ /dg - Diagnostic Imaging	ⓘ ☐ /ge - Genetics	ⓘ ☐ /pp - Physiopathology	ⓘ ☐ /ve - Veterinary
ⓘ ☐ /dh - Diet Therapy	ⓘ ☐ /hi - History	ⓘ ☐ /pc - Prevention & Control	ⓘ ☐ /vi - Virology

图4－8 Diabetes Mellitus, Type 2 主题词的扩展检索

同理，我们依次对 Insulin Resistance 进行扩展检索，即 exp Insulin Resistance/，相比之下 Glucose Intolerance 概念单一，主要指的是机体对葡萄糖的耐受能力降低。因此，在大多数情况下，直接使用"Glucose Intolerance"进行主题检索已经足够捕获到相关的文献信息。最终，我们使用布尔逻辑运算符"OR"来连接这四个主题词，可以确保检索到包含其中任何一个或多个主题词的文献。

（二）自由词检索的检索策略构建

自由词检索策略往往需要运用截词符和通配符（如 *、?、♯）、位置运算符（ADJ）、布尔逻辑运算符（AND/OR/NOT）和检索字段来进行检索。

本案例中，"糖尿病前期"在医学文献中有多种表达形式，其中"prediabetic"和"prediabetes"是最常见的两种。由于不同作者或数据库可能会采用不同的术语来描述同一概念，为了确保检索的全面性，统一使用"prediabet*"作为检索策略的一部分，用于捕获包括"prediabetic""prediabetes"以及任何可能存在的其他以"prediabet"为开头的变体。此外，NIDDM 的全称是 Non－Insulin－Dependent Diabetes Mellitus，中间会存在

depend、dependent、depended、insulindepend、insulin-depend，所以采用 depend*以及 insulin?进行检索。

九、检索策略的调整

本案例在 Ovid MEDLINE 数据库中测试初步构建的检索策略，具体如表 4-5 所示。

表 4-5 初步构建的检索策略

序号	检索式	检索结果
1	exp Vitamin D/ad, ae, pd, tu	36157
2	((vit-d? or vitamin-d? or dihydroxyvitamin D? or dihydroxy-vitamin D? orhydroxyvitamin D? or hydroxyl-vitamin d? or dihydrotachysterol or colecalciferol or epicalcitriol or oxacalcitriol or alfacalcidol or calcifediol I or calciferol? or calcipotriol or calcitriol or dihydroxycolecalciferol or hydroxycolecalciferol or seocalcitol or tacalcitol or oxavitamin or hydroxycholecalciferol? or calcidiol or calcipotriene or dihydroxycholecalciferol? or dihydroxy-cholecalciferol or cholecalciferol? or ergocalciferol? or epiergocalciferol or dihydroxyergocalciferol or dihydroxy-ergocalciferol or hydroxyl-ergocalciferol or hydroxyergocalciferol or doxercalciferol or hydroxycalciferol or hydroxyl-calciferol or dihydroxy-calciferol or dihydroxycalciferol or dihydrotachysterin or calcamine or ercalcidiol) adj5 (supplement* or therap* or treat* or prevent* or daily or receiv* or regimen or dose? or oral* or intramuscular or inject*)).mp.	33070
3	randomized controlled trial.pt.	616285
4	controlled clinical trial.pt.	95565
5	random*.mp.	1779955
6	placebo.ab.	249641
7	drug therapy.fs.	2710690
8	trial.ab.	704336
9	groups.ab.	2700351
10	or/3-9	6390737
11	exp animals/ not humans.sh.	5237020
12	10 not 11	5593627
13	(1 or 2) and 12	23187
14	exp Diabetes Mellitus, Type 2/ or exp Prediabetic State/	187528

续表

序号	检索式	检索结果
15	exp Insulin Resistance/	103106
16	(diabet* or prediabet*). ti, ab.	815369
17	Glucose Intolerance/	10098
18	impaired glucosetoleranc*. ti, ab.	12338
19	IGT. ti, ab.	5613
20	impaired fasting glucose. ti, ab.	4507
21	IFG. ti, ab.	4544
22	insulin resist*. ti, ab.	104261
23	glucoseintoleranc*. ti, ab.	12023
24	MODY. ti, ab.	1634
25	(dm2 or dm-2). ti, ab.	3361
26	(NIDDM or IIDM). ti, ab.	6981
27	non-insulin depend*. ti, ab.	11085
28	noninsulin depend*. ti, ab.	1477
29	noninsulindepend*. ti, ab.	5
30	non insulin?depend*. ti, ab.	14
31	or/14-30	919109
32	13 and 31	1837
33	(Vitamin D supplementation and prevention of type 2 diabetes). ti. and 10 1056 NEJMoa1900906. do.	1
34	(Does high-dose vitamin D supplementation impact insulin resistance and risk of development of diabetes in patients with pre-diabetes? A double-blind randomized clinical trial). ti.	1
35	(Effect of Vitamin D supplementation onglycemic parameters and progression of prediabetes to diabetes). ti.	1
36	(Effect of high dose vitamin D repletion onglycemic control in African-American males with prediabetes and hypovitaminosis D). ti.	1
37	(Vitamin-D supplementation in prediabetes reduced progression to type 2 diabetes and was associated with decreased insulin resistance and systemic inflammation). ti.	1

续表

序号	检索式	检索结果
38	(High-Dose Vitamin D Supplementation in People With Prediabetes and Hypovitaminosis D). ti. and 10 2337 dc12-1204. do.	1
39	" per week for five years does not prevent progression from prediabetes to diabetes". m _ titl.	1
40	Eldecalcitol, a vitamin D analog, for diabetes prevention in impaired glucose tolerance. m _ titl.	0
41	or/33-39	7
42	32 and 41	7

检索式13的检索结果为大范围的检索需求,即维生素D补充的随机、半随机和整群随机对照试验(RCT),检索结果23187篇。由于检索结果过多,我们进一步对研究对象"糖尿病前期"进行限定检索,得到的检索式32的检索结果为维生素D补充和糖尿病前期人群的随机、半随机和整群随机对照试验(RCT)相关文献,检索结果为1837篇。验证数据集发现,在8篇验证文献中,有1篇文献未包括其中。但是,在Embase数据库中可以查询到该篇文献。经核实,该篇文献的出版类型为Conference Abstract,因MEDLINE数据库不收录会议文献,所以检索结果不包含该篇文献,但Embase数据库收录会议文献。因此,Ovid MEDLINE数据库的检索策略仍然有效。从此案例来看,会议文献,尤其是高质量的会议摘要,往往能迅速反映研究领域的最新进展和前沿动态,它们可能包含尚未在期刊上发表的初步研究成果或创新方法,对于系统评价来说具有重要的参考价值。

十、检索结果呈现

经过上述检索结果的分析后,进一步调整检索策略,从而得到最终检索策略。Ovid CENTRAL数据库的最终检索策略如表4-6所示。

表4-6 Ovid CENTRAL数据库的最终检索策略

序号	检索式	检索结果
1	exp Vitamin D/ad, ae, pd, tu	11

序号	检索式	检索结果
2	((vit-d? or vitamin-d? or dihydroxyvitamin D? or dihydroxy-vitamin D? orhydroxyvitamin D? or hydroxyl-vitamin d? or dihydrotachysterol or colecalciferol or epicalcitriol or oxacalcitriol or alfacalcidol or calcifediol I or calciferol? or calcipotriol or calcitriol or dihydroxycolecalciferol or hydroxycolecalciferol or seocalcitol or tacalcitol or oxavitamin or hydroxycholecalciferol? or calcidiol or calcipotriene or dihydroxycholecalciferol? or dihydroxy-cholecalciferol or cholecalciferol? or ergocalciferol? or epiergocalciferol or dihydroxyergocalciferol or dihydroxy-ergocalciferol or hydroxyl-ergocalciferol or hydroxyergocalciferol or doxercalciferol or hydroxycalciferol or hydroxyl-calciferol or dihydroxy-calciferol or dihydroxycalciferol or dihydrotachysterin or calcamine or ercalcidiol) adj5 (supplement* or therap* or treat* or prevent* or daily or receiv* or regimen or dose? or oral* or intramuscular or inject*)).mp	13061
3	exp Diabetes Mellitus, Type 2/ or Prediabetic State/	27638
4	exp Insulin Resistance/	9703
5	(diabet* or prediabet*).ti,ab.	117090
6	Glucose Intolerance/	1529
7	impaired glucosetoleranc*.ti,ab.	2416
8	IGT.ti,ab.	1247
9	impaired fasting glucose.ti,ab.	889
10	IFG.ti,ab.	737
11	insulin resist*.ti,ab.	14038
12	glucoseintoleranc*.ti,ab.	796
13	MODY.ti,ab.	41
14	(dm2 or dm-2).ti,ab.	563
15	(NIDDM or IIDM).ti,ab.	1139
16	non-insulin depend*.ti,ab.	2208
17	noninsulin depend*.ti,ab.	169
18	noninsulindepend*.ti,ab.	1
19	non insulin?depend*.ti,ab.	3
20	or/3-19	129688

续表

序号	检索式	检索结果
21	(1 or 2) and 20	1628

Ovid MEDLINE 数据库的最终检索策略如表 4－7 所示。

表 4－7　Ovid MEDLINE 数据库的最终检索策略

序号	检索式	检索结果
1	exp Vitamin D/ad, ae, pd, tu	36157
2	((vit－d? or vitamin－d? or dihydroxyvitamin D? or dihydroxy－vitamin D? orhydroxyvitamin D? or hydroxyl－vitamin d? or dihydrotachysterol or colecalciferol or epicalcitriol or oxacalcitriol or alfacalcidol or calcifediol I or calciferol? or calcipotriol or calcitriol or dihydroxycolecalciferol or hydroxycolecalciferol or seocalcitol or tacalcitol or oxavitamin or hydroxycholecalciferol? or calcidiol or calcipotriene or dihydroxycholecalciferol? or dihydroxy－cholecalciferol or cholecalciferol? or ergocalciferol? or epiergocalciferol or dihydroxyergocalciferol or dihydroxy－ergocalciferol or hydroxyl－ergocalciferol or hydroxyergocalciferol or doxercalciferol or hydroxycalciferol or hydroxyl－calciferol or dihydroxy－calciferol or dihydroxycalciferol or dihydrotachysterin or calcamine or ercalcidiol) adj5 (supplement* or therap* or treat* or prevent* or daily or receiv* or regimen or dose? or oral* or intramuscular or inject*)). mp.	33070
3	randomized controlled trial. pt.	616285
4	controlled clinical trial. pt.	95565
5	random*. mp.	1779955
6	placebo. ab.	249641
7	drug therapy. fs.	2710690
8	trial. ab.	704336
9	groups. ab.	2700351
10	or/3－9	6390737
11	exp animals/ not humans. sh.	5237020
12	10 not 11	5593627
13	(1 or 2) and 12	23187
14	exp Diabetes Mellitus, Type 2/ or Prediabetic State/	187528
15	exp Insulin Resistance/	103106

续表

序号	检索式	检索结果
16	(diabet* or prediabet*). ti,ab.	815369
17	Glucose Intolerance/	10098
18	impaired glucosetoleranc*. ti,ab.	12338
19	IGT. ti,ab.	5613
20	impaired fasting glucose. ti,ab.	4507
21	IFG. ti,ab.	4544
22	insulin resist*. ti,ab.	104261
23	glucoseintoleranc*. ti,ab.	12023
24	MODY. ti,ab.	1634
25	(dm2 or dm-2). ti,ab.	3361
26	(NIDDM or IIDM). ti,ab.	6981
27	non-insulin depend*. ti,ab.	11085
28	noninsulin depend*. ti,ab.	1477
29	noninsulindepend*. ti,ab.	5
30	non insulin?depend*. ti,ab.	14
31	or/14-30	919109
32	13 and 31	1837

Ovid Embase 数据库的最终检索策略如表 4-8 所示。

表 4-8 Ovid Embase 数据库的最终检索策略

序号	检索式	检索结果
1	exp vitamin D/ae, ct, ad, cb, cm, cr, do, dt, ei, ce, ci, dl, du, ig, ly, im, na, os, tl, ur, ut, va, iv, vi, po, pa, oc, pd, cj, sb, li, tp, td	53968

续表

序号	检索式	检索结果
2	((vit－d? or vitamin－d? or dihydroxyvitamin D? or dihydroxy－vitamin D? orhydroxyvitamin D? or hydroxyl－vitamin d? or dihydrotachysterol or colecalciferol or epicalcitriol or oxacalcitriol or alfacalcidol or calcifediol I or calciferol? or calcipotriol or calcitriol or dihydroxycolecalciferol or hydroxycolecalciferol or seocalcitol or tacalcitol or oxavitamin or hydroxycholecalciferol? or calcidiol or calcipotriene or dihydroxycholecalciferol? or dihydroxy－cholecalciferol or cholecalciferol? or ergocalciferol? or epiergocalciferol or dihydroxyergocalciferol or dihydroxy－ergocalciferol or hydroxyl－ergocalciferol or hydroxyergocalciferol or doxercalciferol or hydroxycalciferol or hydroxyl－calciferol or dihydroxy－calciferol or dihydroxycalciferol or dihydrotachysterin or calcamine or ercalcidiol) adj5 (supplement* or therap* or treat* or prevent* or daily or receiv* or regimen or dose? or oral* or intramuscular or inject*)). mp.	53038
3	1 or 2	88936
4	non insulin dependent diabetes mellitus/ or impaired glucose tolerance/	385399
5	Insulin Resistance/	154982
6	(diabet* or prediabet*). ti,ab.	1239938
7	Glucose Intolerance/	22433
8	impaired glucosetoleranc*. ti,ab.	19048
9	IGT. ti,ab.	9251
10	impaired fasting glucose. ti,ab.	7238
11	IFG. ti,ab.	7227
12	insulin resist*. ti,ab.	152013
13	glucoseintoleranc*. ti,ab.	17808
14	MODY. ti,ab.	2987
15	(dm2 or dm－2). ti,ab.	6776
16	(NIDDM or IIDM). ti,ab.	8162
17	non－insulin depend*. ti,ab.	13097
18	noninsulin depend*. ti,ab.	1817
19	noninsulindepend*. ti,ab.	14
20	non insulin?depend*. ti,ab.	79

续表

序号	检索式	检索结果
21	or/4-20	1407678
22	randomized controlled trial/	829949
23	crossover procedure/	78635
24	double blind procedure/	220769
25	single blind procedure/	55351
26	(random* or factorial* or crossover* or placebo* or assign* or allocat* or volunteer* or (doubl* adj5 blind*) or (singl* adj5 blind*)). mp.	3383209
27	or/22-26	3383209
28	exp animal/	32016257
29	human/	26595937
30	28 not 29	5420320
31	27 not 30	3073214
32	3 and 21 and 31	2174

第三节 皮质类固醇治疗与成年脓毒症患者预后的关系[①]

一、研究背景

脓毒症一种由多种创伤和感染触发的全身性炎症反应综合征，常见于肺炎、消化系统感染、腹膜炎、胆管炎、泌尿系统感染、蜂窝织炎、菌血症及多发伤等复杂疾病中。根据病情的不同阶段和严重程度，脓毒症可分为单纯性脓毒症、严重脓毒症和脓毒症休克。据统计，全球脓毒症的年发病率高达535/10万，而在脓毒症的影响下，医院内的死亡率在30%至45%之间。脓毒症来

[①] Fang Fang, Zhang Yu, Tan Jingjing, et al: Association of Corticosteroid Treatment With Outcomes in Adult Patients With Sepsis A Systematic Review and Meta-analysis, JAMA internal medicine, 2019, 179 (2): 213-223.

势汹汹，病情进展迅速，且病死率极高，给临床救治工作带来了极大的挑战和困难。因此，如何有效预防和治疗脓毒症，已成为提高危重症患者救治成功率的关键所在。自 20 世纪中叶以来，除了早期的血流动力学和呼吸支持治疗，以及及时应用适当的抗生素治疗外，皮质类固醇也一直被用作脓毒症治疗的辅助手段，以期降低患者的死亡率，提高救治效果。

皮质类固醇（corticosteroids）又称肾上腺皮质激素（adrenocortical hormones），是一组在结构上与胆固醇相关的甾体激素，主要由肾上腺皮质产生。它们主要包括糖皮质激素（glucocorticoids）和盐皮质激素（mineralocorticoids）两大类，通常不包括性激素。糖皮质激素主要包括皮质醇（cortisol）和人工合成的类似物，按其生物效应期分为短效、中效和长效激素。短效激素包括可的松（cortisone）、氢化可的松（prednisolone/hydroprednisone/hydrocortisone），中效激素包括甲强龙（methylprednisolone）、泼尼松（prednisone，强的松）、泼尼松龙（prednisolone）、曲安奈德（triamcinolone），长效激素包括地塞米松（dexamethasone）、倍他米松（betamethasone）等。它们在调节代谢、免疫反应、炎症和应激反应等方面发挥着重要作用。目前临床上常用的皮质激素是糖皮质激素，广泛用于治疗各种炎症性疾病、过敏性疾病、自身免疫性疾病等。盐皮质激素的主要代表是醛固酮（aldosterone）、去氧皮质酮（desoxycortone）。它的主要功能是调节体内的水、盐代谢，尤其是维持血压稳定。

尽管在众多 RCT 中进行了评估，但皮质类固醇的安全性和有效性仍然存在争议。新的 Meta 分析表明，低剂量皮质类固醇可能与败血症患者的死亡率降低有关。同时，另一项系统综述得出结论：高剂量或低剂量皮质类固醇对治疗脓毒症没有益处。皮质类固醇在败血症患者中的有效性的不确定性导致了临床实践中的广泛变化。因此，本案例拟解决的关键点问题是皮质类固醇是否与脓毒症患者的 28 天死亡率降低有关。

二、题目的 PICOS 转换

本案例研究的是皮质类固醇治疗与成年脓毒症患者预后的关系，PICOS 可以转换为：

研究对象 P：符合脓毒症（包括严重脓毒症、脓毒症休克）国际诊断标准的成人患者。

干预措施 I：皮质类固醇补充。

对照组 C：与安慰剂或标准支持性治疗（可能包括抗生素、液体替代、强心剂或升压药疗法、机械通气或透析）进行比较。

结局指标 O：主要结果是 28 天死亡率。除非实际报告了 28 天死亡率或从研究作者处获得，否则使用院内或重症监护病房（ICU）死亡率来计算 28 天死亡率的汇总分析。次要结果包括 ICU 死亡率、院内死亡率、90 天死亡率。还研究了第 7 天的休克逆转情况，以及第 7 天的序贯器官衰竭评估（SOFA）评分、ICU 住院时长、医院住院时长、健康相关的生活质量（由患者报告）、休克逆转时间、第 28 天的无升压药天数和第 28 天的无呼吸机天数。不良事件包括任何严重不良事件、胃十二指肠出血、继发感染、高血糖和高钠血症。

研究设计 S：仅纳入随机对照试验（包括准随机试验和交叉试验）。

三、制定排除和纳入标准

纳入标准：成年人（年龄≥18 岁），被诊断为脓毒症、严重脓毒症或脓毒症休克、败血性休克，或这些病症的任何组合。

排除标准：排除病例报告、病例系列或观察性研究；排除干预措施包括局部或吸入性皮质类固醇。

四、收集拟纳入研究作为分析和验证数据集

系统评价旨在整理符合预先指定的纳入标准的证据来回答特定的研究问题，这些证据主要来源于已发表或未发表的文献中。因此，在调研研究背景、制定排除和纳入标准的过程中，会收集到一定数量的相关文献。在相关文献中初步筛选出符合纳入标准的文献组成分析和验证检索策略的数据集。本案例前期整理的数据集如下：

[1] ANNANE D, RENAULT A, BRUN-BUISSON C, et al. Hydrocortisone plus fludrocortisone for adults with septic shock[J]. The New England journal of medicine, 2018, 378(9): 809-818.

[2] VENKATESH B, FINFER S, COHEN J, et al. Adjunctive glucocorticoid therapy in patients with septic shock[J]. The New England journal of medicine, 2018, 378(9): 797-808.

[3] BONE R C, FISHER Jr C J, CLEMMER T P, et al. A controlled clinical trial of high-dose methylprednisolone in the treatment of severe sepsis and septic shock[J]. The New England journal of medicine, 1987, 317(11): 653-658.

[4] BRIEGEL J, FORST H, HALLER M, et al. Stress doses of

hydrocortisone reverse hyperdynamic septic shock: a prospective, randomized, double-blind, single-center study[J]. Critical care medicine, 1999, 27(4): 723-732.

[5] ARABI Y M, ALJUMAH A, DABBAGH O, et al. Low-dose hydrocortisone in patients with cirrhosis and septic shock: a randomized controlled trial[J]. Canadian medical association journal, 2010, 182(18): 1971-1977.

[6] YILDIZ O, TANRIVERDI F, SIMSEK S, et al. The effects of moderate-dose steroid therapy in sepsis: a placebo-controlled, randomized study[J]. Journal of research in medical sciences, 2011, 16(11): 1410-1421.

[7] GORDON A C, MASON A J, PERKINS G D, et al. The interaction of vasopressin and corticosteroids in septic shock: a pilot randomized controlled trial[J]. Critical care medicine, 2014, 42(6): 1325-1333.

[8] TONGYOO S, PERMPIKUL C, MONGKOLPUNW, et al. Hydrocortisone treatment in early sepsis-associated acute respiratory distress syndrome: results of a randomized controlled trial[J]. Critical care, 2016, 20(1): 329.

五、确定检索需求

根据文献的纳入标准，分析该案例需求的文献范围主要是检索成人皮质类固醇与脓毒症死亡率相关的随机、半随机和整群随机对照试验。

六、确定检索词

从前面的分析中，可以确定案例中的主题包括皮质类固醇、脓毒症患者和随机对照。本案例还涉及另外一个主题，那就是结局指标——死亡率。在系统评价中，结局指标是评价干预措施效果的关键指标，而死亡率作为常见的结局指标之一，能够直接反映干预措施对患者生存状态的影响。在本案例中，在决定是否对死亡率进行限定检索时，需要考虑系统评价的具体目标和需求。如果死亡率是评价干预措施效果的关键指标之一，并且对于验证数据集至关重要，那么对死亡率进行限定检索是有必要的；反之，则没有必要对死亡率进行限定检索。

（一）主题词的查找

1. MeSH 主题词查找

首先，在 Ovid MEDLINE 数据库的 Search Tools 栏目 Map Term 工具中输入 corticosteroids（皮质类固醇）进行检索，数据库推荐的标准主题词是 Adrenal Cortex Hormones（肾上腺皮质激素类）（见图 4－9）。

Subject Heading	Explode	Focus
Adrenal Cortex Hormones	☐	☐
Corticosteroids.mp. *search as Keyword*		

图 4－9　Corticosteroids 的主题词检索

选择 Adrenal Cortex Hormones，点击 scope 可以查看主题词的含义和常用词。常用词有 adrenal cortex hormone、adrenal cortex hormones、cortex hormone、adrenal Corticoid、corticoids、corticosteroid、corticosteroids 等。此外，点击进入主题词可以通过树状结构查看该词的上位词和下位词。Adrenal Cortex Hormones 的下位词包括 17－Ketosteroids（17－酮皮质醇）、Glucocorticoids（糖皮质激素）、Hydroxycorticosteroids（羟基皮质类固醇）。

另外，我们还应考虑到 steroids（类固醇）这个概念。steroids 是一类具有特定四环碳结构的有机化合物，它们在生物体内扮演着多种角色。类固醇主要包括皮质类固醇（corticosteroids）、性激素（sex steroids）、维生素 D、植物激素以及合成类固醇等。在 Map Term 工具中输入 steroids，发现数据库推荐的标准主题词为 Steroids（见图 4－10）。因此，我们有必要纳入 Steroids 进行主题检索。

[-]	☑	Steroids	42192	☐
[+]	☐	Androstanes	2672	☐
[+]	☐	Bile Acids and Salts	25604	☐
[+]	☐	Cardanolides	542	☐
[+]	☐	Cholanes	163	☐
[+]	☐	Cholestanes	1598	☐
	☐	Cyclosteroids	66	☐
[+]	☐	Estranes	454	☐
	☐	Gonanes	376	☐
[+]	☐	Homosteroids	150	☐
	☐	Hydroxysteroids	1106	☐
[+]	☐	Ketosteroids	1359	☐
[+]	☐	Norsteroids	362	☐
[+]	☐	Pregnanes	2546	☐
	☐	Sapogenins	1037	☐
[+]	☐	Secosteroids	352	☐
	☐	Steroids, Brominated	29	☐
[+]	☐	Steroids, Chlorinated	60	☐
[+]	☐	Steroids, Fluorinated	159	☐
[+]	☐	Steroids, Heterocyclic	792	☐

图 4－10　Steroids 的主题词检索

在 Ovid MEDLINE 数据库的 Search Tools 栏目 Map Term 工具中输入第二个检索概念——脓毒症（sepsis），数据库推荐的标准主题词为 Sepsis。点击 scope 可以查看主题词的含义和常用词。常用词有 blood poisoning；blood poisonings；bloodstream infection；bloodstream infections；infection，bloodstream；poisoning，blood；poisonings，blood；pyaemia；pyaemias；pyemia；pyemias；pyohemia；pyohemias；sepsis；sepsis，severe；septicemia；septicemias；severe sepsis。Sepsis 的下位词有 Bacteremia；Fungemia；Neonatal Sepsis；Shock，Septic。

理解并参考主题词的常用词表达是至关重要的，便于我们在进行自由词检索时，能够更精准地搜寻所需信息，避免遗漏与主题密切相关的关键内容，从而提高检索的全面性和准确性。

2. Emtree 主题词查找

在 Ovid Embase 数据库的 Map Term 工具中输入 corticosteroid 进行检索，数据库推荐的标准主题词为 corticosteroid，点击［Used For］标识，数据库展示的常用词有 adrenal cortex hormones、adrenal cortical hormone、cortical steroid、dermocorticosteroid 等。［Narrower Terms］下罗列的是 corticosteroid 的下位词，其下位词有 11 hydroxycorticosteroid、17 hydroxycorticosteroid、benzodrocortisone、corticosteroid derivative、glucocorticoid［＋NT］、hydroxycorticosteroid、mineralocorticoid［＋NT］。带［＋NT］表示该 Emtree 词还有下位词。

在 Ovid Embase 的 Map Term 工具中输入 sepsis 进行检索，发现其标准主题为 sepsis，点击后可看到该主题词的下位词有 fungemia［＋NT］、maternal sepsis［＋NT］、newborn sepsis［＋NT］、septic complication［＋NT］、septicemia［＋NT］、severe sepsis、urosepsis。

（二）自由词查找

在本案例中，我们选择了肾上腺皮质激素类（Adrenal Cortex Hormones）作为主题词进行主题词检索，但肾上腺皮质激素类的概念较为宽泛而且包含下位词，需要收集肾上腺皮质激素类及其下位概念的相关自由词。在本案例中，我们查到一系列与肾上腺皮质激素类紧密相关的自由词或者术语：adrenal cortex hormone（肾上腺皮质激素）、adrenocortical hormone（肾上腺皮质激素）、adrenocorticosteroid（肾上腺皮质类固醇）、steroid（类固醇）、

corticosteroid（皮质类固醇）、corticoid（皮质激素）、glucocortcoid（糖皮质激素）、glucocorticoid（糖皮质激素）、cortisone（可的松）、hydrocortisone（氢化可的松）、cortisol（皮质醇）、epicortisol（皮质醇）、cortifai、cortril（氢化可的松）、hydroxyhydrocortisone（羟基氧化可的松）、oxohydrocortisone（氧代氧化可的松）、tetrahydrocortisol（四氢可的松）、dexamethason（地塞米松）、baycute（贝库特）、dexatopi（德沙托皮）、sofrade（索弗莱德）、methylfluorpreordnisolone（甲基氟泼尼松龙）、hexadecadrol（己烯雌酚醇）、decameth（十甲烯）、decaspray（十甲喷雾）、dexasone（地塞米松）、dexpak（地索帕克）、maxidex（美替泼）、millicorten（地塞米松）、oradexon（地塞米松）、decaject（地塞米松）、hexadrol（地塞米松）、methylprednisolon（甲基泼尼松）、metipred（强的松）、urbason（甲强龙）、medrol（甲泼尼龙）、betamethasone（倍他米松）、flubenisolone（倍他米松）、betadexamethasone（倍他米松）、celestona（倍他米松）、cellestoderm（倍他米松）、celeston（倍他米松）、celestone（倍他米松）、prednison（泼尼松）、prednisolon（泼尼松）、hydroxyprednisolone（羟基泼尼松龙）、desonide（地奈德）、predate（氢化可的松）、predonine（氢化可的松）、di-adreson-f（琥钠强的松龙）、triamcinolone（曲安奈德）。

本案例中，脓毒症的自由词有 sepsis（脓毒症）、septic（脓毒症的）、sepses（脓毒症）、pyemia（脓毒症）、pyemias（脓毒症）、pyraemia（脓毒症）、pyraemias（脓毒症）、septicemia（败血症）、septicaemia（败血症）、blood poisoning（血液中毒）、bacteremia（菌血症）、bacteriaemia（菌血症）、bacillemia（菌血症）、bacillaemia（菌血症）、lemierre syndrome（lemierre 综合征）、lemierre disease（lemierre 疾病）、necrobacillosis（坏死杆菌病）、meningococcemia（脑膜炎球菌血症）、endotoxemia（内毒素血症）、fungemia（真菌血症）、candidemia（念珠菌血症）、toxic shock（毒性休克）、endotoxic shock（内毒素休克）、bacterial shock（细菌性休克）、toxic forward failure（毒性前向衰竭）、parasitemia（寄生虫血症）、viremia（病毒血症）、urosepsis（尿脓毒血症）。

本案例中，死亡率的自由词有 mortality、death、died、end-of-life、mors、die、dying、fatal、fatality、nonsurvivor、nonsurvivors。

随机对照的检索词采用 Cochrane 提供的高敏感性检索策略（过滤器）来帮助完成，具体如下：

（1）Ovid MEDLINE 随机对照过滤器。

1   randomized controlled trial. pt.
2   controlled clinical trial. pt.
3   random*. mp.
4   placebo. ab.
5   drug therapy. fs.
6   trial. ab.
7   groups. ab.
8   or/1—7

(2) Ovid Embase 随机对照过滤器。

1   randomized controlled trial/
2   crossover procedure/
3   double blind procedure/
4   single blind procedure/
5   (random* or factorial* or crossover* or placebo* or assign* orallocat* or volunteer* or (doubl* adj5 blind*) or (singl* adj5 blind*)). mp.
6   or/1—5

七、数据库选择

除了 Ovid MEDLINE 和 Ovid Embase 这两个医学常用数据库外，本案例还选取了 EBM Reviews 作为检索的重要资源。EBM Reviews 数据库汇集了大量至关重要的临床实证（亦称证据医学）文献，这些文献为临床医生和研究者提供了决策和研究的坚实基础。EBM Reviews 还包含多个核心模块，如 Cochrane Database of Systematic Reviews 和 Cochrane Central Register of Controlled Trials 等，这些模块均被视为循证医学研究中不可或缺的内容，对于推动医学领域的进步与发展具有重要意义。

八、检索策略制定

（一）主题词检索的检索策略构建

在选择是否进行主题词检索的扩展检索时，需要考虑多个因素。如果使用主题词进行检索，但得到的检索结果数量过少，可能意味着检索过于狭窄或专业，此时可以考虑使用扩展检索来扩大搜索范围，寻找更多相关文献。另外，

系统评价中的证据检索及代表性 案例分析

如果检索结果数量过多,且其中包含大量不相关的内容,也可以考虑使用扩展检索,通过添加更具体的限定词或副主题词来缩小搜索范围。

在本案例中,我们关注的核心主题词是"皮质类固醇"和"脓毒症"。关于主题词"皮质类固醇",它在 EBM Reviews 和 Ovid MEDLINE 数据库中有两个相近意思的主题词,为"Adrenal Cortex Hormones"和"STEROIDS"。因此,使用布尔逻辑运算符 OR 来连接这两个主题词,同时为了更全面地检索关于皮质类固醇的文献,我们决定对主题词进行扩展检索。扩展检索将涵盖这些主题词的同义词、相关术语、下位词等,从而扩大检索的覆盖面,并且对所有的副主题词进行检索,这样有助于提升检索的查全率和查准率,使用户能够获取到更广泛且相关的信息。最终检索式为 exp Adrenal Cortex Hormones/ or exp STEROIDS/。

接下来,我们考虑"脓毒症"这一核心主题词。在 EBM Reviews、Ovid MEDLINE 数据库中,它对应的主题词均为"SEPSIS"。同样对"SEPSIS"进行扩展检索,对所有副主题词进行检索,即 exp SEPSIS/。

最后,为了获取与"皮质类固醇"和"脓毒症"均相关的文献,我们使用 AND 逻辑运算符将上述两个概念的主题词组配起来。这样,检索结果将只包含同时涉及类固醇和脓毒症两个主题的文献,从而确保检索的准确性和相关性。经过这样的组配检索,我们能够更精确地定位到与"皮质类固醇"和"脓毒症"均相关的研究文献,为进一步的医学研究和临床实践提供有价值的参考。

在 Ovid Embase 数据库中,针对"皮质类固醇"和"脓毒症"这两个主题概念,我们首先识别出它们各自的主题词:"corticosteroid"对应皮质类固醇,"sepsis"对应脓毒症。为了获取更为全面和详尽的文献信息,我们将对这两个主题词分别进行扩展检索。对于"corticosteroid"这一主题词,我们将包括其同义词、相关药物类别以及可能的治疗领域等作为扩展检索的关键词。这样做可以确保我们捕捉到所有与皮质类固醇相关的研究文献,无论其使用的是直接的主题词还是相关的术语。而对于"sepsis"这一主题词,由于其专业性较强,我们可能不需要进行过多的扩展,但仍会注意其可能的同义词或相关术语,以确保检索的全面性。完成扩展检索后,我们将利用 AND 逻辑运算符将这两个主题词及其扩展关键词进行组配。这一步骤将确保我们检索到的文献同时涉及"皮质类固醇"和"脓毒症"这两个主题,从而提高检索结果的准确性和相关性。通过执行这一组配检索,我们能够从 Ovid Embase 数据库中筛选出与"皮质类固醇"和"脓毒症"均相关的研究文献,为医学研究和临床实践提供有价值的参考信息。

(二) 自由词检索的检索策略构建

本案例中，肾上腺皮质激素的英文自由词 adrenal cortex hormone、adrenocortical hormone、adrenocorticosteroid、corticosteroid、corticoid、steroid 等都存在单复数形式，所以使用通配符 * 进行检索，另外糖皮质激素有 glucocorticoids、glucocortcoids、glucocorticosteroids 等表达形式，所以统一用 glucocort * 进行检索。

在探讨"脓毒症"这一主题时，我们可能会遇到多种表达形式，如 pyemia、pyemias、pyaemia、pyaemias 等，这些术语虽略有差异，但都与脓毒症的概念紧密相关。为了更高效地检索这些相关术语，我们可以采用通配符"?"进行检索，利用"py?emia?"这样的检索语言来捕捉这些可能的变化形式。这种检索方式将有助于提高我们的搜索效率，确保我们能够覆盖到与脓毒症相关的广泛信息。另外，在深入研读外文文献的过程中，我们注意到脓毒症（sepsis）这一复杂医学状况在多种表述中均有体现，包括但不限于 blood poison、blood poisoning、blood－poisoning 以及较为罕见的 blood corpuscle poisons 等。为了更精确地捕捉这些相关概念，我们采用了特定的检索策略，即利用 ADJ（临近位置算符），并设定字符距离为 2，以确保检索结果能够涵盖那些"blood"与"poison"或相关变体之间相隔不超过两个单词的短语或句子。这一策略旨在提高检索的敏感性和准确性，从而全面而深入地探索脓毒症在外文文献中的多样化表述与研究进展。

九、检索策略的调整

在系统评价中，证据检索的核心目标是确保检索的全面性，这有时意味着在追求查全率的过程中，可能会在一定程度上降低查准率。在构建检索式的过程中，通常遵循一种层次化的策略，首先聚焦于检索最为关键的主题，以满足主要的信息需求。其次，通过逐步纳入其他相关主题，精细地调整并缩小检索范围，以实现更精准的定位。当检索式初步构建完毕后，会选择一个具有代表性的数据库进行初次检索，并利用预先构建的测试集文献来评估检索式的查全率，从而确保检索策略的有效性。本案例在 Ovid MEDLINE 数据库中测试初步构建的检索策略，具体如表 4-9 所示。

表 4-9 初步构建的检索策略

序号	检索式	检索结果
1	exp Adrenal Cortex Hormones/	430892
2	exp STEROIDS/	937798
3	(Adrenal Cortex Hormone* or adrenocortical hormone* or adrenocorticosteroid* or Corticosteroid* or Corticoid* or steroid* orglucocort* or cortisone* or hydrocortisone* or Cortisol or Epicortisol or Cortifair or Cortril or hydroxyhydrocortisone or oxohydrocortisol or tetrahydrocortisol or dexamethason* or baycuten or dexatopic or sofradex or Methylfluorpreordnisolone or Hexadecadrol or Decameth or Decaspray or Dexasone or Dexpak or Maxidex or Millicorten or Oradexon or Decaject or Decaject or Hexadrol or methylprednisolon* or (methyl adj3 prednisolone) or Metipred or Urbason or Medrol or Betamethasone or Flubenisolone or Betadexamethasone or Celestona or Cellestoderm or Celeston or Celestone or prednison* or prednisolon* or hydroxyprednisolone or desonide or Predate or Predonine or Di-Adreson-F or DiAdresonF or triamcinolon*).mp.	830207
4	exp SEPSIS/	146448
5	(Sepsis or septic or Sepses or Py?emia? or Septic?emia? or (blood adj2 poison*) or Bacter?emia? or bacill?emia? or (Lemierre* adj2 (syndrome or disease)) or necrobacillosis or meningococc?emia? or Endotoxemia? or Fung?emia? or Candid?emia? or ((Toxic or Endotox* or bacter*) adj2 Shock) or toxic forward failure or Parasitemia? or Viremia? or urosepsis).mp.	302024
6	(1 or 2 or 3) and (4 or 5)	14863
7	randomized controlled trial.pt.	616064
8	controlled clinical trial.pt.	95562
9	randomized.ab.	650912
10	placebo.ab.	249544
11	drug therapy.fs.	2709727
12	randomly.ab.	436463
13	trial.ab.	703894
14	groups.ab.	2698607
15	7 or 8 or 9 or 10 or 11 or 12 or 13 or 14	5999030
16	exp animals/ not humans.sh.	5235946

续表

序号	检索式	检索结果
17	15 not 16	5249297
18	6 and 17	5918
19	exp Mortality/	429178
20	exp Death/	168576
21	(end-of-life or mors or mortalit* or died or die or dying or death or fatal* or nonsurvivor*).mp.	2771647
22	or/19-21	2874233
23	18 and 22	2843
24	(A controlled clinical trial of high-dose methylprednisolone in the treatment of severe sepsis and septic shock).m_titl.	1
25	Stress doses of hydrocortisone reversehyperdynamic septic shock.m_titl.	1
26	(Low-dose hydrocortisone in patients with cirrhosis and septic shock: a randomized controlled trial).m_titl.	1
27	effects of moderate-dose steroid therapy in sepsis: A placebo-controlled, randomized study.m_titl.	1
28	(interaction of vasopressin and corticosteroids in septic shock: a pilot randomized controlled trial).m_titl.	1
29	Hydrocortisone treatment in early sepsis-associated acute respiratory distress syndrome.m_titl.	1
30	Hydrocortisone plus fludrocortisone for adults with septic shock.ti. and New England Journal of Medicine.jn.	1
31	Adjunctive glucocorticoid therapy in patients with septic shock.ti. and New England Journal of Medicine.jn.	1
32	or/24-31	8
33	18 and 32	8
34	23 and 32	8
35	18 not 23	3075

检索式 18 为检索较大范围需求，即皮质类固醇补充和脓毒症的随机、半随机和整群随机对照试验。检索式 23 在此基础上限制与死亡相关的文献，以满足范围较小的需求，即皮质类固醇补充与脓毒症死亡率相关的随机、半随机

和整群随机对照试验。检索式 32 为分析和验证数据集。分析检索式 33、34 的结果，发现较大范围的检索得到的数据集文献为 8 篇，同时在检索策略中加入死亡相关的检索词后，数据集的文献也为 8 篇。在处理这种情况时，虽然加入死亡相关的检索词后文献数量没有变化，但决策过程仍然需要考虑多个因素，以确保检索的全面性和准确性，因此以较大范围的检索策略为准是一个合理的选择。

十、检索结果呈现

经过上述检索结果的分析后，进一步调整检索策略，从而得到最终检索策略。Ovid CENTRAL 数据库的最终检索策略如表 4-10 所示。

表 4-10　Ovid CENTRAL 数据库的最终检索策略

序号	检索式	检索结果
1	exp Adrenal Cortex Hormones/	36559
2	exp STEROIDS/	76429
3	(Adrenal Cortex Hormone* or adrenocortical hormone* or adrenocorticosteroid* or Corticosteroid* or Corticoid* or steroid* orglucocort* or cortisone* or hydrocortisone* or Cortisol or Epicortisol or Cortifair or Cortril or hydroxyhydrocortisone or oxohydrocortisone or tetrahydrocortisol or dexamethason* or baycuten or dexatopic or sofradex or Methylfluorpreordnisolone or Hexadecadrol or Decameth or Decaspray or Dexasone or Dexpak or Maxidex or Millicorten or Oradexon or Decaject or Decaject or Hexadrol or methylprednisolon* or (methyl adj3 prednisolone) or Metipred or Urbason or Medrol or Betamethasone or Flubenisolone or Betadexamethasone or Celestona or Cellestoderm or Celeston or Celestone or prednison* or prednisolon* or hydroxyprednisolone or desonide or Predate or Predonine or Di-Adreson-F or DiAdresonF or triamcinolon*).mp.	113063
4	exp SEPSIS/	6667
5	(Sepsis or septic or Sepses or Py?emia? or Septic?emia? or (blood adj2 poison*) or Bacter?emia? or bacill?emia? or (Lemierre* adj2 (syndrome or disease)) or necrobacillosis or meningococc?emia? or Endotoxemia? or Fung?emia? or Candid?emia? or ((Toxic or Endotox* or bacter*) adj2 Shock) or toxic forward failure or Parasitemia? or Viremia? or urosepsis).mp.	26325
6	(1 or 2 or 3) and (4 or 5)	2544

Ovid Embase 数据库的最终检索策略如表 4－11 所示。

表 4－11 Ovid Embase 数据库的最终检索策略

序号	检索式	检索结果
1	exp corticosteroid/	1166948
2	(Adrenal Cortex Hormone* or adrenocortical hormone* or adrenocorticosteroid* or Corticosteroid* or Corticoid* or steroid* orglucocort* or cortisone* or hydrocortisone* or Cortisol or Epicortisol or Cortifair or Cortril or hydroxyhydrocortisone or oxohydrocortisone or tetrahydrocortisol or dexamethason* or baycuten or dexatopic or sofradex or Methylfluorpreordnisolone or Hexadecradrol or Decameth or Decaspray or Dexasone or Dexpak or Maxidex or Millicorten or Oradexon or Decaject or Decaject or Hexadrol or methylprednisolon* or (methyl adj3 prednisolone) or Metipred or Urbason or Medrol or Betamethasone or Flubenisolone or Betadexamethasone or Celestona or Cellestoderm or Celeston or Celestone or prednison* or prednisolon* or hydroxyprednisolone or desonide or Predate or Predonine or Di－Adreson－F or DiAdresonF or triamcinolon*). mp.	1540659
3	exp SEPSIS/	356558
4	(Sepsis or septic or Sepses or Py?emia? or Septic?emia? or (blood adj2 poison*) or Bacter?emia? or bacill?emia? or (Lemierre* adj2 (syndrome or disease)) or necrobacillosis or meningococc?emia? or Endotoxemia? or Fung?emia? or Candid?emia? or ((Toxic or Endotox* or bacter*) adj2 Shock) or toxic forward failure or Parasitemia? or Viremia? or urosepsis). mp.	516692
5	(1 or 2) and (3 or 4)	54155
6	randomized controlled trial/	828898
7	crossover procedure/	78532
8	double blind procedure/	220584
9	single blind procedure/	55276
10	(random* or factorial* or crossover* or placebo* or assign* or allocat* or volunteer* or (doubl* adj5 blind*) or (singl* adj5 blind*)). mp.	3380586
11	6 or 7 or 8 or 9 or 10	3380586
12	exp animal/	31994080
13	human/	26575978
14	12 not 13	5418102

系统评价中的证据检索及代表性 案例分析

续表

序号	检索式	检索结果
15	11 not 14	3070817
16	5 and 15	5932

Ovid MEDLINE 数据库的最终检索策略如表 4-12 所示。

表 4-12 Ovid MEDLINE 数据库的最终检索策略

序号	检索式	检索结果
1	exp Adrenal Cortex Hormones/	430892
2	exp STEROIDS/	937798
3	(Adrenal Cortex Hormone* or adrenocortical hormone* or adrenocorticosteroid* or Corticosteroid* or Corticoid* or steroid* orglucocort* or cortisone* or hydrocortisone* or Cortisol or Epicortisol or Cortifair or Cortril or hydroxyhydrocortisone or oxohydrocortisone or tetrahydrocortisol or dexamethason* or baycuten or dexatopic or sofradex or Methylfluorpreordnisolone or Hexadecadrol or Decameth or Decaspray or Dexasone or Dexpak or Maxidex or Millicorten or Oradexon or Decaject or Decaject or Hexadrol or methylprednisolon* or (methyl adj3 prednisolone) or Metipred or Urbason or Medrol or Betamethasone or Flubenisolone or Betadexamethasone or Celestona or Cellestoderm or Celeston or Celestone or prednison* or prednisolon* or hydroxyprednisolone or desonide or Predate or Predonine or Di-Adreson-F or DiAdresonF or triamcinolon*). mp.	830207
4	exp SEPSIS/	146448
5	(Sepsis or septic or Sepses or Py?emia? or Septic?emia? or (blood adj2 poison*) or Bacter?emia? or bacill?emia? or (Lemierre* adj2 (syndrome or disease)) or necrobacillosis or meningococc?emia? or Endotoxemia? or Fung?emia? or Candid?emia? or ((Toxic or Endotox* or bacter*) adj2 Shock) or toxic forward failure or Parasitemia? or Viremia? or urosepsis). mp.	302024
6	(1 or 2 or 3) and (4 or 5)	14863
7	randomized controlled trial. pt.	616064
8	controlled clinical trial. pt.	95562
9	randomized. ab.	650912
10	placebo. ab.	249544

续表

序号	检索式	检索结果
11	drug therapy. fs.	2709727
12	randomly. ab.	436463
13	trial. ab.	703894
14	groups. ab.	2698607
15	7 or 8 or 9 or 10 or 11 or 12 or 13 or 14	5999030
16	exp animals/ not humans. sh.	5235946
17	15 not 16	5249297
18	6 and 17	5918

第四节 晚间与清晨给药方案治疗高血压的比较[①]

一、研究背景

高血压是成年人群中常见的健康问题，影响全球约20%的成年人口，与增加的死亡风险和不良心脑血管事件（MACCE）相关。研究表明，人体血压具有明显的昼夜节律变化，即以24小时为周期，反复发生昼夜节律性变化，多数人表现为"双峰一谷"，即血压在清晨清醒时开始上升，清醒后血压陡然升高，清醒后的4~6个小时内血压迅速达到第一峰值，此后血压逐渐下降（日间一直维持较高水平），于16:00时血压又逐渐上升，至18:00时左右达到第二个峰值（其幅度低于第一个峰值），随后又缓慢下降，夜间血压进一步下降，夜间睡眠时的血压水平比白昼约低10%~20%，午夜2:00—3:00时降至一日内的最低谷值，此后缓慢而平稳地逐渐上升。高血压患者与正常人一样具有血压的节律性变化，大致可分为：①正常昼夜节律型或"杓型"（夜间血压较白昼血压均值下降≥10%）；②昼夜节律减弱甚至消失型或"非杓型"（夜间血压较白昼血压均值下降<10%）；③夜间血压升高型或"反杓型"（夜

---

① Zhao Ping, Xu Ping, Wan Chaomin, et al. Evening versus morning dosing regimen drug therapy for hypertension, Cochrane database of systematic reviews, 2011, 2011(10): CD004184.

间血压较白昼血压均值升高）；④"极度构型"（夜间血压下降大于白昼血压的20%）。夜间血压有效控制、血压昼夜节律恢复是减少高血压患者发生心脑血管事件的有效手段，也是高血压治疗中的难点。WHO建议使用每日一次的长效降压药以便24小时血压控制、降低血压变异率、提高药物依从性。基于大多数降压治疗减少心脑血管疾病风险的临床试验，传统的降压药物通常在早晨醒来时服用。但依据高血压的昼夜节律变化，晚上用药可能有助于更有效地控制早晨的血压高峰。目前还没有晚上与早晨用药方案对原发性高血压患者管理影响的系统评价。本案例旨在评估晚上与早上单剂量降压药物治疗方案对原发性高血压患者死亡率、不良心脑血管事件发生率和血压降低等的影响。

二、题目的PICOS转换

本案例旨在评估晚上与早上单剂量降压药物治疗方案对原发性高血压患者群体的临床结果的影响，PICOS转换如下：

研究对象P：成年原发性高血压患者，其收缩压和/或舒张压水平为140/90mmHg或更高。

干预措施I：晚上用药方案，即患者睡前服用一次日常剂量的降压药物，定义为从18：00到午夜12：00。药物类别有血管紧张素转换酶抑制剂（ACEIs）、钙通道阻滞剂（CCBs）、β-阻滞剂（BBs）、利尿剂、血管紧张素Ⅱ受体阻滞剂（ARBs）和α-阻滞剂。

对照组C：早上用药方案，即患者早晨醒来后服用相同剂量的相同降压药物，早上6：00到中午12：00。

结局指标O：主要结局指标包括全因死亡率、心脑血管死亡率、不良心脑血管事件发生率（包括中风、心肌梗死、充血性心力衰竭、主动脉瘤）。次要结局指标包括严重不良事件、总体不良事件、因不良事件退出治疗、通过动态血压监测评估的24小时平均收缩压和舒张压的变化，以及动态血压监测评估的早晨血压变化（从早上6：00到中午12：00）。

研究设计S：纳入的研究必须是治疗持续时间至少3周的随机对照试验，以确保评估治疗效果的稳定性和可靠性，还包括随机交叉试验，这些试验的设计仅限于2个干预措施和2个治疗期。同时没有文献来源的语言限制。

三、制定排除和纳入标准

同样我们可以从PICOS模型中提取出纳入标准：原发性高血压患者（其收缩压和/或舒张压水平为或高于140/90mmHg），每日早晨或夜间给予一次高血压药物，随机对照试验。

排除标准：研究对象 P 排除了继发性高血压、白大褂高血压和轮班工作者；干预措施 I 排除了非单剂量治疗的高血压治疗方案，不应该包括多次给药或其他复杂的治疗方案；研究设计 S 排除了非 RCT，包括病例报告、病例系列研究或观察性研究，同时治疗周期少于 3 周的研究应排除。

四、收集拟纳入研究作为分析和验证数据集

系统评价旨在整理符合预先指定的纳入标准的证据来回答特定的研究问题，这些证据主要来源于已发表或未发表的文献中。因此，在调研研究背景、制定排除和纳入标准的过程中，会收集到一定数量的相关文献。在相关文献中初步筛选出符合纳入标准的文献组成分析和验证检索策略的数据集。本案例前期整理的数据集如下：

[1] HERMIDA R C, Ayala D E. Chronotherapy with the angiotensin-converting enzyme inhibitor ramipril in essential hypertension improved blood pressure control with bedtime dosing[J]. Hypertension, 2009, 54(1): 40-46.

[2] SMOLENSKY M H, HERMIDA R C, PORTALUPPI F. Comparison of the efficacy of morning versus evening administration of olmesartan in uncomplicated essential hypertension[J]. Chronobiology international, 2007, 24(1): 171-181.

[3] HERMIDA R C, AYALA D E, FERNANDEZ J R, et al. Comparison of the efficacy of morning versus evening administration of telmisartan in essential hypertension[J]. Hypertension, 2007, 50(4): 715-722.

[4] WHITE W B, MANSOOR G A, PICKERING T G, et al. Differential effects of morning and evening dosing of nisoldipine ER on circadian blood pressure and heart rate[J]. American journal of hypertension, 1999, 12(8): 806-814.

[5] QIU Y G, CHEN J Z, ZHU J H, et al. Differential effects of morning or evening dosing of amlodipine on circadian blood pressure and heart rate[J]. Cardiovascular drugs and therapy, 2003, 17(4): 335-341.

[6] HERMIDA R C, AYALA D E, CALVO C, et al. Differing administration time-dependent effects of aspirin on blood pressure in dipper and non-dipper hypertensives[J]. Hypertension, 2005, 46(4): 1060-1068.

[7] STERGIOU G S, NASOTHIMIOU E G. Does dosing anti

hypertensive drugs at night alter renal or cardiovascular outcome: do we have the evidence?[J]. Current opinion in nephrology and hypertension,2008,17(5):464-469.

[8]PALATINI P, RACIOPPA A, RAULE G, et al. Effect of timing of administration on the plasma ACE inhibitory activity and the antihypertensive effect of quinapril[J]. Clinical pharmacology and therapeutics,1992,52(4):378-383.

[9]GLASSER S P, NEUTEL J M, GANA T J, et al. Efficacy and safety of a once daily graded-release diltiazem formulation in essential hypertension [J]. American journal of hypertension,2003,16(1):51-58.

[10]HERMIDA R C, AYALA D E, MOJON A, et al. Reduction of morning blood pressure surge after treatment with nifedipine GITS at bedtime, but not upon awakening, in essential hypertension[J]. Blood pressure monitoring,2009,14(4):152-159.

[11]MORGAN T, ANDERSON A, JONES E. The effect on 24 h blood pressure control of an angiotensin converting enzyme inhibitor (perindopril) administered in the morning or at night[J]. Journal of hypertension,1997,15(2):205-211.

[12]MYBURGH D P, VERHO M, BOTES J H, et al. 24-hour blood pressure control with ramipril: comparison of once-daily morning and evening administration[J]. Current therapeutic research-clinical and experimental,1995,56(12):1298-1306.

五、确定检索需求

根据文献的纳入标准，分析该案例需求的文献范围主要是检索成人原发性高血压晚上与早上单剂量降压药物治疗方案与死亡率、不良心脑血管事件发生率和血压降低相关的随机对照试验、随机交叉试验。此外，我们还可以考虑更大的检索范围：检索高血压晚上与早上单剂量降压药物治疗方案的随机对照试验、随机交叉试验。

六、确定检索词

从前面的分析中，可以确定案例中的主题包括高血压、时间治疗和随机对照。

(一) 主题词的查找

1. MeSH 主题词查找

根据本案例涉及的主题，确定需要查找的主题词为高血压、时间治疗对应的主题词，考虑到有的文献可能没有直接使用高血压相关术语，但讨论了血压控制、血压测量或血压影响因素等，同时也查找了血压相关的主题词，以便捕捉更广泛的相关研究。

首先，在 Ovid MEDLINE 数据库的 Search Tools 栏目 Map Term 工具中输入 high blood pressure 或 hypertension 进行检索，数据库推荐的标准主题词为 Hypertension。

查看 Hypertension 所在的树状结构，其上位词为 Vascular Diseases。下位词包括 Essential Hypertension；Hypertension, Malignant；Hypertension, Pregnancy-Induced；Hypertension, Pulmonary；Hypertension, Renal；Hypertensive Crisis；Hypertensive Retinopathy；Masked Hypertension；White Coat Hypertension（见图 4-11）。虽然本案例的纳入标准为原发性高血压患者，但 Essential Hypertension 对应的检索结果数较少，为避免漏查，不选择 Essential Hypertension 作为本次检索的主题词。同时 Hypertension 对应的下位词包含了较多继发性高血压概念，因此检索词不需要扩展检索。最终选定 Hypertension 为本次检索的 MeSH 主题词之一。

☐	Hypertension	264241
[+] ☐	Essential Hypertension	2832
☐	Hypertension, Malignant	2655
☐	Hypertension, Pregnancy-Induced	5184
☐	Hypertension, Pulmonary	40223
[+] ☐	Hypertension, Renal	13464
☐	Hypertensive Crisis	30
[+] ☐	Hypertensive Retinopathy	260
☐	Masked Hypertension	512
☐	White Coat Hypertension	581

图 4-11　Hypertension 的下位词

同样地，在 Ovid MEDLINE 数据库的 Search Tools 栏目 Map Term 工具中输入 chronotherapy 查找对应的主题词，数据库推荐的标准主题词为 Chronotherapy，其下位词为 Drug Chronotherapy，最终选择 Chronotherapy 为本次检索的 MeSH 主题词之一，并使用扩展检索。

血压相关的主题词也通过同样的方式查找，即在 Search Tools 栏目 Map Term 工具中输入 blood pressure 查找对应的主题词为 Blood Pressure，选定

| 系统评价中的证据检索及代表性 **案例分析**

Blood Pressure 为本次检索的 MeSH 主题词之一。

2. Emtree 主题词查找

本案例的 Embase 检索数据来源于 Embase.com 平台，基于访问权限的原因，本部分 Emtree 主题词查找的说明基于 Ovid Embase 平台。Embase.com 和 Ovid Embase 都提供了 Embase 数据库的访问，在检索工具、用户页面和体验、更新频率等方面有所不同。

在 Ovid Embase 的 Map Term 工具中输入 high blood pressure 或 hypertension 进行检索，数据库推荐的 Emtree 主题词为 hypertension。

查看 hypertension 相关的主题词库，其上位词为 elevated blood pressure，本案例的纳入标准中提示纳入的原发性高血压患者的收缩压和/或舒张压水平为 140/90 mmHg 或更高，血压升高（elevated blood pressure）和高血压的定义存在差异，血压升高的定义是收缩压 120～129 mmHg，舒张压 < 80 mmHg，因此本案例不选用 elevated blood pressure 作为主题词。在 Emtree 中 hypertension 的下位词包括 apparent mineralocorticoid excess syndrome、borderline hypertension、diabetic hypertension、essential hypertension、experimental hypertension、Gordon syndrome、hereditary hypertension、hypertension encephalopathy、hypertension retinopathy、hypertensive crisis、hypertensive emergency、intracranial hypertension、Liddle syndrome、malignant hypertension、masked hypertension、maternal hypertension［+NT］、metabolic syndrome X、ocular ischemic syndrome、orthostatic hypertensio、posterior reversible encephalopathy syndrome、prehypertension、renovascular hypertension［+NT］、resistant hypertension、systolic hypertension［+NT］、white coat hypertension，其中 essential hypertension、hereditary hypertension、malignant hypertension、systolic hypertension 都符合本案例的纳入标准，最终选定 hypertension 为本次检索的 Emtree 主题词之一，并使用扩展检索。

同样地，在 Ovid Embase 数据库的 Search Tools 栏目 Map Term 工具中输入 chronotherapy 查找对应的主题词，数据库推荐的 Emtree 主题词为 chronotherapy，最终选择 chronotherapy 为本次检索的 Emtree 主题词之一。

血压相关的主题词也通过同样的方式查找，即在 Search Tools 栏目中的 Map Term 工具中输入 blood pressure 查找对应的 Emtree 主题词为 blood pressure，其上位词有 hemodynamic parameters、hemodynamics、pressure and tension，下位词有 ankle brachial index、arterial pressure［+NT］、artery perfusion pressure、blood pressure fluctuation、blood pressure regulation、blood pressure variability、capillary pressure［+NT］、diastolic blood pressure、heart atrium pressure［+NT］、heart ventricular pressure［+NT］、orthostatic blood pressure、penile brachial index、pulmonary artery occlusion pressure、pulse pressure、systolic blood pressure［+NT］、toe brachial index、venous pressure［+NT］，其中包括 blood pressure regulation、blood pressure variability、diastolic blood pressure、systolic blood pressure［+NT］等与本案例相关的概念，最终选定 blood pressure 为本次检索的 Emtree 主题词之一，并使用扩展检索。

3. 中文医学主题词查找

通过中国生物医学文献数据库"文献检索"下的"主题检索"来查找主题词，输入高血压后，系统在《医学主题词表（MeSH）》中译本及《中国中医药学主题词表》中查找对应的中文主题词，得到相关中文主题词列表，点击各主题词，查看主题词标引注释、主题词详解、上位词和下位词，最终确定中文主题词为"高血压"（见图 4-12）。

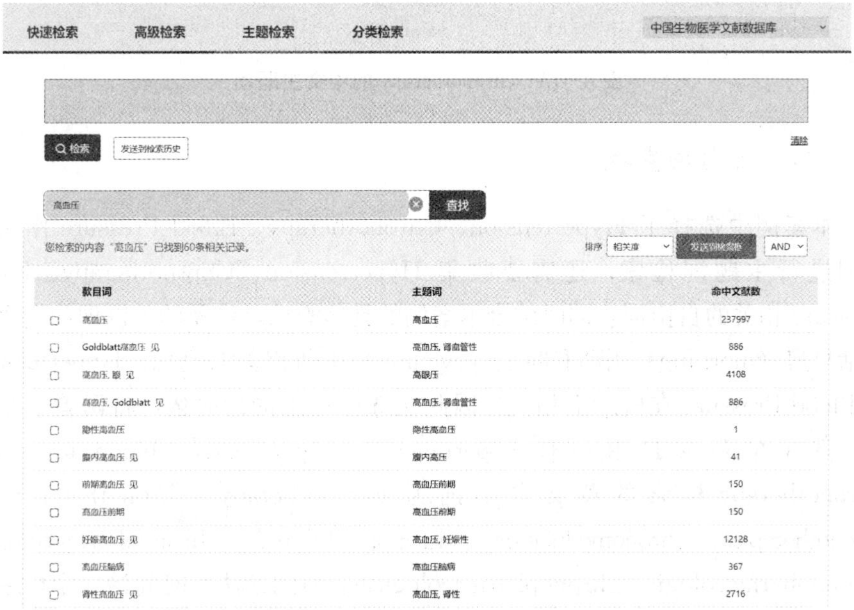

图 4-12 高血压的中文主题词

系统评价中的证据检索及代表性 案例分析

同样地,通过"主题检索"来查找时间治疗相关的主题词,输入"时间治疗学",系统匹配的主题词为"时间治疗学"。

考虑到中国生物医学文献数据库的中文主题词来源于《医学主题词表(MeSH)》中译本,在检索框内输入"chronotherapy"以查找对应的中文主题词,系统匹配的主题词为"时间疗法",点击主题词,查看主题词标引注释、主题词详解、上位词和下位词,最终确定时间治疗相关的中文主题词为"时间治疗学"和"时间疗法"(见图4-13)。

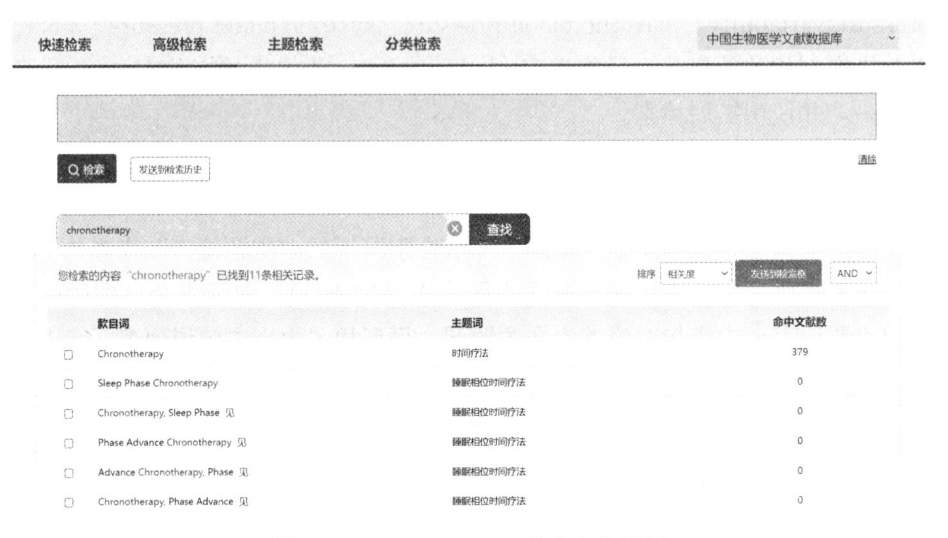

图4-13 chronotherapy的中文主题词

(二)自由词查找

本案例中选择了Hypertension、Chronotherapy、Blood Pressure作为主题词进行主题词检索,还需要收集Hypertension、Chronotherapy、Blood Pressure相关的自由词,同时结合本案例的具体需求,涉及的关键词和概念还包括早晨(morning)用药和晚上(evening)用药相关的概念。Hypertension和Blood Pressure在概念上相关,因此在选择自由词的时候,将两者一起考虑,选定的英文自由词有hypertension、hypertensive、blood pressure。Chronotherapy检索的英文自由词为chronotherapy、chronotherapeutic、chronotherapies、chronomodulation、chronomodulated、chronopharmacology、chronopharmacologic、chronopharmacological。时间疗法和时间治疗学检索的中文自由词有时间、时辰、择时。同时考虑到时间治疗与时间相关,自由词查找中加入了时间相关的搜索词,以识别与时间治疗相关的研究。用于搜索与早晨或白天相关的英文自由词：morning、day、am、diurnal、diurnally、daytime、daytimes、awake、awaken、awakening、awakened、awaked。用于搜索与早晨或白天相关的中文自由词：早上、白天、醒后、清晨、早晨、起床、凌晨、早间、上午。用于搜索与晚上或夜间相关的英文自由词：evening、night、nights、nightly、pm、bedtime、bedtimes、nocturnal、nocturnally。用于搜索与晚上或夜间相关的中文自由词：晚上、夜间、睡前。考虑到中文表达的习惯，中文自由词还加入了"早晚"。

随机对照的检索词参考 Cochrane 提供的高敏感性检索策略（过滤器）来帮助构建，具体如下：

（1）Ovid MEDLINE 随机对照过滤器。

1　randomized controlled trial. pt.
2　controlled clinical trial. pt.
3　randomized. ab.
4　placebo. ab.
5　drug therapy. fs.
6　randomly. ab.
7　trial. ab.
8　groups. ab.
9　1 or 2 or 3 or 4 or 5 or 6 or 7 or 8

（2）Embase.com 随机对照过滤器。

#1　random* OR factorial* OR crossover* OR placebo* OR assign* ORallocat* OR volunteer* OR doubl NEAR/5 blind* OR singl* NEAR/5 blind*
#2　'crossover procedure'/exp
#3　'double-blind procedure'/exp
#4　'randomized controlled trial'/exp
#5　'single blind procedure'/exp
#6　#1 OR #2 OR #3 OR #4 OR #5

七、数据库选择

本案例根据研究计划选择了 Ovid CENTRAL、Ovid MEDLINE、Embase.com 进行检索，同时本案例没有限制语言，选择中国生物医学文献数据库（CBM）来进行中文文献的检索。

八、检索策略制定

（一）主题词检索的检索策略构建

在进行主题词检索时，需根据主题词的上位词和下位词来确定更符合案例需求的主题词，以及是否需要进行扩展检索。应注意的是，MeSH 主题词和 Emtree 是两种不同的生物医学领域的主题词表，它们具有各自的特点和独特的结构，在判断主题词是否需要扩展时，应根据对应主题词在 MeSH 主题词树状结构和 Emtree 树状结构的不同位置分别进行判断。如在本检索案例中，MeSH 主题词 Hypertension 对应的下位词包含较多继发性高血压概念，因此在 Ovid MEDLINE 数据库中检索 Hypertension 时没有进行扩展检索。但在 Emtree 中 hypertension 的下位词包括 essential hypertension、hereditary hypertension、malignant hypertension、systolic hypertension 等概念，这些概念都符合本案例的纳入标准，因此在 Ovid Embase 数据库中进行主题词 hypertension 的检索时选择了扩展检索。确定好主题词后，再根据主题词之间的关系选择合适的布尔逻辑运算符（AND/OR/NOT）进行检索。在本案例中，主题词 Hypertension、主题词 Blood Pressure 以 OR 连接后，与主题词 Chronotherapy 以 AND 连接。

（二）自由词检索的检索策略构建

首先对于有相同词干的自由词，分析需要截取的字符数量来选择截词符或通配符。如本案例中的自由词 hypertension、hypertensive，在词尾有 2 个字符不同，则可以采用 hypertens $ 来表示；而自由词 chronotherapy、chronotherapeutic、chronotherapies、chronomodulation、chronomodulated、chronopharmacology、chronopharmacologic、chronopharmacological 根据词干的不同，可以分别归为 chronopharm $、chronomodulat $ 和 chronotherap $。而中文数据库基于中文语言特性的原因，很少使用截词检索。用户在搜索中文文献时可能更倾向于使用完整的词汇；且与英文等表音文字相比，中文属于表意文字，虽然字符数量较少，但每个字符的含义更为丰富，使得中文的截词检索可能不如英文那样直观或有效。

在处理完自由词的词形变化后，需要将同一主题的自由词用 OR 连接，如时间疗法和时间治疗学的自由词（chronopharm $ or chronomodulat $ or chronotherap $）、早晨或白天相关的自由词（morning or day or am or diurnal

$ or daytim$ or awak$）和（早上 or 白天 or 醒后 or 清晨）。

对于不同主题的自由词连接，一般情况下会选择用 AND，从而逐渐缩小文献范围，达到精确检索的目的，如（（morning or day or am or diurnal$ or daytim$ or awak$) and (evening or bedtim$ or night$ or nocturnal$ or pm)）和（（早晨 or 起床 or 凌晨 or 早间 or 上午）and（晚上 or 夜间 or 睡前））。

九、检索策略的调整

本案例在 Ovid MEDLINE 数据库中测试初步构建的检索策略，具体如下：

1　randomized controlled trial. pt.
2　controlled clinical trial. pt.
3　randomized. ab.
4　placebo. ab.
5　drug therapy. fs.
6　randomly. ab.
7　trial. ab.
8　groups. ab.
9　1 or 2 or 3 or 4 or 5 or 6 or 7 or 8
10　(animals not (humans and animals)). sh.
11　9 not 10
12　Hypertension/
13　blood pressure$. mp.
14　hypertens$. mp.
15　exp Blood Pressure/
16　13 or 14 or 12 or 15
17　exp Chronotherapy/
18　(chronopharm$ or chronomodulat$ or chronotherap$). mp.
19　18 or 17
20　(morning or day or am or diurnal$ or daytim$ or awak$). mp.
21　(evening or bedtim$ or night$ or nocturnal$ or pm). mp.
22　20 and 21
23　16 and (19 or 22)
24　11 and 23

25 Chronotherapy With the Angiotensin – Converting Enzyme Inhibitor Ramipril in Essential Hypertension Improved Blood Pressure Control With Bedtime Dosing. m_titl.

26 Comparison of the efficacy of morning versus evening administration of olmesartan in uncomplicated essential hypertension. m_titl.

27 Comparison of the efficacy of morning versus evening administration of telmisartan in essential hypertension. m_titl.

28 (Differential effects of morning and evening dosing of nisoldipine ER on circadian blood pressure and heart rate). m_titl.

29 (Differing administration time – dependent effects of aspirin on blood pressure in dipper and non–dipper hypertensives). m_titl.

30 (Does dosing anti hypertensive drugs at night alter renal or cardiovascular outcome: do we have the evidence). m_titl.

31 (EFFECT OF TIMING OF ADMINISTRATION ON THE PLASMA ACE INHIBITORY ACTIVITY and THE ANTIHYPERTENSIVE EFFECT OF QUINAPRIL). m_titl.

32 (Differential effects of morning or evening dosing of amlodipine on circadian blood pressure). m_titl.

33 (Efficacy and safety of a once daily graded – release diltiazem formulation in essential hypertension). m_titl.

34 Reduction of morning blood pressure surge after treatment with nifedipine GITS at bedtime. m_titl.

35 The effect on 24 h blood pressure control of an angiotensin converting enzyme inhibitor. m_titl.

36 25 or 26 or 27 or 28 or 29 or 30 or 31 or 32 or 33 or 34 or 35

37 24 and 36

检索式12～15都为血压相关主题，用OR连接。检索式17、18、20、21都为时间相关主题。其中检索式20为白天，检索式21为夜晚，考虑到高血压时间治疗的主要目的包括维持夜间血压的适度下降和抑制清晨觉醒后的血压骤升，检索式20与21之间用AND连接后再与时间治疗相关主题用OR连接。检索式25～35为前期数据测试集，通过AND与检索结果匹配，用于检测检索策略的查准率和查全率，根据测试结果调整检索策略，最终使测试集中的文献全部包含在检索结果内。Ovid MEDLINE 数据库只收录了前期数据集中的 10 篇文献，另外 2 篇为 Embase 数据库收录文献，需分别在对应的数据库中进行数据验证。

在检索的过程中阅读相关文献发现，COER－维拉帕米［商品名：Covera HS（美国）、Chronovera（其他地区），下同］、CODAS－维拉帕米（商品名 Verelan PM、Schwarz Pharma）、缓释长效地尔硫䓬（商品名 Cardizem LA、Biovail Pharmaceuticals）、盐酸普萘洛尔择时控释胶囊（商品名 InnoPran XL、Reliant Pharmaceuticals）是专门为高血压治疗设计的市售抗高血压药物，因此在检索策略中补充了以这些药物商品名构建的检索式：（coer or covera or codas or cardizem or innopran）。

十、检索结果呈现

经过上述检索结果的分析与验证后，进一步调整检索策略，得到 Ovid MEDLINE 数据库的最终检索策略如下：

1   randomized controlled trial. pt.
2   controlled clinical trial. pt.
3   randomized. ab.
4   placebo. ab.
5   drug therapy. fs.
6   randomly. ab.
7   trial. ab.
8   groups. ab.
9   1 or 2 or 3 or 4 or 5 or 6 or 7 or 8
10 (animals not (humans and animals)). sh.
11 9 not 10
12 Hypertension/
13 blood pressure$. mp.
14 hypertens$. mp.
15 exp blood pressure/
16 13 or 14 or 12 or 15
17 exp Chronotherapy/
18 (chronopharm$ or chronomodulat$ or chronotherap$). mp.
19 18 or 17

20	(morning or day or am or diurnal$ or daytim$ or awak$). mp.
21	(evening or bedtim$ or night$ or nocturnal$ or pm). mp.
22	21 and 20
23	16 and (19 or 22)
24	(coer or covera or codas or cardizem or innopran). mp.
25	11 and (23 or 24)

Embase.com 数据库构建的检索策略为:

#1	random* OR factorial* OR crossover* OR placebo* OR assign* OR allocat* OR volunteer* OR (doubl* NEAR/5 blind*) OR (singl* NEAR/5 blind*)
#2	'crossover procedure'/exp
#3	'double-blind procedure'/exp
#4	'randomized controlled trial'/exp
#5	'single blind procedure'/exp
#6	#1 OR #2 OR #3 OR #4 OR #5
#7	'hypertension'/exp
#8	hypertens*
#9	'blood pressure'/exp
#10	#7 OR #8 OR #9
#11	'chronotherapy'/exp
#12	chronopharm* OR chronomodulat* OR chronotherap*
#13	morning OR day OR am OR diurnal* OR daytim* OR awak*
#14	evening OR bedtim* OR night* OR nocturnal* OR pm
#15	#13 AND #14
#16	#11 OR #12 OR #15
#17	#6 AND #10 AND #16

Ovid CENTRAL 数据库中构建的检索策略为:

1	chronotherap$. af.
2	chronomodulat$. af.
3	chronopharm$. af.
4	1 or 2 or 3
5	hypertens$. mp.
6	exp Hypertension/

7	blood pressure. mp. or exp Blood Pressure/
8	5 or 6 or 7
9	(morning or day or am or diurnal$ or daytim$ or awak$). mp.
10	(evening or bedtim$ or night$ or nocturnal$ or pm). mp.
11	4 and 8
12	(coer or covera or codas or cardizem or innopran). mp.
13	8 and 9 and 10
14	11 or 12 or 13

中国生物医学文献数据库（CBM）的检索策略和英文数据库检索策略的构建一样，主要包括主题词检索和自由词检索。同时，中国生物医学文献数据库提供分类检索，分类检索根据《中国图书馆分类法·医学专业分类表》进行分类标引，从文献所属的学科角度进行查找，支持多个类目同时检索，能提高族性检索效果。使用分类检索时，如果已经知道"类名"或"分类号"，可直接在分类检索框内输入检索词，点击"查找"按钮查找对应的"类名"或"分类号"。如果不知道具体的"类名"或"分类号"，可通过分类导航进行查找。如本案例即可通过分类导航找到高血压对应的分类号后进行检索。

CBM 目前还没有可推荐的随机对照试验过滤器，Cochrane 推荐的随机对照过滤器，由于语言表达的差异，不能直接用于 CBM，初步用检索词"随机"进行检索限定后，发现排除的文献里有漏检的随机对照文献，因此本案例的中文检索没有使用 RCT 过滤器，最终 CBM 中构建的检索策略为：

1＿分类号＝R544.1/扩展/全部复分
2＿主题词:高血压/全部树/全部副主题词
3＿主题词:时间疗法/全部树/全部副主题词
4＿主题词:时间治疗学/全部树/全部副主题词
5＿缺省:时间 or 时辰 or 择时
6＿缺省:(早上 or 白天 or 醒后 or 清晨) and (晚上 or 夜间 or 睡前)
7＿缺省:(早晨 or 起床 or 凌晨 or 早间 or 上午) and (晚上 or 夜间 or 睡前)
8＿缺省:早晚
9＿♯8 or ♯7 or ♯6 or ♯5 or ♯4 or ♯3
10＿(♯1 or ♯2) and ♯9

第五节　血清肌酐/血清胱抑素 C 的比值诊断肌少症的系统评价[①]

一、研究背景

肌少症是一种以肌肉质量、肌肉力量和肌肉功能丧失为特征的临床综合征，是导致老年衰弱的重要病理因素。肌少症与多种不良预后相关，包括增加跌倒风险、住院率和死亡率。根据亚洲肌少症工作组（AWGS）和欧洲肌少症工作组（EWGSOP）制定的诊断标准，肌少症的诊断需要同时考虑低肌肉质量和低肌肉力量或肌肉功能。目前，肌肉质量的评估方法包括双能 X 射线吸收测量法（DEXA）、生物电阻抗分析（BIA）、计算机断层扫描（CT）和磁共振成像（MRI）。但是这些技术在基层初级保健中并不普遍可用，限制了对所有患者进行骨骼肌肉状况的筛查，其中 CT 和 MRI 不仅成本高昂，还需要专业的放射科医生读片。此外，在某些临床环境中，如 ICU 患者或骨折患者，肌肉力量和功能的评估也存在困难。

近年来，研究者提出了一种基于血清肌酐（Cr）与胱抑素 C（CysC）比值（Cr/CysC）来预测肌肉质量的新方法。肌酐是骨骼肌代谢的产物，血清肌酐水平被认为是反映肌肉质量的一个有用的血液参数。然而，肌酐水平也受到肾功能的影响，这可能影响其作为肌肉质量指标的准确性。胱抑素 C 是一种在所有有核细胞中产生的蛋白质，不受肌肉体积的影响，且在肾脏的近端小管中被完全吸收和分解。因此，理论上认为无论肾功能如何，Cr/CysC 比值指标应保持恒定，可以作为评估肌肉萎缩和功能障碍的潜在指标。目前，多项研究已经表明 Cr/CysC 比值与不同人群（包括 ICU 患者）的肌肉质量和力量具有显著的正相关性。但目前关于 Cr/CysC 诊断肌少症的研究结果参差不齐，有必要进一步评估这一指标在肌少症诊断中的临床价值，为更方便、快捷地诊断肌少症提供临床依据。

[①] Lin Taiping, Jiang Tingting, Huang Xiaotao, et al. Diagnostic test accuracy of serum creatinine and cystatin C－based index for sarcopenia: a systematic review and meta－analysis. Age and ageing, 2024, 53(1): afad252.

二、题目的 PICOS 转换

本案例的研究目的是评估 Cr/CysC 诊断肌少症的准确性，PICOS 可以转换为：

研究对象 P：人类，具体为成人（年龄≥18）。

干预措施 I：诊断为肌少症的成年人。

对照组 C：没有肌少症的成年人。

结局指标 O：Cr/CysC 比值诊断肌少症的准确性，检测指标包括敏感性、特异性、真阳性（TP）、真阴性（TN）、假阳性（FP）和假阴性（FN）。

研究设计 S：观察性研究。

三、制定排除和纳入标准

从 PICOS 模型中可以提取出本案例的纳入标准：①成年人（年龄≥18）；②患有肌少症，具体定义为存在低肌肉量（LMM）加低肌肉力量（LMS）和/或低身体功能（LPP），或仅通过 CT 测量 SMI；③报告具有诊断性估值，包括灵敏度、特异度、真阳性（TP）、真阴性（TN）、假阳性（FP）和假阴性（FN），或提供足够的信息来推导它们；④横断面、回顾性或前瞻性队列研究。

本案例的排除标准：①未报道肌少症诊断标准的研究；②无法提取数据的研究；③动物研究、报告、评论、综述、评论或会议摘要；④未以英语形式出版的研究。

四、收集拟纳入研究作为分析和验证数据集

系统评价旨在整理符合预先指定的纳入标准的证据来回答特定的研究问题，这些证据主要来源于已发表或未发表的文献中。因此，在调研研究背景、制定排除和纳入标准的过程中，会收集到一定数量的相关文献。在相关文献中初步筛选出符合纳入标准的文献组成分析和验证检索策略的数据集。本案例中前期整理的数据集如下：

[1] FU X F, TIAN Z, WEN S, et al. A new index based on serum creatinine and cystatin C is useful for assessing sarcopenia in patients with advanced cancer[J]. Nutrition, 2021, 82: 111032.

[2] HIRAI K, TANAKA A, HOMMA T, et al. Serum creatinine/cystatin C ratio as a surrogate marker for sarcopenia in patients with chronic obstructive pulmonary disease[J]. Clinical nutrition, 2021, 40(3): 1274–

1280.

[3]OSAKA T, HAMAGUCHI M, HASHIMOTO Y, et al. Decreased the creatinine to cystatin C ratio is a surrogate marker of sarcopenia in patients with type 2 diabetes[J]. Diabetes research and clinical practice, 2018, 139: 52-58.

[4]SIM M, DALLA VIA J, SCOTT D, et al. Creatinine to cystatin C ratio, a biomarker of sarcopenia measures and falls risk in community-dwelling older women[J]. Journals of gerontology series a-biological sciences and medical sciences, 2022, 77(7): 1389-1397.

[5]SINGHAL S, SINGH S, UPADHYAY A D, et al. Serum creatinine and cystatin C-based index can be a screening biomarker for sarcopenia in older population[J]. European geriatric medicine, 2019, 10(4): 625-630.

[6]SUN J, YANG H, CAI W T, et al. Serum creatinine/cystatin C ratio as a surrogate marker for sarcopenia in patients with gastric cancer[J]. BMC gastroenterology, 2022, 22(1): 26.

[7]TANG T J, XIE L L, HU S, et al. Serum creatinine and cystatin C-based diagnostic indices for sarcopenia in advanced non-small cell lung cancer[J]. Journal of cachexia sarcopenia and muscle, 2022, 13(3): 1800-1810.

五、确定检索需求

根据文献的纳入标准，分析该案例需求的文献是以肌酐和胱抑素 C 同时为指标诊断肌少症的文献，也可以考虑扩大检索范围为以肌酐和胱抑素 C 同时为指标的文献。

六、确定检索词

从前面的分析中，可以确定本案例中的主题包括肌酐、胱抑素 C 和肌少症。

（一）主题词的查找

1. MeSH 主题词查找

首先，在 Ovid MEDLINE 数据库的 Search Tools 栏目 Map Term 工具中输入肌酐的常用词 creatinine 进行检索，数据库推荐的标准主题词为

Creatinine。选择 Creatinine，点击 scope 可以查看主题词的含义和常用词，其常用词包括 60 − 27 − 5（creatinine）；creatinine；creatinine sulfate salt；krebiozen；salt, creatinine sulfate 和 sulfate salt。此外，点击进入主题词可以通过树状结构查看该词的上位词和下位词，发现 Creatinine 不包括下位词。

输入 cystatin C，发现系统推荐的标准主题词有 Cystatin C、Cystatins、Creatinine 等。选择 Cystatin C，点击 scope 可以查看主题词的含义和常用词，其常用词包括 basic polypeptide, neuroendocrine；cystatin 3；cystatin c；neuroendocrine basic polypeptide；post gamma globulin；gamma trace。此外，点击进入主题词可以通过树状结构查看该词的上位词和下位词，发现 Cystatin C 不包括下位词，其上位词为 Cystatins。

输入肌少症的常用词 sarcopenia，发现系统推荐的标准主题词有 Sarcopenia；Muscle, Skeletal；Muscular Atrophy 等。选择 Sarcopenia，点击 scope 可以查看主题词的含义和常用词，其常用词包括 sarcopenia 和 sarcopenias。此外，点击进入主题词可以通过树状结构查看该词的上位词和下位词，发现 Sarcopenia 不包括下位词，其上位词为 Muscular Atrophy。

2. Emtree 主题词查找

在 Ovid Embase 的 Map Term 工具中输入 creatinine 进行检索，数据库推荐的标准主题词包括 creatinine、creatinine blood level、creatinine clearance、creatinine urine level、protein creatinine ratio 等。其常用词包括 1 methylglycocyamidine、1 methylhydantoin 1 imide、2 imino 1 methyl 4 imidazolinone、creatinin、creatinine hydrochloride、kreatinine 和 methylglycocyamimine。此外，点击进入主题词可以通过树状结构查看该词的上位词和下位词，发现 creatinine 不包括下位词。

输入 cystatin C，数据库推荐的标准主题词包括 cystatin C、cystatin、glomerulus filtration rate 等，其常用词包括 cystatin 3、gamma trace、neuroendocrine basic polypeptide 和 post gamma globulin。此外，点击进入主题词可以通过树状结构查看该词的上位词和下位词，发现 cystatin C 不包括下位词。

输入 sarcopenia，数据库推荐的标准主题词包括 sarcopenia、muscle atrophy、muscle mass 等。此外，点击进入主题词可以通过树状结构查看该词的上位词和下位词，发现 sarcopenia 不包括下位词，其上位词包括 geriatric disorder 和 muscle atrophy。

（二）自由词查找

本案例中 creatinine 检索的自由词包括 creatinine、Cr、Cre、sCr。

cystatin C 检索的自由词为 cystatin、cyc、cys-c、cysc。

sarcopenia 检索的自由词为 sarcopenia、arcopenias、myopenia、myopenic、amyotrophic、amyotrophy、myoatrophy、myoatrophic、myophagism、myodegeneration、myodegenerative、dynapenia、dynapenic。同时，肌少症也会采用肌肉量、肌肉丢失、肌肉退化等方式表达，因此还应采用肌肉（muscle、muscular）组配丢失、退化等自由词：mass、atrophy、atrophic、loss、lossy、wastage、wasting、weak、weakness、weakening、degeneration、degenerative。

七、数据库选择

本案例前期预估采用 Cr/CysC 比值诊断肌少症的文献较少，因此除根据研究计划选择 Ovid Embase 和 Ovid MEDLINE 进行检索外，还选择 SCIE 和 Scopus 数据库，以期能收集更多的纳入文献。

八、检索策略制定

（一）主题词检索的检索策略构建

在上述步骤中已经查找到肌酐、胱抑素 C 和肌少症的 MeSH 主题词和 Emtree 主题词分别为 creatinine、cystatin C 和 sarcopenia，这几个主题词都没有下位词，可以采用不扩展的方式进行主题词检索。但是需要注意的是，Sarcopenia 主题词是在 2010 年才开始采用的，而早期肌少症相关的文献（1993—2009）被标引为其上位词 Muscular Atrophy，因此为了保证文献查全，采用 Muscular Atrophy 为主题词的扩展检索方式来查找肌少症相关的文献。

（二）自由词检索的检索策略构建

本次案例除了选择常用的 Ovid Embase 和 Ovid MEDLINE 数据库外，还选择了 SCIE 和 Scopus 数据库进行检索。因此，在构建自由词检索策略时应先熟悉这四个数据库间检索规则的不同，采用对应的截词符和通配符（如 *、?、￥、#）、位置运算符（adj、near、W）、布尔逻辑运算符（AND/OR/NOT）和检索字段来进行检索。本案例主要使用"*"来对具有相同词干的词进行无限截词，如 amyotrophic 和 amyotrophy 用 amyotroph * 来表示。

九、检索策略的调整

一般检索式构建的过程为先检索重要的主题，满足大的检索需求（如本案例中先检索同时包含肌酐和胱抑素 C 指标的文献），然后再逐步通过合并其他的主题来缩小检索范围（如本案例中在包含肌酐和胱抑素 C 指标的文献中增加与肌少症相关的文献）。本案例中检索式初步构建时先在 Ovid MEDLINE 数据库测试初步构建的检索策略，具体如表 4-13 所示。

表 4-13 初步构建的检索策略

序号	检索式	检索结果
1	Creatinine/	63310
2	(creatinine or cr or cre or scr). mp.	303152
3	1 or 2	303152
4	Cystatin C/	4962
5	(cystatin or cyc or cys-c or cysc). mp.	13980
6	4 or 5	13980
7	3 and 6	5351
8	exp muscle atrophy/	23541
9	(sarcopen* or myopen* or dynapen* or amyotroph* or myoatroph* or myophagis* or myodegenerat*). mp.	58585
10	((muscle or muscular) adj5 (atroph* or wast* or weak* or loss* or mass or degenerat*)). ti,ab.	92482
11	8 or 9 or 10	141897
12	7 and 11	389
13	(A new index based on serum creatinine andcystatin C is useful for assessing sarcopenia in patients with advanced cancer). m _ titl.	1
14	Decreased the creatinine tocystatin C ratio is a surrogate marker of sarcopenia in patients with type 2 diabetes. m _ titl.	1
15	(Creatinine toCystatin C Ratio, a Biomarker of Sarcopenia Measures and Falls Risk in Community—Dwelling Older Women). m _ titl.	1
16	(Serum creatinine andcystatin C — based index can be a screening biomarker for sarcopenia in older population). m _ titl.	1

续表

序号	检索式	检索结果
17	ratio as a surrogate marker for sarcopenia in patients with gastric cancer. m_titl.	1
18	(Serum creatinine andcystatin C – based diagnostic indices for sarcopenia in advanced non–small cell lung cancer). m_titl.	1
19	ratio as a surrogate marker for sarcopenia in patients with chronic obstructive pulmonary disease. m_titl.	1
20	13 or 14 or 15 or 16 or 17 or 18 or 19	7
21	7 and 20	7
22	12 and 20	7

检索式 1~7 为检索较大范围（同时包含肌酐和胱抑素 C 指标）的文献。检索式 8~12 在此基础上限制与肌少症相关的文献，以满足较小范围（以肌酐和胱抑素 C 同时为指标诊断肌少症）的文献。检索式 13~20 为分析和验证数据集，通过分析检索式 21 和 22 的结果，发现在检索策略中所有测试集的文献都被包含在其中，说明检索式能够满足检索需求。但是本案例在筛选文献的过程中发现将肌酐和胱抑素 C 的检索词用 and 连接的检索策略包含较多与肌酐和胱抑素 C 比值毫不相关的内容。因此，为了更精准地表达肌酐和胱抑素 C 比值这一概念，通过阅读相关文献，掌握肌酐和胱抑素 C 比值的表达方式，如 creatinine and cystatin C、creatinine to cystatin C ratio、creatinine/cystatin C ratio 等，采用位置运算符 adj 将两个主题的检索词相连接，如（creatinine or cr or cre or scr）adj2（cystatin or cyc or cys－c or cysc），从而增加检索的准确性。采用 adj2 是因为从文献中可以发现表达肌酐和胱抑素 C 比值的英文词组间没有超过 2 个单词。

十、检索结果呈现

经过上述检索结果的分析后，进一步调整检索策略，从而得到 Ovid MELINE 数据库的最终检索策略（见表 4-14）。

表 4-14 Ovid MEDLINE 数据库的最终检索策略

序号	检索式	检索结果
1	((creatinine or cr orcre or scr) adj2 (cystatin or cyc or cys－c or cysc)). tw.	1812

序号	检索式	检索结果
2	exp muscle atrophy/	19097
3	(sarcopen* or myopen* or dynapen* or amyotroph* or myoatroph* or myophagis* or myodegenerat*). mp.	47442
4	((muscle or muscular) adj5 (atroph* or wast* or weak* or loss* or mass or degenerat*)). ti, ab.	78888
5	2 or 3 or 4	120457
6	1 and 5	137

Ovid Embase 数据库的最终检索策略如表 4-15 所示。

表 4-15　Ovid Embase 数据库的最终检索策略

序号	检索式	检索结果
1	((creatinine or cr orcre or scr) adj2 (cystatin or cyc or cys-c or cysc)). tw.	2898
2	exp muscle atrophy/	50452
3	(sarcopen* or myopen* or dynapen* or amyotroph* or myoatroph* or myophagis* or myodegenerat*). mp.	73248
4	((muscle or muscular) adj5 (atroph* or wast* or weak* or loss* or mass or degenerat*)). ti, ab.	113363
5	2 or 3 or 4	183730
6	1 and 5	262

SCIE 数据库不能采用主题词检索，检索式的形式需要有一定的变化，SCIE 数据库中构建的检索策略为：

TS=((creatinine or cr or cre or scr) near/2 (cystatin or cyc or cys-c or cysc)) AND TS=((sarcopen* or myopen* or dynapon* or amyotroph* or myoatroph* or myophagis* or myodegenerat*) OR ((muscle or muscular) near/5 (atroph* or wast* or weak* or loss* or mass or degenerat*)))

Scopus 数据库中检索字段和检索式的形式也需要有一定的变化，Scopus 数据库中构建的检索策略为：

(TITLE-ABS-KEY(creatinine or cr orcre or scr) W/2 TITLE-ABS-KEY(cystatin or cyc or cys-c or cysc)) and (TITLE-ABS-KEY(sarcopen* or myopen* or dynapon* or amyotroph* or myoatroph* or myophagis* or myodegenerat*) or (TITLE-ABS-KEY(muscle or muscular) W/5 TITLE-ABS-KEY(atroph* or wast* or weak* or loss* or mass or degenerat*)))

第六节　肌少症筛查工具的准确性[①]

一、研究背景

肌少症与多种不良后果相关，包括虚弱、跌倒、骨折、住院时间延长、残疾和死亡率。该疾病的患病率随着年龄的增长而增加，临床中常见因年龄增长所导致的原发性肌少症以及因慢性疾病或活动能力减退导致的继发性肌少症。早期识别、干预肌少症，提高对肌少症不良结局的认识，有利于维护老年人的健康和生活质量。然而，目前肌少症的定义、诊断标准和测量技术并不统一，加上不同地区、不同种族、不同人群的饮食运动习惯及居住环境不同，使得不同研究中肌少症的患病率差异很大。根据欧洲肌少症工作组、国际肌少症工作组及亚洲肌少症工作组对肌少症的诊断共识，肌少症筛查主要通过三方面进行：骨骼肌质量、骨骼肌力量、日常活动功能。目前常见的肌肉减少症筛查工具包括简易五项评分SARC-F问卷、SARC-CalF评分、微型肌肉减少症风险评估（Mini Sarcopenia Risk Assessment，MSRA）问卷、Ishii评分等。然而，不同地区人群可能需要不同的诊断标准，这使得肌少症筛查工具的灵敏度、特异度、AUC等指标波动较大，且对临床结局的预测能力也不一致。基于此，本研究系统地收集、评估和解释已发表的关于肌少症筛查工具的研究，总结现有证据，全面评估不同肌肉减少症筛查工具的性能，为临床医生和卫生保健提供者提供选择和使用这些工具的依据。

二、题目的PICOS转换

本案例研究的是肌少症筛查工具的准确性，PICOS转换如下：
研究对象P：肌少症。
干预措施I：使用肌少症筛查工具进行筛查，包括但不限于SARC-F、

[①] Huang Li, Shu Xiaoyu, Ge Ning, et al: The accuracy of screening instruments for sarcopenia: a diagnostic systematic review and meta-analysis, Age and ageing, 2023, 52(8): afad152.

SARC-F修改版、Ishii评分、MSRA问卷、U-TEST和SPSM。

对照组C：无。

结局指标O：筛查工具的诊断准确性，包括敏感性、特异性、阳性似然比（PLR）、阴性似然比（NLR）和曲线下面积（AUC）。

研究设计S：纳入的研究必须涉及至少一种用于识别肌少症的工具或问卷，是用英语发表的研究。

三、制定排除和纳入标准

从PICOS模型中提取出文献纳入标准：使用至少一种用于识别肌少症的工具或问卷；检测通过广泛接受的肌少症诊断标准进行诊断的准确性，如来自亚洲肌少症工作组（AWGS）、欧洲老年人肌少症工作组（EWGSOP）、国际肌少症工作组（IWGS）、美国国立卫生研究院基金会（FNIH）和肌少症、恶病质与消瘦疾病学会（SCWD）的诊断标准。

排除标准：研究对象P排除了没有通过广泛接受的肌少症诊断标准进行诊断的肌少症患者，研究设计S排除了病案报道、评论、信件、协议、会议文献、动物实验研究、细胞实验研究等文献类型，不是用英语发表的研究。

四、收集拟纳入研究作为分析和验证数据集

系统评价旨在整理符合预先指定的纳入标准的证据来回答特定的研究问题，这些证据主要来源于已发表或未发表的文献中。因此，在调研研究背景、制定排除和纳入标准的过程中，会收集到一定数量的相关文献。在相关文献中初步筛选出符合纳入标准的文献组成分析和验证检索策略的数据集。本案例前期整理的数据集如下：

[1]KAMITANI T, WAKITA T, WADA O, et al. U-TEST, a simple decision support tool for the diagnosis of sarcopenia in orthopaedic patients: the screening for people suffering sarcopenia in orthopedic cohort of kobe study (SPSS-OK)[J]. The British journal of nutrition, 2021, 126(9): 1323-1330.

[2]YANG M, LU J, JIANG J, et al. Comparison of four sarcopenia screening tools in nursing home residents[J]. Aging clinical and experimental research, 2019, 31(10): 1481-1489.

[3]LI M, KONG Y, CHEN H, et al. Accuracy and prognostic ability of the SARC-F questionnaire and Ishii's score in the screening of sarcopenia in geriatric inpatients[J]. Brazilian journal of medical and biological research,

2019, 52(9): e8204.

[4]YANG M, HU X, XIE L, et al. SARC-F for sarcopenia screening in community-dwelling older adults: are 3 items enough? [J]. Medicine, 2018, 97(30): e11726.

[5]ROSSI A P, MICCIOLO R, RUBELE S, et al. Assessing the risk of sarcopenia in the elderly: the mini sarcopenia risk assessment (MSRA) questionnaire[J]. Journal of nutrition, health, and aging, 2017, 21(6): 743-749.

[6]BEAUDART C, BIVER E, REGINSTER J Y, et al. Development of a self-administrated quality of life questionnaire for sarcopenia in elderly subjects: the SarQoL[J]. Age and ageing, 2015, 44(6): 960-966.

[7]MILLER D K, MALMSTROM T K, ANDRESEN E M, et al. Development and validation of a short portable sarcopenia measure in the African American health project[J]. The journals of gerontology. series A, biological sciences and medical sciences, 2009, 64(3): 388-394.

五、确定检索需求

根据文献的纳入标准，分析该案例需求的文献范围主要是：检索被广泛接受的用于筛查符合肌少症诊断标准的肌少症患者的肌少症筛查工具。此外，我们还可以考虑更大的检索范围：检索用于肌少症筛查的筛查工具。

六、确定检索词

从前面的分析中，可以确定案例中的主题包括肌少症、肌少症筛查工具。

（一）主题词的查找

1. MeSH 主题词查找

根据本案例涉及的主题，确定需要查找的主题词首先是肌少症对应的主题词，鉴于肌少症诊断筛查的检测方法和工具众多，涉及骨骼肌质量、骨骼肌力量和日常活动功能，涉及的范围较广，无法一次性穷尽所有的工具和方法，而不管使用什么工具，最终的诊断效能均会使用敏感性、特异性等指标来进行评估。因此本案例选择查找敏感性、特异性等指标相关的主题词。

首先，在 Ovid MEDLINE 数据库的 Search Tools 栏目 Map Term 工具中

输入 sarcopenia 进行检索,数据库推荐的标准主题词为 Sarcopenia。查看 Sarcopenia 所在的树状结构,选定 Sarcopenia 为本次检索的 MeSH 主题词之一。

继续查找敏感性和特异性相关主题词,输入 sensitivity 或 specificity,数据库推荐的标准主题词为 Sensitivity and Specificity。查看 Sensitivity and Specificity 所在的树状结构,其上位词是 Epidemiologic Research Design,下位词有 Predictive Value of Tests、ROC Curve、Signal-To-Noise Ratio,最终选定 Sensitivity and Specificity 为本次检索的 MeSH 主题词之一,并使用扩展检索。

2. Emtree 主题词查找

在 Ovid Embase 的 Map Term 工具中输入 sarcopenia 进行检索,数据库推荐的 Emtree 主题词为 sarcopenia,查看 sarcopenia 相关的主题词库,选定 sarcopenia 为本次检索的 Emtree 主题词之一。

继续查找敏感性和特异性相关主题词,输入 sensitivity,查看平台推荐的主题词列表,分析各主题词说明。此外,输入 specificity,查看平台推荐的主题词列表,分析各主题词说明。最终选定 sensitivity and specificity 为本次检索的 Emtree 主题词之一。

(二)自由词查找

本案例选择 Sarcopenia 作为主题词之一进行主题词检索,还需要收集肌少症筛查相关的自由词,同时结合本案例的具体需求,涉及的关键词和概念应包括筛查、工具、问卷、量表、测量、评分等。结合肌少症的定义和临床表现,sarcopenia 检索的自由词有 sarcopenia、sarcopenic、myopenia、dynapenia、amyotrophic、amyotrophia、myatrophy、myophagism、myodegeneration。筛查、工具、问卷、量表、测量、评分等相关的检索自由词有:screen、screening、tool、tools、questionnaire、questionnaires、score、scores、scoring、checklist、checklists、scale、scales、scaling。

七、数据库选择

本案例根据研究计划最终选择 Ovid Embase、Ovid MEDLINE 检索。

八、检索策略制定

（一）主题词检索的检索策略构建

确定好主题词后，再根据主题词之间的关系选择合适的布尔逻辑运算符（AND/OR/NOT）进行检索。在本案例中，主题词 sarcopenia 和 Sensitivity and Specificity 之间以 AND 连接。

（二）自由词检索的检索策略构建

首先对于有相同词干的自由词，分析需要截取的字符数量来选择截词符或通配符。如本案例中的自由词 sarcopenia、sarcopenic，词尾字符不同，则可以采用 sarcopen* 来表示。在处理完自由词的词形变化后，需要将同一主题的自由词用 OR 连接，如肌少症自由词（sarcopen* or myopen* or dynapon* or amyotroph* or myoatroph* or myophagis* or myodegenerat*）。

将不同主题的自由词连接起来，一般情况下会选择用 AND 来连接，从而逐渐缩小文献范围，达到精确检索的目的。本案例在检索肌少症筛查工具时，筛查、工具、问卷、量表、测量、评分相关自由词的指向性并不强，如果只是将肌少症和这些自由词用 AND 连接，检索到的是两个词同时出现的结果，势必会出现较多的与肌少症筛查相关性低甚至无关的内容。因此，为了更精准地表达肌少症筛查工具这一概念，本案例采用位置运算符 ADJ 来连接两个主题的检索词，词间的位置通过阅读相关文献后最终确定为 8，即 ADJ 连接的两个主题的相关词以任意顺序出现，它们之间包含 7 个（或更少）的单词，具体表达为（sarcopen* or myopen* or dynapon* or amyotroph* or myoatroph* or myophagis* or myodegenerat*）adj8（tool? or questionnaire? or scor* or checklist? or scale?）。

九、检索策略的调整

本案例在 Ovid MEDLINE 数据库中测试初步构建的检索策略，具体如表 4-16 所示。

表 4-16　初步构建的检索策略检索式

序号	检索式
1	((sarcopen* or myopen* or dynapon* or amyotroph* or myoatroph* or myophagis* or myodegenerat*) adj8 (tool? or questionnaire? or scor* or checklist? or scale?)).mp.
2	sarcopenia/
3	exp "Sensitivity and Specificity"/
4	2 and 3
5	screen*.mp.
6	2 and 5
7	1or 4 or 6
8	"U－TEST, a simple decision support tool for the diagnosis ofsarcopenia in orthopaedic patients：The Screening for People Suffering Sarcopenia in Orthopedic cohort of Kobe study (SPSS－OK)". m＿titl.
9	"Assessing the risk ofsarcopenia in the elderly：The Mini Sarcopenia Risk Assessment (MSRA) questionnaire". m＿titl.
10	(Accuracy and prognostic ability of the SARC－F questionnaire and ishii's score in the screening ofsarcopenia in geriatric inpatients). m＿titl.
11	"Comparison of foursarcopenia screening tools in nursing home residents. ". m＿titl.
12	"SARC－F forsarcopenia screening in community－dwelling older adults Are 3 items enough?. ". m＿titl.
13	"Development of a self－administrated quality of life questionnaire forsarcopenia in elderly subjects：The SarQoL. ". m＿titl.
14	(Development and validation of a short portablesarcopenia measure in the African American health project). m＿titl.
15	8 or 9 or 10 or 11 or 12 or 13 or 14
16	7 and 15

检索式 8~14 为前期数据测试集，通过 AND 与检索结果进行匹配，用于检测检索策略的查准率和查全率，根据测试结果调整检索策略。验证后发现初步检索策略没有检索到测试集文献 7。构建 Ovid Embase 初步检索策略，在 Ovid Embase 中进行初步检索策略的验证，也没有检索到这篇文献。对这篇文献进行单独分析。这篇文献标引的 MeSH 主题词中，与肌肉减少相关的主题词有 Muscle Strength、Muscle Weakness、Muscular Diseases；Emtree 主题

词中，与肌肉减少相关的主题词有 muscle atrophy、muscle function、muscle mass，都没有标引 sarcopenia，其余标引的主题词中没有与肌少症筛查相关的词（见图 4-14）。

```
MeSH Subject Headings:  *Black or African American / sn [Statistics & Numerical Data]     Subject Headings:  African American
                        Age Factors                                                                          aged
                        Aged                                                                                 article
                        Aging / ph [Physiology]                                                              body composition
                        Body Mass Index                                                                      female
                        Cohort Studies                                                                       grip strength
                        Electric Impedance                                                                   health program
                        Female                                                                               human
                        *Geriatric Assessment / mt [Methods]                                                 major clinical study
                        *Hand Strength                                                                       male
                        Humans                                                                               *muscle atrophy
                        Male                                                                                 *muscle function
                        Middle Aged                                                                          muscle mass
                        Muscle Strength / ph [Physiology]                                                    physical performance
                        *Muscle Weakness / di [Diagnosis]                                                    priority journal
                        *Muscle Weakness / eh [Ethnology]
                        Muscular Diseases / di [Diagnosis]
                        Muscular Diseases / eh [Ethnology]
                        Predictive Value of Tests
                        Reference Values
                        Risk Factors
                        *Sarcoplasmic Reticulum / ph [Physiology]
                        Sensitivity and Specificity
                        Sex Factors
```

图 4-14 文献中标引的与肌肉减少相关的主题词

这篇文章介绍了一种便携式肌少症测量方法 SPSM，并在 998 名 49~65 岁美籍非裔社区居民中进行了验证。但在这篇文章的摘要中并没有找到适合本案例检索需求的自由词。与本案例的作者沟通后发现，这篇文章是通过引文追踪获取的。因此，除数据库检索外，还可以通过对重要文献，尤其是重要系统评价参考文献的追踪来获取目标文献。同时，因 MeSH 主题词和 Emtree 主题词都没有标引 Sarcopenia，遂进一步对主题词 Sarcopenia 进行了分析。查看 Sarcopenia 的 MeSH 主题词说明，发现 Sarcopenia 是 2010 年成为 MeSH 主题词的，在这之前的标引词为 Aging（1993—2009）、Muscular Atrophy（1995—2009）（见图 4-15）。

```
Scope Note for: Sarcopenia

    MeSH HEADING: SARCOPENIA

        SCOPE: Progressive decline in muscle mass due to aging which results in decreased functional capacity of muscles.

        YEAR of ENTRY: 2010

        PREVIOUS INDEXING: Aging (1993-2009); Muscular Atrophy (1995-2009)

REFERENCES:
    Used For:
        sarcopenia
        sarcopenias
```

图 4-15 sarcopenia 主题词的变化

而查看 sarcopenia 的 Emtree 主题词说明，发现 sarcopenia 是 2013 年 5 月 1 日成为 Emtree 主题词的，在这之前的首选术语为 muscular atrophy。这和 sarcopenia 的发展历史一致，虽然 sarcopenia 一词在 1989 年就已经被提出，但直到 2010 年欧洲肌少症工作组才提出了 sarcopenia 的定义。因此在构建 Ovid Embase 检索策略时，我们增加了主题词 muscle atrophy。同样查看 Emtree 主题词 muscle atrophy 所在的树状结构，muscle atrophy 的下位词即为 sarcopenia（见图 4-16），因此在使用 muscle atrophy 进行检索时，选择扩展检索。

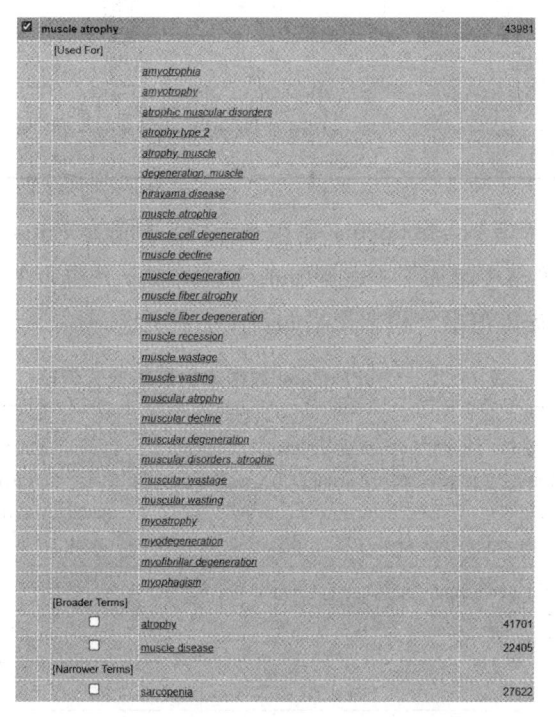

图 4-16 muscle atrophy 的 Emtree 主题词

通过检索发现，主题词 muscle atrophy 与主题词 sensitivity and specificity 通过 AND 连接后检索出来的文献中有很多与本案例相关性低甚至不相关的文献，为缩小检索范围，最终选择主题词 sarcopenia 与主题词 sensitivity and specificity 进行匹配连接。

十、检索结果呈现

经过上述检索结果的分析后，进一步调整检索策略，从而得到 Ovid MEDLINE 数据库的最终检索策略（见表 4-17）。

表4-17 Ovid MEDLINE 数据库的最终检索策略

序号	检索式	检索结果
1	((sarcopen* or myopen* or dynapon* or amyotroph* or myoatroph* or myophagis* or myodegenerat*) adj8 (tool? or questionnaire? or scor* or checklist? or scale?)).mp.	1304
2	sarcopenia/	6723
3	exp "Sensitivity and Specificity"/	627074
4	2 and 3	348
5	screen*.mp.	934020
6	2 and 5	543
7	1 or 4 or 6	1930

本案例中，考虑到sarcopenia是在2013年才成为Emtree主题词，Ovid Embase的检索策略中增加了主题词muscle atrophy并进行了调整，调整后的Ovid Embase数据库的最终检索策略如表4-18所示。

表4-18 Ovid Embase 数据库的最终检索策略

序号	检索式	检索结果
1	((sarcopen* or myopen* or dynapon* or amyotroph* or myoatroph* or myophagis* or myodegenerat*) adj8 (tool? or questionnaire? or scor* or checklist? or scale?)).mp.	2830
2	exp muscle atrophy/	48975
3	screen*.mp.	1500346
4	2 and 3	2552
5	sarcopenia/	14875
6	"sensitivity and specificity"/	416700
7	5 and 6	439
8	1 or 4 or 7	5187

第七节　肌少症预测头颈癌术后并发症[①]

一、研究背景

头颈癌是全球第 6 位常见癌症，包括源自口腔、咽（鼻咽、口咽或下咽）、鼻腔、鼻旁窦、唾液腺及喉部的癌症，约 90% 以上为上皮来源的鳞状细胞癌。头颈癌治疗方案的制定应根据其原发部位、组织学、分期、并发症和患者个人意愿等因素综合考量、个性化评估，并通过多学科团队联合患者共同决策，对于 30%～40% 的早期病例，通常建议单一治疗模式，即单纯手术治疗或放疗。但其术后并发症发生率较高，包括吞咽困难、肺炎、皮瓣危机和伤口感染等，给患者带来巨大痛苦，甚至威胁生命。因此，识别个体的风险因素可能有助于有效识别并发症风险较高的患者，并及时制定风险因素修正策略，对于预防术后并发症、改善患者预后具有重要意义。有研究表明，肌少症是肿瘤患者术后并发症和治疗毒性的独立危险因素，肌肉质量的减少可能与较短的生存期、较高的并发症风险和较低的治疗耐受性相关，且对预后和生存率有重要的预测价值。本案例旨在评估头颈癌手术患者中，手术前肌肉减少症与术后并发症发生风险之间的关系，量化肌少症对术后并发症风险的影响，同时比较不同肌肉减少症诊断标准对术后并发症风险预测能力的差异，为临床医生提供关于术前肌肉减少症评估和管理的建议，以改善头颈癌患者的手术结果。

二、题目的 PICOS 转换

本案例研究的是术前肌肉减少症对头颈癌手术治疗后并发症风险的影响，PICOS 可以转换为：

研究对象 P：头颈部肿瘤患者。

干预措施 I：本研究的干预是术前肌少症的存在，这是一个临床状态，而不是一个特定的干预措施。

[①] Yang Dan, Su Lin, Zhang Liying, et al. Sarcopenia predicts postoperative complications in head and neck cancer: a systematic review and meta-analysis, European archives of oto-rhino-laryngology, 2024, 281(8): 3959-3975.

对照组 C：术前没有肌少症。

结局指标 O：主要结果是术后并发症的风险，包括总体术后并发症、严重并发症、术后伤口并发症、咽瘘、手术部位感染、游离皮瓣相关并发症等。

研究设计 S：回顾性或前瞻性观察性研究。

三、制定排除和纳入标准

从 PICOS 模型中提取出纳入标准：研究对象为进行手术治疗的头颈部肿瘤患者，术前有进行影像学（CT、MRI、DXA、US）或 BIA 诊断的肌肉减少症，有报道术后 30 天内并发症发生率的研究，回顾性或前瞻性观察性研究。

排除标准：本案例中研究对象 P 排除了不可切除的、接受除外科手术外的其他治疗方案的头颈部肿瘤患者，干预措施 I 排除了没有通过 CT、MRI、DXA、US 或 BIA 诊断的术前肌肉减少，结局指标 O 排除了仅报道长期的研究结果或预后，研究设计 S 排除了仅作为会议摘要发表的研究、在体外进行的研究。

四、收集拟纳入研究作为分析和验证数据集

系统评价旨在整理符合预先指定的纳入标准的证据来回答特定的研究问题，这些证据主要来源于已发表或未发表的文献中。因此，在调研研究背景、制定排除和纳入标准的过程中，会收集到一定数量的相关文献。在相关文献中初步筛选出符合纳入标准的文献组成分析和验证检索策略的数据集。本案例中前期整理的数据集如下：

[1] ACHIM V, BASH J, MOWERY A, et al. Prognostic indication of sarcopenia for wound complication after total laryngectomy [J]. JAMA otolaryngology-head & neck surgery, 2017, 143(12): 1159-1165.

[2] BRIL S I, PEZIER T F, TIJINK B M, et al. Preoperative low skeletal muscle mass as a risk factor for pharyngocutaneous fistula and decreased overall survival in patients undergoing total laryngectomy[J]. Head and neck, 2019, 41(6): 1745-1755.

[3] CABURET C, FARIGON N, MULLIEZ A, et al. Impact of nutritional status at the outset of assessment on postoperative complications in head and neck cancer[J]. European annals of otorhinolaryngology, head and neck diseases, 2020, 137(5): 393-398.

[4] GALLI A, COLOMBO M, CARRARA G, et al. Low skeletal muscle

mass as predictor of postoperative complications and decreased overall survival in locally advanced head and neck squamous cell carcinoma: the role of ultrasound of rectus femoris muscle[J]. European archives of oto-rhino-laryngology, 2020, 277(12): 3489-3502.

[5]ALWANI1 M M, JONES A J, NOVINGER L J, et al. Impact of sarcopenia on outcomes of Aautologous head and neck free tissue reconstruction[J]. Journal of reconstructive microsurgery, 2020, 36(5): 369-378.

[6]ANSARI E, CHARGI N, VAN GEMERT J T M, et al. Low skeletal muscle mass is a strong predictive factor for surgical complications and a prognostic factor in oral cancer patients undergoing mandibular reconstruction with a free fibula flap[J]. Oral oncology, 2020, 101: 104530.

[7]JUNG A R, ROH J, KIM J S, et al. The impact of skeletal muscle depletion on older adult patients with head and neck cancer undergoing primary surgery[J]. Journal of geriatric oncology, 2021, 12(1): 128-133.

[8]HUANG C, LUE K, CHEN P, et al. Association between sarcopenia and immediate complications and mortality in patients with oral cavity squamous cell carcinoma undergoing surgery[J]. Cancers, 2022, 14(3): 785.

[9]CASASAYAS M, GARCIA-LORENZO J, GOMEZ-ANSON B, et al. Low skeletal muscle mass assessed directly from the 3rd cervical vertebra can predict pharyngocutaneous fistula risk after total laryngectomy in the male population[J]. European archives of oto-rhino-laryngology, 2022, 279(2): 853-863.

[10]CHARGI N, BREIK O, FOROUZANFAR T, et al. Association of low skeletal muscle mass and systemic inflammation with surgical complications and survival after microvascular flap reconstruction in patients with head and neck cancer[J]. Head and neck, 2022, 44(10): 2077-2094.

[11]ANSARI E, CHARGI N, VAN ES R J J, et al. Association of preoperative low skeletal muscle mass with postoperative complications after selective neck dissection[J]. International journal of oral and maxillofacial surgery, 2022, 51(11): 1389-1393.

[12]ZWART A T, PORTZGEN W, VAN RIJN-DEKKER I, et al. Sex-specific cut-off values for low skeletal muscle mass to identify patients at

risk for treatment-related adverse events in head and neck cancer[J]. Journal of clinical medicine，2022，11(16)：4650.

[13]MASCARELLA M A，GARDINER L，PATEL T，et al. Cervical paraspinal skeletal muscle index outperforms frailty indices to predict postoperative adverse events in operable head and neck cancer with microvascular reconstruction[J]. Microsurgery，2022，42(3)：209-216.

五、确定检索需求

根据文献的纳入标准，分析该案例需求的文献范围主要是：检索术前肌少症与头颈癌手术治疗后并发症风险相关的回顾性或前瞻性观察性研究。此外，我们还可以考虑更大的检索范围：检索肌少症与头颈部肿瘤手术治疗后并发症风险相关的回顾性或前瞻性观察性研究。

六、确定检索词

从前面的分析中，可以确定案例中的主题包括头颈部肿瘤、肌少症、术后并发症。

（一）主题词的查找

1. MeSH 主题词查找

根据本案例涉及的主题，确定需要查找的主题词首先是头颈部肿瘤对应的主题词，头颈部肿瘤包括来源自口腔、咽（鼻咽、口咽或下咽）、鼻腔、鼻旁窦、唾液腺及喉部的癌症，跟作者沟通后，作者需要纳入的头颈部肿瘤包含头颈鳞癌、颌面部肿瘤、口腔肿瘤、耳鼻咽喉肿瘤、甲状旁腺肿瘤、甲状腺肿瘤等，但不包含气管肿瘤和食管肿瘤。

在 Ovid MEDLINE 数据库的 Search Tools 栏目 Map Term 工具中输入 head neoplasms 或 neck neoplasms 进行检索，数据库推荐的标准主题词为 Head and Neck Neoplasms。查看 Head and Neck Neoplasms 所在的树状结构，其下位词有 Esophageal Neoplasms（食管肿瘤）、Tracheal Neoplasms（气管肿瘤），都不属于本案例需要纳入的头颈部肿瘤，因此不能直接扩展检索，需要勾选符合本案例纳入要求的头颈部肿瘤，最终确定本次检索头颈部肿瘤相关的 MeSH 主题词有 Head and Neck Neoplasms、Squamous Cell Carcinoma of Head and Neck、Facial Neoplasms、Mouth Neoplasms、Otorhinolaryngologic

Neoplasms、Parathyroid Neoplasms、Thyroid Neoplasms。

继续在 Map Term 工具中输入 sarcopenia 进行检索，数据库推荐的标准主题词为 Sarcopenia。查看 Sarcopenia 的主题词说明和所在的树状结构，发现 Sarcopenia 是 2010 年成为 MeSH 主题词的，在这之前的标引词为 Aging（1993—2009）、Muscular Atrophy（1995—2009）（见图 4-17）。为避免漏检 2010 年以前的相关文献，最终选定 Muscle Atrophy 为本次检索的 MeSH 主题词之一。

Scope Note for: *Sarcopenia*

MeSH HEADING: SARCOPENIA

SCOPE: Progressive decline in muscle mass due to aging which results in decreased functional capacity of muscles.

YEAR of ENTRY: 2010

PREVIOUS INDEXING: Aging (1993-2009); Muscular Atrophy (1995-2009)

REFERENCES:
Used For:
    sarcopenia
    sarcopenias

图 4-17　sarcopenia 的 MesH 主题词变化

接下来检索术后并发症相关的 MeSH 主题词，在 Map Term 工具中输入 postoperative complications 进行检索，数据库推荐的标准主题词为 Postoperative Complications。查看 Postoperative Complications 所在的树状结构，其下位词有 Afferent Loop Syndrome、Anastomotic Leak、Breast Cancer Lymphedema、Corneal Endothelial Cell Loss、Coronary-Subclavian Steal Syndrome、Delayed Emergence from Anesthesia、Emergence Delirium、Failed Back Surgery Syndrome、Graft Occlusion，Vascular、Incisional Hernia、Low Anterior Resection Syndrome、Malignant Hyperthermia、Pain, Postoperative、Postcholecystectomy Syndrome、Postgastrectomy Syndromes、Postoperative Cognitive Complications、Postoperative Hemorrhage、Postoperative Nausea and Vomiting、Postpericardiotomy Syndrome、Prosthesis Failure、Prosthesis-Related Infections、Reperfusion Injury、Shock, Surgical、Short Bowel Syndrome、Slit Ventricle Syndrome、Surgical Wound Dehiscence、Surgical Wound Infection、Vasoplegia，符合本案例的结局要求，最终选定 Postoperative Complications 为本次检索的 MeSH 主题词之一，并扩展检索。

2. Emtree 主题词查找

在 Ovid Embase 的 Map Term 工具中输入 head neoplasms、head tumor、

head cancer 或 neck neoplasms、neck tumor、neck cancer 进行检索，数据库推荐的 Ovid Emtree 主题词列表中包括 neck tumor、head and neck cancer、head and neck tumor。查看各个检索词相关的主题词库，可以发现 head and neck tumor 是 neck tumor 和 head and neck cancer 的上位词，因此最终选定 head and neck tumor 为本次检索的 Ovid Emtree 主题词之一。

查看 head and neck tumor 相关的主题词库，发现其概念不包含甲状旁腺肿瘤、甲状腺肿瘤，因此在 Ovid Emtree 主题词查找时，应单独对甲状旁腺肿瘤、甲状腺肿瘤进行检索。

在 Ovid Embase 的 Map Term 工具中输入 thyroid tumor 进行检索，在数据库推荐的 Ovid Emtree 主题词中选中 thyroid tumor，查看 thyroid tumor 相关的主题词库，选定 thyroid tumor 为本次检索的 Emtree 主题词之一，并扩展检索。

在 Ovid Embase 的 Map Term 工具中输入 parathyroid tumor 进行检索，在数据库推荐的 Ovid Emtree 主题词中选中 parathyroid tumor，查看 parathyroid tumor 相关的主题词库，选定 parathroid tumor 为本次检索的 Ovid Emtree 主题词之一，并扩展检索。

在 Ovid Embase 的 Map Term 工具中输入 sarcopenia 进行检索，数据库推荐的 Emtree 主题词为 sarcopenia，查看 sarcopenia 的主题词说明和相关的主题词库，发现 sarcopenia 在 2013 年 5 月 1 日才成为 Ovid Emtree 主题词，在这之前的首选术语为 muscular atrophy（见图 4－18），为避免漏检 2013 年以前的相关文献，最终选定 muscle atrophy 为本次检索的 Ovid Emtree 主题词之一。

Scope Note for: *sarcopenia*

MAIN TERM: sarcopenia

DATE OF ENTRY: 2013-05-01

SCOPE NOTE:

***Dorland's Definition*:** sarcopenia: age–related reduction in skeletal muscle mass in the elderly. Definition from Dorland's Medical Dictionary, 32nd edition, copyright 2011 by Elsevier. For more information please go to www.dorlands.com

Term Type:
Disease Term
Medical Term

Name Type: MeSH Descriptor

History:
2013–05–01 Old preferred term: muscle atrophy [Promotion of synonym to preferred term]
2013–05–01 [New preferred term]

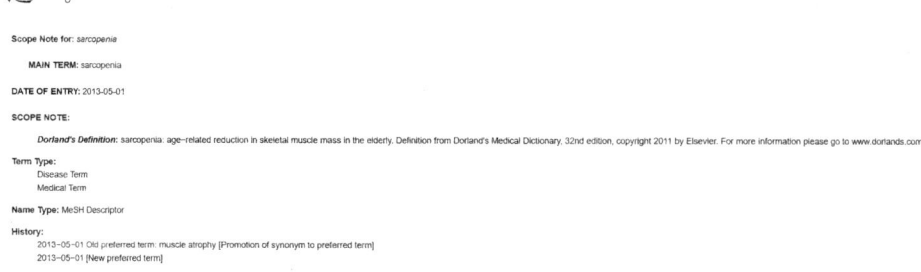

图 4－18　Sarcopenia 的 Emtree 主题词变化

在 Ovid Embase 的 Map Term 工具中输入 postoperative complications 进行检索，数据库推荐的标准主题词为 postoperative complications，查看 postoperative complications 所在的树状结构，选定 postoperative complications 为本次检索的 Emtree 主题词之一，并扩展检索。

(二) 自由词查找

本案例中选择的主题词有头颈部肿瘤、甲状腺癌、甲状旁腺癌、肌肉萎缩症、手术后并发症，还需要收集与这些主题词相关的自由词，同时结合本案例的具体需求，涉及的关键词和概念应包括肌少症和头颈部肿瘤的所有组织类型相关的自由词。

头颈部肿瘤相关的自由词除包括相关的肿瘤缩写，如 HNSCC、SCCHN、OSCC、OCSCC 外，还应包括头颈部肿瘤所有相关组织的肿瘤。其相关的组织有 head（头部）、neck（颈部）、oral（口腔）、mouth（口部）、facial（面部）、face（脸部）、eyelid（眼睑）、palatal（腭部）、lip（唇部）、tongue（舌部）、ear（耳部）、nose（鼻部）、paranasal（鼻旁）、maxillary（上颌部）、gingival（牙龈）、salivary（唾液腺）、parotid（腮腺）、sublingual（舌下腺）、submandibular（颌下腺）、otorhinolaryngology（耳鼻喉）、laryngology（喉部）、larynx（喉）、pharynx（咽部）、hypopharynx（下咽部）、nasopharynx（鼻咽部）、oropharynx（口咽部）、tonsil（扁桃体）、peritonsillar（扁桃体周围）、parathyroid（甲状旁腺）、thyroid（甲状腺），同时还应包括缩写，如 ENT（耳鼻喉科）、ORL（耳鼻喉科）。

肿瘤检索的自由词有 cancer、carcinoembryonic、neoplasm、neoplastic、tumour、tumor、malignant、sarcoma、adenoma、adenosarcoma、carcinosarcoma。

结合肌少症的定义和临床表现，Sarcopenia 检索的自由词有 sarcopenia、sarcopenic、myopenia、dynapenia、amyotrophic、amyotrophia、myatrophy、myophagism、myodegeneration。

手术后并发症检索的自由词除手术后或围手术期相关的自由词，如 postsurgery、postsurgical、post－surgery、post－surgical、postoperative、post－operative、perioperative、peri－surgical、intra－operative 等外，还可以包括手术操作相关的自由词，如 surgery、surgical、operate、operation、dissect、dissection、reconstructive、reconstruction、laryngectomy、resection。

七、数据库选择

本案例根据研究计划选择 Ovid MEDLINE、Ovid Embase、Ovid CENTRAL、Web of Science Core Collection 和 Scopus 进行全面文献检索来确定符合条件的研究。

八、检索策略制定

(一) 主题词检索的检索策略构建

在进行主题词检索时,需根据主题词的上位词和下位词来确定更符合案例需求的主题词,以及是否需要进行扩展检索。应注意的是,MeSH 主题词和 Emtree 是两种不同的生物医学领域的主题词表,它们具有各自的特点和独特的结构,在判断主题词是否需要扩展时,应根据对应主题词在 MeSH 主题词树状结构和 Emtree 树状结构的不同位置分别进行判断。确定好主题词后,再根据主题词之间的关系选择合适的布尔逻辑运算符(AND/OR/NOT)进行检索。在本案例中,主题词与同一主题的自由词以 OR 连接后再与其他主题的主题词和自由词组以 AND 连接。

(二) 自由词检索的检索策略构建

自由词检索策略的构建应建立在熟悉数据库检索规则的基础上,除布尔逻辑运算符(AND/OR/NOT)外,还可以选择合适的截词符和通配符(如 *、?、♯)、位置运算符(ADJ)、检索字段等来帮助检索。不同平台的检索规则有所不同,在检索前应先了解所使用平台的检索规则,可使用的逻辑运算符、截词符、通配符等。

Ovid 平台可使用的逻辑运算符包括"AND""OR""NOT""ADJn""FREQ",截词符和通配符有无限右截词符"*"、有限右截词符"$n"、强制通配符"♯"和可选通配符"?"。"ADJn"允许检索在指定的单词数(n)内包含所检索术语(以任何顺序)的记录,"FREQ"可以指定检索到的记录中某个术语出现的阈值,"*"用于搜索由不同后缀组成的单词的变体,"$n"限制了单词后面的字符数量,"♯"表示单词内或单词末尾的一个字母数字字符(但不是两个单词之间的字符),"?"表示单词内或单词末尾的零个或一个字母数字字符(但不包括两个单词之间的字符)。

Web of Science Core Collection 支持的位置运算符包括 NEAR/n,NEAR/n 表示由该运算符连接的检索词之间相隔 n 个单词的记录。可使用通配符 *、$、?。*可用于左、右截词,表示任何字符组,包括空字符;? 表示任意一个字符。$ 表示零或一个字符。

Scopus 支持位置运算符,常见的位置算符包括"W/n""PRE/n"。"W/n"检索式中的检索词必须在 n 个检索词范围内,"PRE/n"表示检索的单词必须是以两个单词之间的特定顺序出现，"n"可以是 0 到 255 之间的数字。通配符：? 和 ＊。? 取代检索词中的 1 个字母，＊取代检索词中的任意几个字母。

了解了各检索平台的检索规则后，就可以按检索要求来组配自由词构建自由词检索策略。首先对于有相同词干的自由词，分析需要截取的字符数量来选择截词符或通配符。如本案例中的自由词 postsurgery、postsurgical，词尾字符不同，则可以采用 postsurg＊ 来表示。在处理完自由词的词形变化后，需要将同一主题的自由词用 OR 连接，如手术后相关的自由词为（postsurg＊ or post－surg＊ or postoperat＊ or post－operat＊ or surgery or surgical or operat＊ or peri－operat＊ or perioperat＊ or Peri－surg＊ or intraoperat＊ or intra－operat＊ or dissect＊ or reconstruct＊ or laryngectom＊ or resect＊）。

将不同主题的自由词连接起来，一般情况下会选择 AND 来连接，从而逐渐缩小文献范围，达到精确检索的目的。本案例在表达不同组织部位头颈部肿瘤的检索时，如果只是将不同的组织部位和肿瘤相关的自由词用 AND 连接，检索到的是两个词同时出现的结果，势必会出现较多的与头颈部肿瘤相关性低甚至无关的内容。因此，为了更精准地表达头颈部肿瘤这一概念，本案例采用位置运算符 ADJ 来连接两个主题的检索词，词间的位置通过阅读相关文献后最终确定为 5，即 ADJ 连接的两个主题的相关词以任意顺序出现，它们之间包含 4 个（或更少）的单词，具体表达为（Head or neck or oral or mouth or facial or face or ENT or ORL or Eyelid or Gingival or lip or palatal or Salivary or Parotid or Sublingual or Submandibular or Tongue or Otorhinolary＊ or Ear or Laryng＊ or larynx or Nose or Paranasal or Maxillary or Pharynx or glotti＊ or Pharyng＊ or Hypopharyn＊ or Nasopharyn＊ or Oropharyn＊ or Tonsil＊ or peritonsil＊ or Parathyroid or Thyroid) adj5 (Cancer? or carcinom＊ or neoplas＊ or tumo? r? or malignan＊ or sarcom＊ or adenom＊ or adenosarcom＊ or carcinosarcom＊）。

九、检索策略的调整

本案例在 Ovid MEDLINE 数据库中测试初步构建的检索策略，具体如表 4-19 所示。

表4-19 初步构建的检索策略

序号	检索式
1	"head and neckneoplasms"/ or "squamous cell carcinoma of head and neck"/ or exp facial neoplasms/ or exp mouth neoplasms/ or exp otorhinolaryngologic neoplasms/ or parathyroid neoplasms/ or exp thyroid neoplasms/
2	((Head or neck or oral or mouth or facial or face or ENT or ORL or Eyelid or Gingival or lip or palatal or Salivary or Parotid or Sublingual or Submandibular or Tongue orOtorhinolary* or Ear or Laryng* or larynx or Nose or Paranasal or Maxillary or Pharynx or glotti* or Pharyng* or Hypopharyn* or Nasopharyn* or Oropharyn* or Tonsil* or peritonsil* or Parathyroid or Thyroid) adj5 (Cancer? or carcinom* or neoplas* or tumo?r? or malignan* or sarcom* or adenom* or adenosarcom* or carcinosarcom*)).mp.
3	(HNSCC or SCCHN or OSCC or OCSCC).mp.
4	1 or 2 or 3
5	exp muscle atrophy/
6	(sarcopen* or myopen* or dynapon* or amyotroph* or myoatroph* or myophagis* or myodegenerat*).mp.
7	5 or 6
8	4 and 7
9	expPostoperative Complications/
10	(postsurg* or post-surg* or postoperat* or post-operat* or surgery or surgical or operat* or peri-operat* or perioperat* or Peri-surg* or intraoperat* or intra-operat* or dissect* or reconstruct* or laryngectom* or resect*).mp.
11	9 or 10
12	8 and 11
13	(Association of low skeletal muscle mass and systemic inflammation with surgical complications and survival after microvascular flap reconstruction in patients with head and neck cancer).m_titl.
14	Association of preoperative low skeletal muscle mass with postoperative complications after selective neck dissection.m_titl.
15	(Cervicalparaspinal skeletal muscle index outperforms frailty indices to predict postoperative adverse events in operable head and neck cancer with microvascular reconstruction).m_titl.
16	Low skeletal muscle mass assessed directly from the 3rd cervical vertebra can predictpharyngocutaneous fistula risk after total laryngectomy in the male population.m_titl.

续表

序号	检索式
17	(The impact of skeletal muscle depletion on older adult patients with head and neck cancer undergoing primary surgery). m＿titl.
18	(Low skeletal muscle mass as predictor of postoperative complications and decreased overall survival in locally advanced head and neck squamous cell carcinoma: the role of ultrasound of rectus femoris muscle). m＿titl.
19	(Impact ofSarcopenia on Outcomes of Autologous Head and Neck Free Tissue Reconstruction). m＿titl.
20	(Low skeletal muscle massis a strong predictive factor for surgical complications and a prognostic factor in oral cancer patients undergoing mandibular reconstruction with a free fibula flap). m＿titl.
21	(Impact of nutritional status at the outset of assessment on postoperative complications in head and neck cancer). m＿titl.
22	(Preoperative low skeletal muscle mass as a risk factor forpharyngocutaneous fistula and decreased overall survival in patients undergoing total laryngectomy). m＿titl.
23	Prognostic Indication ofSarcopenia for Wound Complication After Total Laryngectomy. m＿titl.
24	(Sex-Specific Cut-Off Values for Low Skeletal Muscle Mass to Identify Patients at Risk for Treatment-Related Adverse Events in Head and Neck Cancer). m＿titl.
25	(Association betweenSarcopenia and Immediate Complications and Mortality in Patients with Oral Cavity Squamous Cell Carcinoma Undergoing Surgery). m＿titl.
26	Low skeletal muscle mass assessed directly from the 3rd cervical vertebra can predictpharyngocutaneous fistula risk after total laryngectomy in the male population. m＿titl.
27	(The impact of skeletal muscle depletion on older adult patients with head and neck cancer undergoing primary surgery). m＿titl.
28	(Low skeletal muscle mass as predictor of postoperative complications and decreased overall survival in locally advanced head and neck squamous cell carcinoma: the role of ultrasound of rectus femoris muscle). m＿titl.
29	(Impact of nutritional status at the outset of assessment on postoperative complications in head and neck cancer). m＿titl.
30	(Low skeletal muscle massis a strong predictive factor for surgical complications and a prognostic factor in oral cancer patients undergoing mandibular reconstruction with a free fibula flap). m＿titl.

续表

序号	检索式
31	13 or 14 or 15 or 16 or 17 or 18 or 19 or 20 or 21 or 22 or 23 or 24 or 25 or 26 or 27 or 28 or 29 or 30
32	13 and 31

检索式1~3都为头颈部肿瘤相关主题，用OR连接；检索式5、6都为肌少症相关主题，用OR连接；检索式9、10为手术后并发症相关主题，用OR连接。上述三个主题之间则用AND连接。检索式13~30为前期数据测试集，通过AND与检索结果匹配，用于检测检索策略的查准率和查全率，根据测试结果调整检索策略，最终使测试集中的文献全部包含在检索结果内。

在检索的过程中阅读相关文献后发现，肌少症中肌肉的变化包括肌肉萎缩、肌肉消耗、肌肉力量下降、肌肉量减少、肌肉变性等。肌少症的影像学诊断主要通过直接测量特定区域的肌肉面积来计算骨骼肌指数，结合本案例的纳入和排除标准，增加了有关肌肉变化和肌肉面积的自由词检索策略：(muscle or muscular) adj5 (atroph* or wast* or weak* or loss* or mass or degenerat* or area?)。

十、检索结果呈现

分析上述检索结果后，进一步调整检索策略，从而得到Ovid MEDLINE数据库的最终检索策略（见表4-20）：

表4-20 Ovid MEDLINE数据库的最终检索策略

序号	检索式	检索结果
1	"head and neckneoplasms"/ or "squamous cell carcinoma of head and neck"/ or exp facial neoplasms/ or exp mouth neoplasms/ or exp otorhinolaryngologic neoplasms/ or parathyroid neoplasms/ or exp thyroid neoplasms/	301686
2	((Head or neck or oral or mouth or facial or face or ENT or ORL or Eyelid or Gingival or lip or palatal or Salivary or Parotid or Sublingual or Submandibular or Tongue orOtorhinolary* or Ear or Laryng* or larynx or Nose or Paranasal or Maxillary or Pharynx or glotti* or Pharyng* or Hypopharyn* or Nasopharyn* or Oropharyn* or Tonsil* or peritonsil* or Parathyroid or Thyroid) adj5 (Cancer? or carcinom* or neoplas* or tumo?r? or malignan* or sarcom* or adenom* or adenosarcom* or carcinosarcom*)).mp.	391342

续表

序号	检索式	检索结果
3	(HNSCC or SCCHN or OSCC or OCSCC).mp.	23479
4	1 or 2 or 3	403946
5	exp muscle atrophy/	21989
6	(sarcopen* or myopen* or dynapon* or amyotroph* or myoatroph* or myophagis* or myodegenerat*).mp.	54780
7	((muscle or muscular) adj5 (atroph* or wast* or weak* or loss* or mass or degenerat* or area?)).mp.	109903
8	5 or 6 or 7	150334
9	4 and 8	955
10	exp Postoperative Complications/	614125
11	(postsurg* or post-surg* or postoperat* or post-operat* or surgery or surgical or operat* or peri-operat* or perioperat* or Peri-surg* or intraoperat* or intra-operat* or dissect* or reconstruct* or laryngectom* or resect*).mp.	4833706
12	10 or 11	4893625
13	4 and 8 and 12	450

Ovid Embase 数据库的最终检索策略如表 4—21 所示。

表 4—21　Ovid Embase 数据库的最终检索策略

序号	检索式	检索结果
1	exp thyroid tumor/	104801
2	exp "head and neck tumor"/	391634
3	exp parathyroid tumor/	11678
4	((Head or neck or oral or mouth or facial or face or ENT or ORL or Eyelid or Gingival or lip or palatal or Salivary or Parotid or Sublingual or Submandibular or Tongue orOtorhinolary* or Ear or Laryng* or larynx or Nose or Paranasal or Maxillary or Pharynx or glotti* or Pharyng* or Hypopharyn* or Nasopharyn* or Oropharyn* or Tonsil or peritonsil* or Parathyroid or Thyroid) adj5 (Cancer? or carcinom* or neoplas* or tumo?r? or malignan* or sarcom* or adenom* or adenosarcom* or carcinosarcom*)).mp.	478827
5	(HNSCC or SCCHN or OSCC or OCSCC).mp.	32293

续表

序号	检索式	检索结果
6	1 or 2 or 3 or 4 or 5	599320
7	exp muscle atrophy/	58920
8	(sarcopen* or myopen* or dynapon* or amyotroph* or myoatroph* or myophagis* or myodegenerat*).mp.	85524
9	((muscle or muscular) adj5 (atroph* or wast* or weak* or loss* or mass or degenerat* or area)).mp.	201113
10	7 or 8 or 9	260648
11	exp postoperative complication/	824118
12	(postsurg* or post－surg* or postoperat* or post－operat* or surgery or surgical or operat* or peri－operat* or perioperat* or Peri－surg* or intraoperat* or intra－operat* or dissect* or reconstruct* or laryngectom* or resect*).mp.	6467425
13	11 or 12	6575484
14	6 and 10 and 13	1361

Ovid CENTRAL 数据库的最终检索策略如表 4－22 所示。

表 4－22　Ovid CENTRAL 数据库的最终检索策略

序号	检索式	检索结果
1	"head and neckneoplasms"/ or "squamous cell carcinoma of head and neck"/ or exp facial neoplasms/ or exp mouth neoplasms/ or exp otorhinolaryngologic neoplasms/ or parathyroid neoplasms/ or exp thyroid neoplasms/	5974
2	((Head or neck or oral or mouth or facial or face or ENT or ORL or Eyelid or Gingival or lip or palatal or Salivary or Parotid or Sublingual or Submandibular or Tongue orOtorhinolary* or Ear or Laryng* or larynx or Nose or Paranasal or Maxillary or Pharynx or glotti* or Pharyng* or Hypopharyn* or Nasopharyn* or Oropharyn* or Tonsil* or peritonsil or Parathyroid or Thyroid) adj5 (Cancer? or carcinom* or neoplas* or tumo? r? or malignan* or sarcom* or adenom* or adenosarcom* or carcinosarcom*)).mp. (19008)	19008
3	(HNSCC or SCCHN or OSCC or OCSCC).mp.	1627
4	1 or 2 or 3	19311
5	exp muscle atrophy/	1288

续表

序号	检索式	检索结果
6	(sarcopen* or myopen* or dynapon* or amyotroph* or myoatroph* or myophagis* or myodegenerat*). mp.	3951
7	((muscle or muscular) adj5 (atroph* or wast* or weak* or loss* or mass or degenerat* or area?)). mp.	13338
8	5 or 6 or 7	15704
9	4 and 8	130
10	exp Postoperative Complications/	49248
11	(postsurg* or post－surg* or postoperat* or post－operat* or surgery or surgical or operat* or peri－operat* or perioperat* or Peri－surg* or intraoperat* or intra－operat* or dissect* or reconstruct* or laryngectom* or resect*). mp.	382197
12	10 or 11	383502
13	4 and 8 and 12	34

Web of Science Core Collection 不支持主题词检索，在此数据库中的检索以自由词为主，Web of Science Core Collection 数据库的最终检索策略如表4－23 所示。

表4－23　Web of Science Core Collection 数据库的最终检索策略

序号	检索式
1	((Head or neck or oral or mouth or facial or face or ENT or ORL or Eyelid or Gingival or lip or palatal or Salivary or Parotid or Sublingual or Submandibular or Tongue orOtorhinolary* or Ear or Laryng* or larynx or Nose or Paranasal or Maxillary or pharynx or Pharyng* or Hypopharyn* or Nasopharyn* or glotti* or Oropharyn* or Tonsil* or peritonsil* or Parathyroid or Thyroid) near/5 (Cancer$ or carcinom* or neoplas* or tumor$ or tumour$ or malignan* or sarcom* or adenom* or adenosarcom* or carcinosarcom*)) or HNSCC or SCCHN or OSCC or OCSCC (Topic)
2	sarcopen* or myopen* or dynapon* or amyotroph* or myoatroph* or myophagis* or myodegenerat* or ((muscle or muscular) near/5 (atroph* or wast* or weak* or loss* or mass or degenerat* or area$)) (Topic)
3	postsurg* or post－surg* or postoperat* or post－operat* or surgery or surgical or operat* or peri－operat* or perioperat* or Peri－surg* or intraoperat* or intra－operat* or dissect* or reconstruct* or *ectom* or resect* (Topic)
4	1 and 2 and 3 (315)

系统评价中的证据检索及代表性**案例分析**

Scopus 不支持主题词检索，在此数据库中的检索以自由词为主，Scopus 数据库中的最终检索策略如表 4-24 所示：

表 4-24 Scopus 数据库的最终检索策略

序号	检索式
1	((Head or neck or oral or mouth or facial or face or ENT or ORL or Eyelid or Gingival or lip or palatal or Salivary or Parotid or Sublingual or Submandibular or Tongue or Otorhinolary* or Ear or Laryng* or larynx or Nose or Paranasal or Maxillary or pharynx or Pharyng* or Hypopharyn or Nasopharyn* or glotti* or Oropharyn* or Tonsil* or peritonsil or Parathyroid or Thyroid) W/5 (Cancer* or carcinom* or neoplas* or tumor* or tumour* or malignan* or sarcom* or adenom* or adenosarcom* or carcinosarcom*)) or HNSCC or SCCHN or OSCC or OCSCC
2	sarcopen* or myopen* or dynapon* or amyotroph* or myoatroph* or myophagis* or myodegenerat* or ((muscle or muscular) W/5 (atroph* or wast* or weak* or loss* or mass or degenerat* or area*))
3	postsurg* or post-surg* or postoperat* or post-operat* or surgery or surgical or operat* or peri-operat* or perioperat* or Peri-surg* or intraoperat* or intra-operat* or dissect* or reconstruct* or *ectom* or resect*
4	1 and 2 and 3 (1164)

参考文献

[1] 文富强，谢其冰. 糖皮质激素规范使用手册 [M]. 北京：人民卫生出版社，2015.

[2] 姚咏明，柴家科，林洪远. 现代脓毒症理论与实践 [M]. 北京：科学出版社，2005.

[3] 余志斌，马进. 航空航天生理学 [M]. 西安：第四军医大学出版社，2018.

[4] 孙学川. 运动时间生物学 [M]. 成都：四川教育出版社，1993.

[5] 何绍雄. 时间药理学与时间治疗学 [M]. 天津：天津科学技术出版社，1994.

[6] 刘娟，丁清清，周白瑜，等. 中国老年人肌少症诊疗专家共识（2021）[J]. 中华老年医学杂志，2021，40（8）：943-952.

[7] 崔华，王朝晖，吴剑卿，等. 老年人肌少症防控干预中国专家共识（2023）[J]. 中华老年医学杂志，2023，42（2）：144-153.

[8] 陆金玲，许勤，花红霞，等. 肌肉减少症筛查工具在老年人群中的研究进展 [J]. 中国全科医学，2020，23（27）：3444-3448.

[9] 林丽君，金瑛，朱可嘉. 社区老年人肌少症筛查工具的研究进展 [J]. 护理学杂志，2023，38（19）：25-28，39.

[10] GUPTA B, JOHNSON N W, KUMAR N. Global epidemiology of head and neck cancers: a continuingchallenge [J]. Oncology, 2016, 91 (1): 13-23.

[11] 董怡君，宋柳，景星滔，等.《2023NCCN 头颈癌临床实践指南（第 1 版）》更新解读［J］. 西部医学，2023，35（10）：1412－1417.

[12] PAMOUKDJIAN F，BOUILLET T，LEVY V，et al. Prevalence and predictive value of pre－therapeuticsarcopenia in cancer patients：a systematic review［J］. Clinical nutrition，2018，37（4）：1101－1113.